JN002067

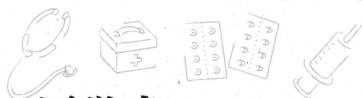

医学書ソムリエ

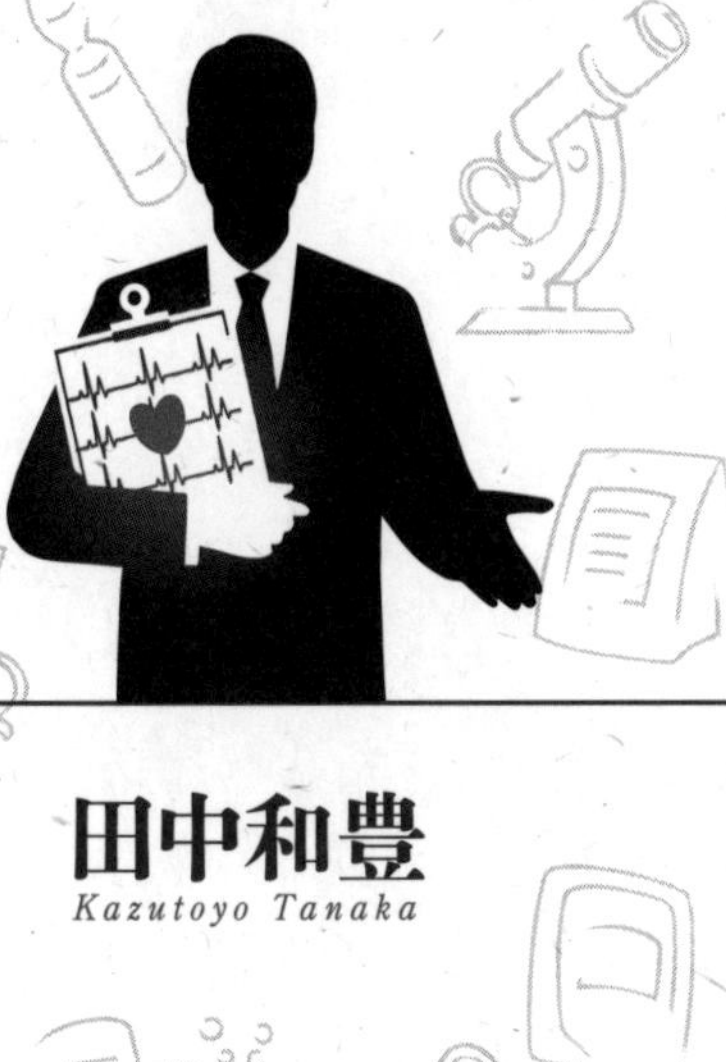

田中和豊
Kazutoyo Tanaka

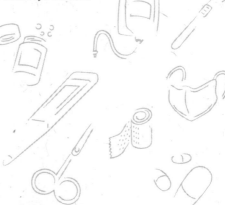

日経メディカル

はじめに

患者を診ずに本だけで勉強するのは、
まったく航海に出ないに等しいと言えるが、
半面、本を読まずに疾病の現象を学ぶのは、
海図を持たずに航海するに等しい。
―『平静の心　オスラー博士講演集　新訂増補版』医学書院、p.592、2003

Sir William Osler のこの言葉にあるように、良い医学書は良い海図である。そして、良い海図は臨床の大海原の航海を確実に楽にしてくれるはずである。

ところが、医学書は数多く出版されていて、どの医学書を読んでよいのか分からない。良い医学書として定評があるものには、理論は良いが実践では役に立たないものもある。また、昔から定評のある医学書には、現在では時代遅れになっているものもある。それでは、一体どの医学書を読めばよいのであろうか？　本を読む時間は限られているし、どうせ読むならば分かりやすい本がよい。

そこで、超多忙な皆さんに代わって筆者が様々な医学書に目を通し、個人的に良いと思う医学

書を紹介しようというのが本連載の目的である。本連載では各分野で定評のある本、および各分野で筆者が良いと思った本だけを紹介させていただく。この本は良くない、といったネガティブな評価は避けたいので、良くないと思った本は取り上げない。良くないと思った本を取り上げないと、その本を筆者が読んでいないから取り上げていないのか、読んだのに評価が良くないから取り上げていないのか分からないことになるが、致し方ない。

ここで紹介する医学書は、あくまでも一個人としての筆者がたまたま読む機会があって、良いと思ったものである。だから、ここで紹介する医学書のほかにも、良い医学書は数多く存在するであろう。従って読者の方にお願いしたいのは、本連載で取り上げられていないが良いと思われる医学書があったら、ぜひお知らせいただきたい、ということである。そのときは、その医学書に対する筆者の感想をお答えしようと思っている。

Cadetto.jp（カデットジェーピー、https://medical.nikkeibp.co.jp/inc/all/cadetto/）は、「日経メディカル Online」と「総合メディカル」が共同で運営している無料の会員制ウェブサイトです。医学生や研修医が経験を積んでプロの医師へと成長していくまでの間、継続して的確な情報やサービスを提供していくことを目的としています。本書『医学書ソムリエ』はCadetto.jpの好評連載記事をまとめたものです。筆者の田中和豊氏が自ら読んで、本当に役立つお勧めの書籍を厳選しています。

本書の使い方

医学書の分類

この連載で紹介する医学書は以下のように分類する。

医学書の分類

古典　その分野で歴史的に誰もが読むものとされている書物
原典　その分野で最初に書かれた書物
教科書　精読すべき教科書。その分野の理解の土台となる
通読書　教科書以外にその分野を理解するために通読すべき書物
参考書　教科書以外にその分野に対する疑問を調べるために辞書的に使用する書物

なお、この連載で紹介する医学書には、大変おこがましいが拙著も含めさせていただく。自分

で医学書を推薦するのに自著を推薦することについては、読者の方々から「厚かましい」「イヤラシイ」とか「商魂たくましい」などのご批判を賜るであろう。しかし、それでも推薦書の中に自著を入れるのは、多くの書物の中で自著をできる限り客観的に自己評価して位置づけてみたいという気持ちからであるので、なにとぞお許しいただきたい。

医学書の評価

また、医学書に対する評価は以下のように3段階で行う。

医学書の評価

★★★　絶対に読んだ方がよいと思う本
★★　できれば読んだ方がよいと思う本
★　時間があったら読んだ方がよいと思う本

医学書の推奨時期

そして、その医学書を医師のキャリアで最も必要な時期に読むために、下記のような推奨時期も記載することにする。

医学書の推奨時期

医学生
初期研修医
後期専攻医
指導医

実際に医学書を紹介する前に、教科書を読むことの重要性とその読み方について、まず考えてみたい。

教科書を読み込むことの重要性

教科書を読み込むことはなぜ重要なのか。単刀直入に言うと、教科書は熟読することで血となり肉となるからである。教科書を熟読するとはすなわち、教科書に記載されている内容を一つひとつ理解し記憶することであり、その内容は自分の栄養となり血となり肉となって、やがては成長につながるのである。誰もがその成長過程で血となり肉となった書物を持っているはずである。本連載の主旨は、この「血となり肉となる医学書」を紹介しようということである。

ここで、ある分野のことを理解するために、1冊の「良い」教科書を熟読する方法と、さまざまな書籍を多読する方法のどちらが優れているのかを考えてみよう。ある分野の本はどれも読んだと吹聴する人がたまにいる。そういう人に、どの本も読んだはずだから何でも知っているのであろうと思って質問してみても、納得のいかない答えが返ってくることがあり、「この人は本当にその分野のことを理解しているのであろうか」と思う。

筆者自身も過去に、ある分野を勉強したいと焦って、様々な本を手に取って片っ端から読んだことがあった。しかし、何冊も読んだ割には何も身に付かなかった。そんな無駄な経験から筆者は、焦って何冊もの本を読むより、1冊の優れた本を精読する方がよいと悟ったのである。

そして、このように1冊の書籍を熟読するためには、何よりもまず優れた書籍を選抜する選択眼が必要である。そして、重要なのは「いち早く知識を吸収したい」「何冊も本を読みたい」という願望を抑えて、あえて1冊の本に集中する忍耐力である。

教科書の読み方

次に教科書の読み方について考える。書物を読んで、ある分野を体系的に頭に入れようとする場合、下記のような3段階がある。

（1）書物を選ぶ
（2）教科書を読む
（3）通読書と参考書を読む

それぞれの段階について解説する。

（1）書物を選ぶ
まず書物を選ぶことである。そのためには、いろいろな人の意見を聞いたり、ネットの書評を読んだり、そして、この連載を読んだりして、幾つかの候補に絞ることである。候補を絞ったら、次にそれらの本を実際に書店で手に取って読むことである。

自分で手に取って確かめるべき点は、自分に合っているかどうか、そして、自分が読めるかどうか、などである。いくら良いと言われる本でも、自分に合っておらず、自分で読めなければ意味がないからである。本の優劣がつけがたかったら、同じテーマをそれぞれの本で読み比べることである。例えば、「気管支喘息」なら、「気管支喘息」についてそれぞれの本がどのように記載しているかを比較検討するのである。このように読み比べることによって、より良い比較が可能となる。

読み比べた書籍の中から、自分がこれから熟読する「教科書」を1冊選択する。「教科書」はできるだけ分かりやすく、読みやすく、ページ数も少なくて短期間で読破できる書籍がよい。ある分野についてとりあえず勉強したいのであれば、この「教科書」を1冊選択して熟読するだけでよい。しかし、ある分野を体系的に頭に入れたいのであれば、「教科書」1冊を読破するだけでは不十分である。なぜなら、どのような優れた書籍でも完璧ではないからである。

ある分野について、教科書を1冊熟読しただけで、それ以外の書籍を読まない人がいるが、それでは残念ながら、その分野について俯瞰（ふかん）的な視野を持つことはできない。ある分野を俯瞰的に理解しようと思ったら、どうしても複数の書籍を読まなければならない。筆者は、最低3冊は読まなければならないと考えている。

このときの2冊目は通読書で、3冊目は参考書である。2冊目の通読書というのは、教科書では足りない部分を補足して、かつ、その分野を俯瞰するために読む。そして、3冊目の参考書で、分からない部分を辞書的に検索するなどして理解を補うのである。

1冊目の教科書は熟読するので購入することが望ましいが、2冊目の通読書と3冊目の参考書は借りてもよい。また基本書3冊（教科書・通読書・参考書）は購入する、というのでも、もちろんよい。

（2）教科書を読む

教科書は精読する。線を引いてもよいし、蛍光ペンでマーキングしてもよい。ページの端を折ってもよいし、付せんを貼ってもよい。思い付いたことなどのメモを書き込んでもよい。要は自分の好きなように消化しながら読めばよいのである。教科書は購入した方がよいと書いた理由は、購入した教科書なら自分の好きなように使え、書き込みなどが可能だからである。

また教科書は、一読してからも折に触れ読み返し、何回も読むことになる。何回も読み返すことによって血となり肉となるのである。

（3）通読書と参考書を読む

通読書は斜め読みすればよく、参考書はつまみ読みあるいは辞書的に使用するだけでよい。

以上のようにして、とにかく3冊読めば、ある分野について大体のことはつかめるはずである。

一旦、ある分野のことが頭に入れば、それ以後は苦も無くその領域の本を読めるようになる。

第3章　臨床推論を展開する……371

第1章　診察技術を学ぶ

問診とコミュニケーション

「言葉による診療」を研ぎ澄まそう

問診の良書

我々が診察をするときには通常、「問診」から始める。まずはこの「問診」について考える。ここで、患者診療の最初に行う「問診」は一体何のためにするのかを考えよう。

患者診療でまず最初に「問診」を行う第1の理由は、患者の訴える症候についての情報収集である。ただ単に情報を収集するだけならば、患者自身が記載した問診票の情報をそのまま使えばよいはずだ。わざわざ患者に質問をするのは、書面からの情報だけでは不十分だからである。

患者が自己申告する情報は、必ずしも診断に必要な情報だけとは限らない。仮に診断のために必要な情報であったとしても、整理されておらず支離滅裂なこともある。「めまい」のような言葉は、改めてこちらから質問しないと、その患者がどのような意味で使用しているのか分からない。バランスが保てないのか、目が回るように感じるのかでは、意味が異なる。

逆に、患者が特に意識して記載したことではなくても、診断のために重要な情報も存在する。従って、患者の自己申告である問診票の情報に加え、わざわざ患者に「問診」を行うのは、診断資料としての病歴作成のため、さらなる情報の収集や内容確認、整理といった、情報の加工・修正をするためと言える。

次に患者診療で「問診」を行う第2の理由は、患者の訴えている症候に対する診断に「当たり」をつけることである。病歴作成とは、単に患者情報を羅列して記録することではなく、患者の傷病の診断のために病歴を「編集」することでなければならない。その作業のために「問診」が絶対に必要なのである。言い換えると、収集した病歴情報は「問診」を通じて「診断」という「文脈」を与えられることになる。

実際、ある論文によると、内科外来の患者の76%が病歴だけで診断が付き、12%が身体診察で、11%が検査で診断が付くということである（文献1）。

このように診断のための重要な編集作業である「問診」には、それなりの熟練が必要である。その問診技術についての医学書がローレンス・ティアニー、マーク・ヘンダーソン編、山内豊明監訳『聞く技術　上・下　答えは患者の中にある』日経BP、2006（分類：教科書、評価：

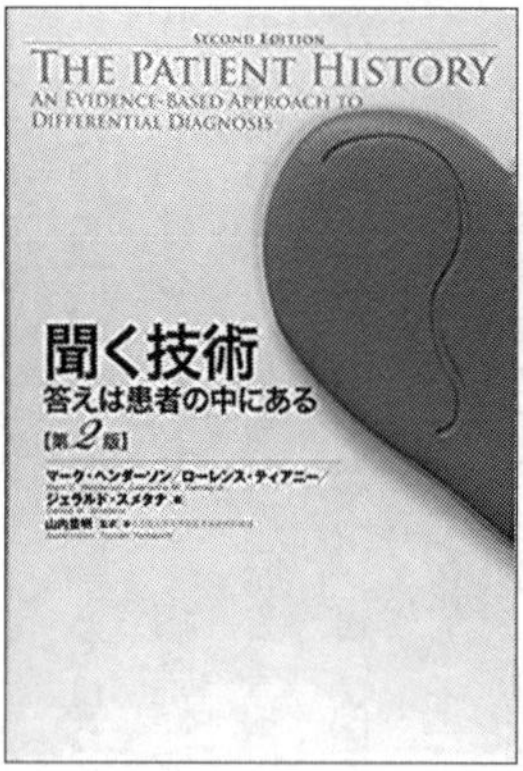

ローレンス・ティアニー、マーク・ヘンダーソン編、山内豊明監訳『聞く技術 答えは患者の中にある　第２版』日経BP、2013 年（分類：教科書、評価：★★★、推奨時期：後期専攻医～）

★★★、推奨時期：後期専攻医～注：２０１３年に第２版発行）である。

　この医学書は、各種の症候について診断するために、鑑別診断を念頭に置いた問診を行う方法を解説している。問診は漫然と行うものではなく、常に鑑別診断を考えて一問一問行うべきである。問診は将棋に例えることができる。将棋の一手一手で相手を詰めていくように、問診の質問で一問一問診断に近づいていくのである。この医学書には、このような究極的な問診方法が記載されている。

　ＥＢＭ的観点から言えば、一つひとつの問診にも感度・特異度があり、それぞれの問診に対する回答で診断の確率が刻々変化してくる。自分の診療を洗練しようと思ったら、いつかはこの書籍に記載されているように一つひとつの問診を突き詰めなければならない。

　筆者はあえてこの医学書を医学生や初期研修医に推奨しない。なぜならば、初学者が一つひとつの質問にこだわって問診を行っていたら、全く診療が進まないからである。この医学書のように、医学生や初期研修医が一つひとつの質問を熟考しながら行ってしまったら、1人の患者の問診に1時間以上かけてしまうようなことになりかねない。だから、この医学書は後期専攻医以降に推奨する。

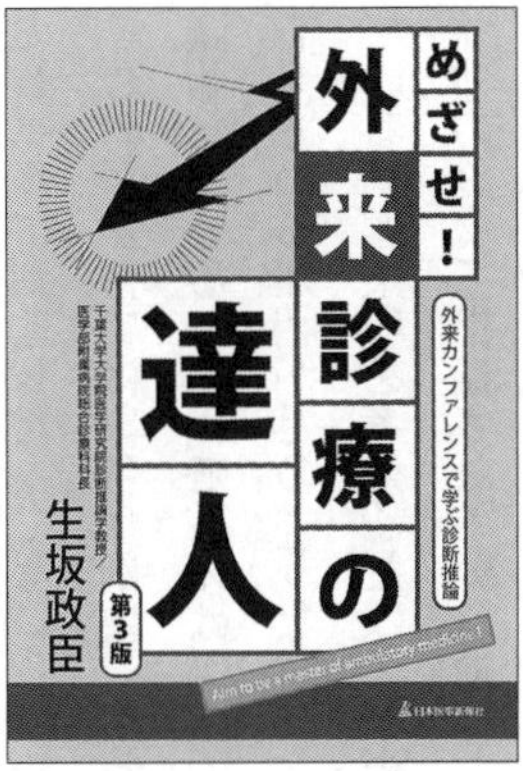

生坂政臣著『めざせ！外来診療の達人　第3版』日本医事新報社、2006年（分類：通読書、評価：★★、推奨時期：後期専攻医～）

また、この医学書には各症候についての「診断的アプローチ」のフロー・チャートが掲載されていて鑑別診断に役立つ。そして、各症候に対する疾患の確率が記載されているのも特徴である。このデータは、いろいろな書籍を探しても、載っていそうでなかなか載っていない。

それでは、実際の患者診療でどのように問診を行ったら良いのであろうか？　効果的な問診方法を考えたのが、生坂政臣著『めざせ！外来診療の達人　第3版』日本医事新報社、2006年（分類：通読書、評価：★★、推奨時期：後期専攻医～）である。ただ、この書籍は一定のレベルに到達した人でないと読めないので、あえて評価を★★とした。

この医学書では、各症例に対する診断を考える上で、最も効果的な質問は何か、ということを議論している。将棋で言えば「次の一手」を考えているのである。この医学書を読むと、患者が訴えている症状がどのような意味なのかを明らかにして正確に理解し、かつ、その症状を起こしている病態生理を考えるだけで、相当数の患者の診断が予測できるということが分かる。実際に、前述の論文で指摘されている通り、なんと76％の患者が病歴から診断できるのである。

本書で指摘されている問診のポイントを、筆者を含め多くの臨床家が見過ごしている。本書で指摘されている問診のポイントは、言われてみれば当たり前のことであるのに、実際の診療で着目している人は実に少ないのである。

つまり我々は、「日常診療で患者が訴えている症状がどのような意味であるかを明らかにして、正確に理解する」ための一つひとつの作業を怠って、ついつい安易な検査に逃げてしまっているのである。本書を読んで分かることは、丁寧な問診は診断を迅速に、かつ正確にするだけでなく、不必要な検査を低減するということである。

特に救急医療の現場では、致死性疾患を緊急に否定したいがために、患者の話をろくに聞きもせずに検査に突っ走ってしまうことがある。しかし、本書を熟読して分かることは、総合診療外来や救急の現場においても、ポイントを突いた「問診」を行えば、診療は時間的にも経済的にも、より効率的に行えるはずだということである。

ただし、この問診という「言葉による診療」の欠点は、目に見えないことである。レントゲン写真、エコー、手術、カテーテル、クリッピングなどの検査や治療は目に見えて誰にでも分かる。しかし、「言葉」は目に見えない。

だが、この目に見えない「言葉」を研ぎ澄ますことで、患者の病巣を切り開くメスとなり、閉ざされた心を広げるカテーテルにもなり、そして、破裂した病巣を留めるクリッピングにさえもなるのである。

この「問診」の隠れた「威力」については、ジェローム・グループマン 著、美沢惠子 訳 『医者は現場でどう考えるか』石風社、２０１１にこう記載されている。

「高解像度ＭＲＩとか精密なＤＮＡ分析など、数々の目覚ましい技術に支えられた現代医学においても、臨床の現場の基礎は依然として言葉である」

ハイテク全盛の現代医療においても、問診というローテクは欠かせないのである。

参考文献

1）Peterson MC, Holbrook JH, Von Hales D, et al: Contributions of the history, physicalexamination, and laboratory investigation in making medical diagnoses. West J Med156（2):163-165, 1992.

裸の王様とならないために

コミュニケーションの良書3冊

前回、「我々は、『日常診療で患者が訴えている症状がどのような意味であるかを明らかにして、正確に理解する』ための一つひとつの作業を怠って、ついつい安易な検査に逃げてしまっているのである」と述べた。ここでいう「正確に理解するための一つひとつの作業」とは、すなわち「コミュニケーション」である。ということは、言い換えれば、「我々医師はコミュニケーション能力が乏しい」ということになるのではなかろうか？

我々医師は、患者が訴えていることはほとんど全て理解している、と思っている。また、患者に説明したことは、ほとんど全て理解されている、とも考えている。医師も患者も同じ日本人であり、日本で生活し日本語を使っているのだから、お互いが理解できて当たり前と思っているのである。

しかし、この大前提は全く通用せず、単なる幻想に過ぎないということを「コミュニケーション論」は教えてくれる。筆者もご多分にもれず、つい最近までこの甘い幻想を抱き続けて、恥ずかしながら「コミュニケーション論」という言葉さえも知らなかったのであった！だが書店に行くと「コミュニケーション」と名の付いた書籍のなんと多いことか！ちまたにはれっきとした「コミュニケーション学」「コミュニケーション論」などの学問が存在し、ビジネスや医療関係、特に看護領域などで盛んに議論されているのである。この「コミュニケーション」について無知・無関心な人は、実は医師に多いのかもしれない。

しかし、医療職の中で孤立しがちな医師の中でも、先取的な医師はすでにこの「コミュニケーション」について深く勉強しているようである。実際、「コミュニケーション」はすでに「医学教育モデル・コア・カリキュラム—教育内容ガイドライン—平成22年度改訂版」のA基本事項の中に掲載されていて、医学部でも教えられているし、医師国家試験にも出題されている。特に、患者と対話する時間が長い「総合診療領域」で重要視されているようである。

今回はこの「コミュニケーション」についての良書を紹介する。まず、「コミュニケーション」

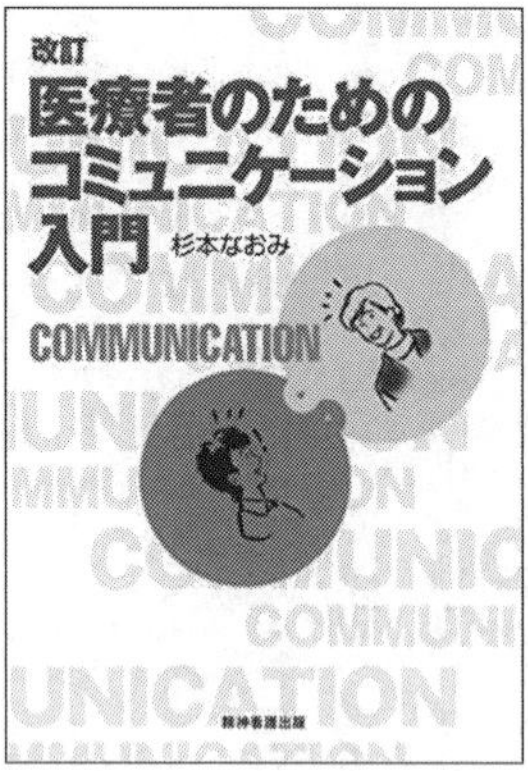
改訂
医療者のための
コミュニケーション
入門
杉本なおみ
COMMUNICATION
精神看護出版

杉本なおみ著『医療者のためのコミュニケーション入門改訂版』精神看護出版、2013年（分類：教科書、評価：★★★、推奨時期：医学生～）

というものについて全く無知な者が最初に読むべき医学書として、**杉本なおみ著『医療者のためのコミュニケーション入門』精神看護出版、２００５（分類：教科書、評価：★★★、推奨時期：医学生～注：２０１３年に改訂版発行）**を薦める。この医学書では、コミュニケーション学の基本的事項や基本用語が日常生活での具体例を通じて分かりやすく解説されている。この本を読むと、我々が普段当たり前に行っているコミュニケーションが、言語だけでなく非言語も含めた複雑な過程を経たものであることや、情報の発信者と受信者の間で誤解が生じる原因がよく理解できる。

また、「コミュニケーション学」という学問は心理学のほか、言語学や哲学を基礎として発展した学問であることもこの本で理解できる。本書に記載されている「シンボルの恣意性」はソシュール言語学の「言語の恣意性」を、「コミュニケーションにおけるコンテクスト依存性」はヴィトゲンシュタインの論理哲学を想起させる。こう考えると「コミュニケーション学」という学問はかなり高次の学問であることが分かる。

本書では、著者が「コミュニケーション学」を専攻するに到った逸話も書かれている。それによると著者は2歳の時にある疾患を発病したが、12歳になるまで自分の訴えを真剣に聞いてくれる医師に出会えなかったために10年間、その疾患を発見して根治するに到らず、不必要な闘病生活を余儀なくされたそうである。医師とのコミュニケーションがうまくいかないとどのような結果になるのか、一患者としての著者自身の経験が書かれている。この点で本書は他のコミュニケーション本から群を抜いている。

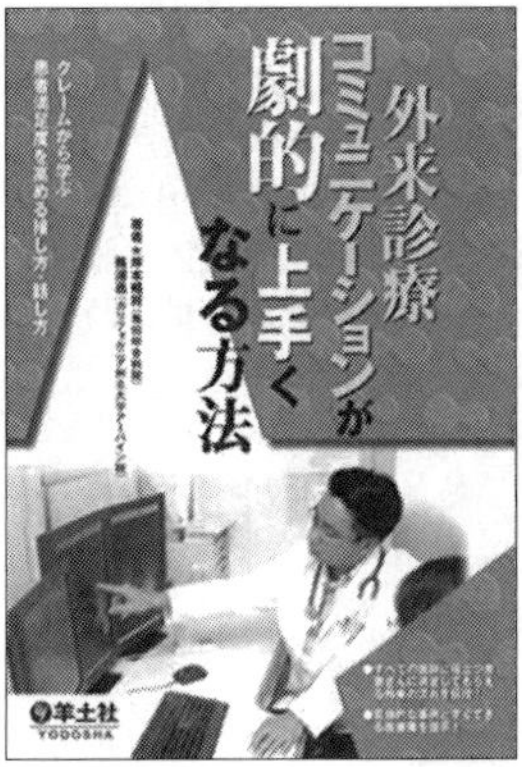

岸本暢将・篠浦丞著『外来診療コミュニケーションが劇的に上手くなる方法　クレームから学ぶ患者満足度を高める接し方・話し方』羊土社、2008年（分類：通読書、評価：★★★、推奨時期：後期専攻医～）

それでは、我々は実際の医療現場でのコミュニケーションで、どのように気をつけたらよいのであろうか？その疑問に答えるのが、**岸本暢将・篠浦丞著『外来診療コミュニケーションが劇的に上手くなる方法　クレームから学ぶ患者満足度を高める接し方・話し方』羊土社、2008年（分類：通読書、評価：★★★、推奨時期：**

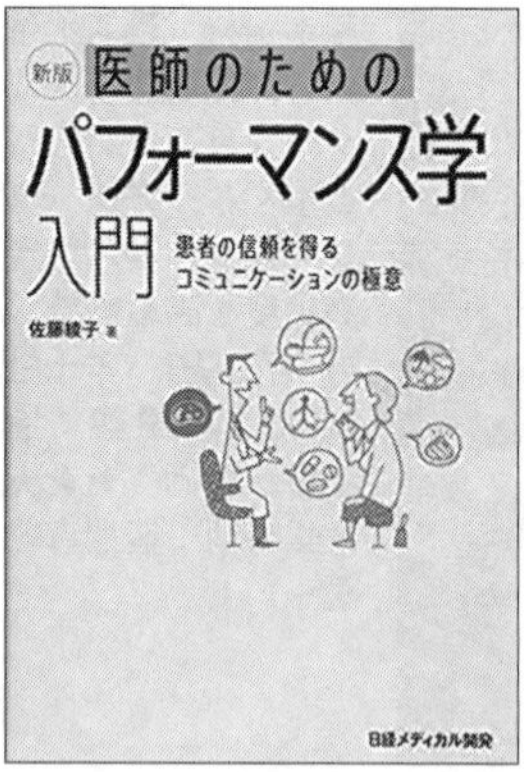

佐藤綾子著『医師のためのパフォーマンス学入門新版』日経BP、2018年（分類：教科書、評価：★★★、推奨時期：指導医〜）

後期専攻医〜）である。この医学書には、外来診療の各局面で患者や他の医療関係者とのコミュニケーション面でのトラブルの実例と、それに対する対処方法が記載されていている。いずれの実例も、どこの病院でも誰もが遭遇するようなものばかりである。

この本を読むと、医師がいかに自分中心に唯我独尊的な行動をとり、かつ、多忙を理由に患者を含めた多くの人たちに迷惑をかけて傷つけているのかがよく分かる。つまり医師は裸の王様なのである。ただし、患者や医療関係者とのコミュニケーションをここまで意識しながら診療に当たることは、医学生や初期研修医には少し無理があるかもしれないと考え、推奨時期を後期専攻医からとした。

より良いコミュニケーションのために、患者や医療者のクレームに耳を傾ける、これを突き詰めていくとどうなるのであろうか？その究極の学問が「パフォーマンス学」というものらしい。

その医療者向けの入門書として推薦するのが、佐藤綾子著『医師のためのパフォーマンス学入門』日経BP、2011（分類：教科書、評価：★★★、推奨時期：指導医～注：2018年に新版発行）である。

我々は医師であるが、言い換えれば、人生という舞台で医師という役柄を演じているとも言える。そう考えると、我々が行動すなわちパフォーマンスを改善することは、「空気を読めない能天気な医師」から「誰からも好かれるテレビ・ドラマの主役のような医師」に鞍替えすることにもなるのである。この本を読むと「パフォーマンス学」という学問は、前述の「コミュニケーション学」を基礎として、演劇という要素も取り入れた学問であることが分かる。シェークスピアが言ったように、まさに「この世は全て舞台」なのである。

この本が述べている内容は非常に先進的であるが、実際にこのような形でパフォーマンスを改善する余裕は、指導医以上でないと持ち難いであろうと考えられるので、推奨時期は指導医からとした。

今回紹介した3冊の本を読むと、日本で伝統的に尊重される「男は黙って働く」「以心伝心」「あうんの呼吸」といった価値観が、医療の現場ではいかに馬鹿げた考えなのかがよく分かる。

基本診察

ハイテク機器に頼れない状況でも診療できる

基本診療の良書

今回は基本診療の良書を紹介する。基本診療の一般的な定義はないが、ここでは採血や画像検査などの特別な医用機器を用いずに、血圧計や聴診器などの最低限の医用機器だけを用いた診療を指すことにする。

簡単に言うと「基本診療」はローテク医療である。一方我々が現在日本で行っている医療はハイテク医療である。血液検査やX線撮影などは当たり前で、CT、エコー、MRI、内視鏡検査、カテーテル検査と治療など、最新の検査機器や医療器具を用いた検査や手術・手技が当たり前のように行われている。

このようなハイテク医療の環境で働いている医療者は、知らず知らずのうちにローテク医療を軽視することになりかねない。ハイテク医療が日常的に使える環境にいるならば、それを使った方が圧倒的に楽だし効率的だ。血算や生化学検査で異常値が見つかったり、CTの画像で腫瘤を発見できれば、診断の大きな手がかりになる。そのため、ハイテク医療を使いこなせなければ、能力的に劣っているような感覚に陥ってしまいがちなのである。

しかし、ここでハイテク医師とローテク医師の医師個人としての能力を比較してみよう。ハイテク医師は確かに高度な医療を行っているが、高度な部分を担っているのは医師自身というよりもむしろ高度医療機器である。ハイテク医師はハイテク医療機器を使いこなせるだけの技術があるのかもしれないが、ハイテク医療の大部分は医療機器が行っているのだ。

先日、あるテレビ番組で患者向けに良い病院が紹介されていた。その番組によるとA病院では、ある先端医療技術ができる医師がいるので優れていると紹介されていた。一方、同じ番組でB病院は何が良いかというと、CTやMRIなどの高度医療機器が充実している点が良いということであった。

A病院のように具体的にある特定の先端医療技術ができるというのであれば、ハイテク医師としての優れた技能がある実例と言ってもよいだろう。しかし、B病院のように医師の技術については一切言及されずにとにかく医用機器が良いという宣伝をされると、逆にそのB病院で働く医師の技術はどうなのかと疑ってしまう。このようにハイテク医療の落とし穴は、ハイテクを駆使する技能を磨いた医師になる代わりに、ハイテクに頼り切って自分の技能を磨くことを怠った医師となってしまう危険性があることだ。

以上ハイテク医療（医師）とローテク医療（医師）について長々と述べたが、ここでローテク医療である基本診療についての筆者の私見をまとめておく。

●基本診療には、特別な診療方法があり、かつ、それを修得するためには一定のトレーニングが必要である。

●基本診療は、ハイテク医療とは別のものでありハイテク医療を実践していれば自然と身につくものではない。

現在の日本では僻地などの一部の医療機関を除いてはこの基本診療を行う機会はあまりないはずである。しかし、日本においてもこの基本診療の実践を余儀なくされることがある。それが災害医療である。災害時の避難所には医用機器もない。また、災害時の病院は停電や断水でハイテク機器が使用できないこともしばしばある。そのような不利な状況でも診療を可能にするのが基本診療である。ところが、ハイテク医療を日常的に実践している我々が、被災地で基本診療をやろうと思ってもすぐにできるものではない。だから、我々は基本診療を実践する能力を日ごろから身につけていなければならないのである。

その基本診療の診療方法を記載した絶好の教科書がある。それが、**G. Christopher Willis 著、松村理司監訳『Dr.ウィリス　ベッドサイド診断―病歴と身体診察でここまでわかる！』医学書院、2008年（分類：教科書、推奨度評価：★★★、推奨時期：後期専攻医～）**である。

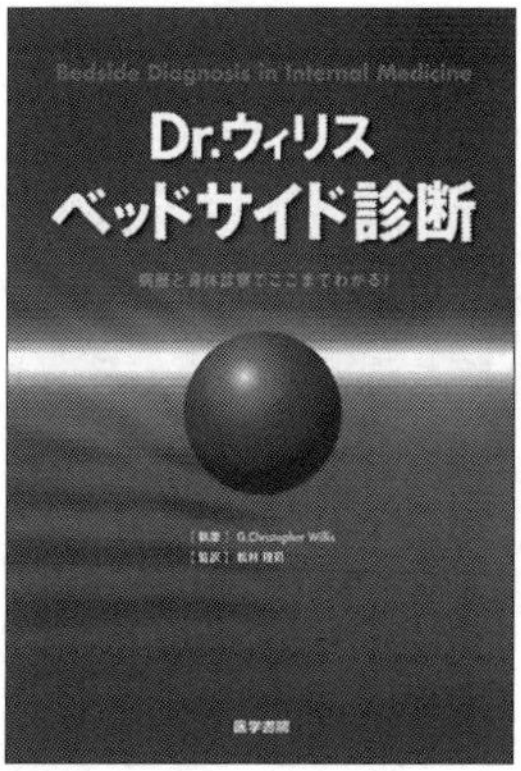
Bedside Diagnosis in Internal Medicine
Dr.ウィリス
ベッドサイド診断
病歴と身体診察でここまでわかる！
医学書院

G. Christopher Willis著、松村理司監訳『Dr.ウィリス　ベッドサイド診断―病歴と身体診察でここまでわかる！』　医学書院、2008年（分類：教科書、推奨度評価：★★★、推奨時期：後期専攻医～）

本書は、著者であるカナダの臨床医G. Christopher Willis先生の約50年に及ぶ臨床経験をまとめた診療ノート（通称ウィリスノート）を基とした「Bedside Medicine」の全訳である。ウィリス先生は、臨床医であると同時にキリスト教伝道活動を世界各国（中でもシンガポールとボルネオには約11年間滞在された）でなされ、ハイテク機器がない環境で医療技術を磨いたという。本書はこの約50年に及ぶ臨床経験の結晶である。ウィリス先生曰く、「病歴と身体所見（と簡単な臨床検査）だけで最終診断に到達する」。その秘伝とでもいうべき診療方法が本書には惜しみなく記載されている。

本書を紐解いてみるとただただその完成度に唖然とさせられる。内科系のほとんどすべての症候に対して、病態生理の基礎医学から始まって、各種身体所見の解説、鑑別診断のフロー・チャート、そして、各疾患の診断までもが、詳細にかつ体系的・網羅的に深くそして広く記載されているのである！　ウィリス先生は、この医学の広大なジャングルを約50年かけてたった一人で探検して、正確な地図を作り上げたようなものだ。

ウィリス先生自身は「私は病歴聴取と身体診察だけで90％のケースを正診できる」とおっしゃったそうだが、非常に謙遜な言葉である。この本を読むと、病歴聴取と身体診察だけで99％のケースを正診できるのではないかと思ってしまう。

我々が病歴と身体診察から正診できるのはおそらく60～80％くらいで、残りの20～40％は採血などの検査と画像診断の助けを借りて正診にたどりついている。本書はそのサブタイトルにある通り、「病歴と身体診察でここまでわかる！」ということを如実に示している。

興味深いのは、本書がローテク医療に現在でも価値を見出すウィリス先生の母国カナダやアメリカではなく、ハイテク医療信仰の日本で出版されたことである。ローテク医療を蔑視する日本でこの傑作を出版してもほとんど売れない可能性もある。採算を度外視して奇跡の本書を出版してくれた医学書院に感謝する。もしも医学書院が本書を出版してくれなかったら、我々は本書に邂逅することすらできなかったはずである。本書はローテク医療の集大成としての歴史的名著である。本書に記載されている技術は我々が後世まで人類遺産として引き継がなければならない。

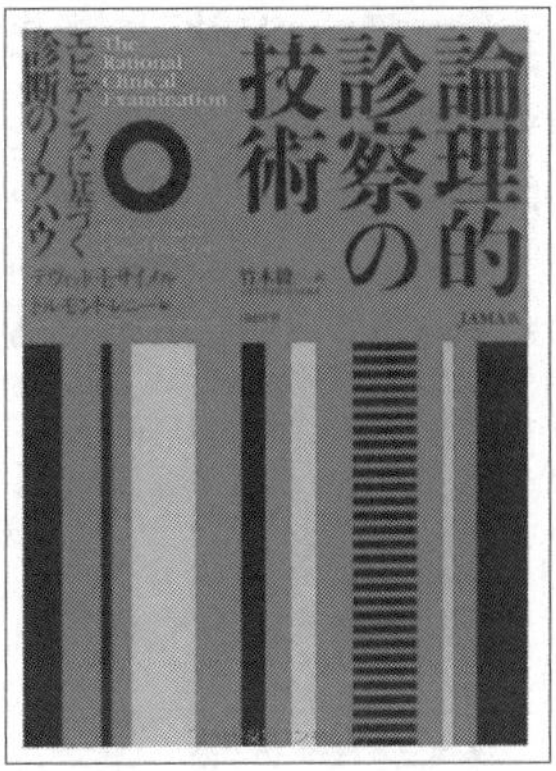

デヴィッド・L・サイメル、ドルモンド・レニー編、竹本毅訳『JAMA版　論理的診察の技術　エビデンスに基づく診断のノウハウ』日経BP社、2010年（分類：原典、推奨度評価：★★★、推奨時期：後期専攻医〜）

『Dr.ウィリス　ベッドサイド診断—病歴と身体診察でここまでわかる！』は個人の経験に基づいた基本診療の書籍であった。それでは、個人の経験ではなくより客観的なデータに基づいた基本診療の教科書はないのかと考えたくなる。その客観的なデータの基づく基本診療の原典が、デヴィッド・L・サイメル、ドルモンド・レニー編、竹本毅訳『JAMA版　論理的診察の技術エビデンスに基づく診断のノウハウ』日経BP、2010年（分類：原典、推奨度評価：★★★、推奨時期：後期専攻医〜）である。

　本書は、1992年からJAMA誌に連載が開始された有名なRational Clinical Examination シリーズを書籍化したものである。このシリーズは、ＥＢＭの教祖であるDavid Sackettが企画したＪＡＭＡ誌での２つのＥＢＭについての連載の一つである。このシリーズは、臨床上のある一つの問題を解決するために、それぞれの病歴や身体診察の所見がどれだけ信頼できるのかを文献を徹底的に調べ上げて確率・統計で提示したものである。もう一つの連載であるUser's Guide to the Medical Literatureは、ＥＢＭの手法である確率・統計の実際の臨床医学での使い方やそれぞれの確率・統計の指標の意味などを解説したものである。

ＥＢＭという言葉が人口に膾炙して間もない１９９７～２０００年にアメリカで臨床留学した筆者は、この二つの連載を病院の図書館に行ってコピーして読んだものであった。２つの連載とも不定期の連載で、製本されているＪＡＭＡ誌から一つ一つ論文を探し出してコピー機でコピーして自宅に持ち帰って読んだ。

当時の指導医は「ＥＢＭは革命的な医学だからエビデンスを学べ！」と声を荒げていた。しかし、筆者はそのおおもとのＥＢＭがどういうもので、実際の医療でどのように適用するのかについて体系的で分かりやすい説明を指導医から聞かされたことは一切なかった。とにかく「エビデンス、エビデンス」と言われた。耳にタコができるほど言われた筆者は、「何、エビだかカニだかわからないこと言ってるんだ！」と嘲笑していたものだ。

実際に図書館でコピーしてきてこのRational Clinical Examinationシリーズの論文を読むと、そこには我々が日常医療で何気なく聴取している病歴の一つ一つの情報と身体診察の一つ一つの所見について、感度・特異度あるいは陽性尤度比・陰性尤度比がすべて計算されていたのである。臨床研究で、患者のデータを集めて、わざわざ病歴の一つ一つの情報と身体診察の一つ一つの所見に、感度・特異度あるいは陽性尤度比・陰性尤度比を計算して論文にした人がいる！ そして、さらにそのような複数の論文を収集してそれまた一つの論文にした人がいる！ アメリカのレジデント生活を生き抜くだけで疲労困憊していた筆者は、どんなヒマジン（暇人）のなせる業なのかと思ったものであった！ しかも、本書を手に取ってさらに驚くのは、本書をたった一人の翻訳者が日本語訳している点である！ こんな緻密な論文集をよくぞ一字一句日本語に翻訳してくれた。その労力は計り知れない……。

それでは、日頃ハイテク医療にどっぷりつかっている我々はいかにしてこれらの良書に記載されているような基本診療を修得すればよいのであろうか？ その一つの方法は、ハイテク医療の真っただ中にいてもハイテク医療が「ない」ものとして医療を行うように心がけることである。検査がいつでもできる環境にいるとついつい反射的に検査をオーダーしてしまう。また、いつでも専門医にコンサルテーションできる環境にいると、ついつい反射的にコンサルテーションしてしまう。そんな恵まれた環境にいても反射的に検査やコンサルテーションせずに一息おいて、それが本当に必要なのか、もっと他の方法がないか自問自答することである。そして、疑問があったら、今回紹介した良書２冊を紐解くべきである。

今回基本診療の良書を２冊紹介したが、言うなれば前者はアナログ医療の良書で、後者はデジタル医療の良書である。このアナログ医療とデジタル医療を統合した基本診療を実践しようと願うのならば、災害医療に派遣される際には今回紹介した２冊の書籍は必読である。

バイタルサイン

バイタルサインを甘く見るな！
バイタルサインの良書2冊

今回は身体診察の最初に行うバイタルサインの観察と解釈についての良書を紹介する。

この「バイタルサイン」は患者の診断を考え、重症度を見積もり、治療方針を検討するための貴重な情報源である。にもかかわらず、残念ながら「バイタルサイン」を十分に理解している医師は少ない。実際、筆者が救急当直の場で研修医に、救急隊からの情報—患者の年齢、性別、主訴とバイタルサイン—を伝え、どのような疾患が考えられるかと聞いてみると、何も答えられない研修医がしばしばいる。

初期研修医は、鑑別診断などの症候学においてはまだまだ未熟なので、答えられないのは仕方がないとしても、せめてバイタルサインの解釈くらいはと思い、バイタルサインの解釈に絞って聞いてみても何も返ってこない。つまり、症候学も頭に入っていなければ、バイタルサインの解釈も全くできていないのである。

また、こんなこともある。時々、急性腹症などで緊急に徒歩で来院する患者さんを研修医と一緒に診察することがある。筆者が研修医に「血圧計ってくれる？」と言うと、その研修医は自分で血圧を計測するどころか離れたところにいる看護師にわざわざ声をかけて「看護師さ〜ん、血圧計ってくださ〜い！」などと言い出す。

それを聞いた筆者が「看護師さんが来るまで待ってられないから、先生が自分で計ってくれる？」と言って、その研修医に血圧を計らせると、なんとマンシェットの巻き方が分からない者、マンシェットは巻けても手動でどうやって血圧を計るのか分からない者、そして、自動の血圧測定器を患者さんに装着することはできたが、測定器のどのスイッチを押したらいいのか分からない者など、様々なのである。

中には自分で血圧が測定できないことを認めたくないのか、できるふりをして患者さんに血圧計を巻き血圧測定を試みるが、マンシェットに空気を何回送っても水銀柱が上がらずに、おかしいな、おかしいなという顔をして計測をずっと続ける者もいる。できないなら素直に「私はできないので教えてください」とか、「ちょっとうまくいかないので、代わってもらえませんか？」

などと言えばよいのであるが、それも自分の高貴なプライドが許さないらしい。

そのような研修医は、「バイタルサインは看護師や救急隊が計測するものであり、医師の仕事ではないから自分は計測しなくてもよい」とでも思っているのであろうか？　もし、バイタルサインの測定が、医師はやらなくてよい、あるいは、医師はやってはいけないものだとしたら、急患の診察では看護師が来るまで誰もバイタルサインの計測をできないことになってしまう！

苦言はこのくらいにして、本の話に入ろう。

バイタルサインを生理学の見地から理解して、その異常を病態生理から解釈することは、簡単そうに見えて実は非常に難しい。バイタルサインの解釈ができる医師は日本ではごくごくわずかなのではないだろうか。その理由としては、日本では基礎医学と臨床医学が連携を取って教えられていないこと、バイタルサインの解釈についての臨床講義がほとんど行われていないこと、などが考えられる。

この「バイタルサイン」については、拙著『問題解決型救急初期検査』（医学書院、２００８）でも、「第2部　バイタルサインとモニタ―病態把握の指標」として、解説に1章を割いているのだが、もっと詳細に解説すれば優に1冊の本になるのではないかと、かねてから思っていた。そんなとき格好の本が出版された。**入江聰五郎著、宮城征四郎監修『病態を見抜き、診断でき**

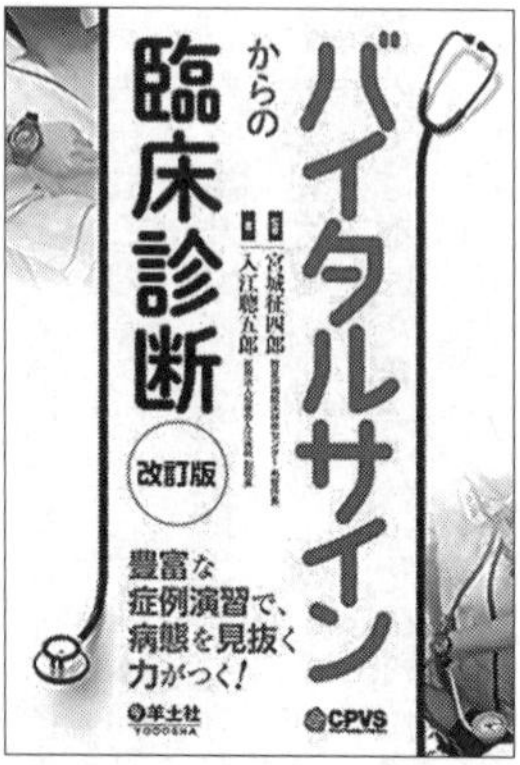

入江聴五郎著、宮城征四郎監修『病態を見抜き、診断できる！　バイタルサインからの臨床診断　豊富な症例演習で実践力が身につく改訂版』羊土社、2017年（分類：教科書、評価：★★★、推奨時期：医学生〜）

る！　バイタルサインからの臨床診断　豊富な症例演習で実践力が身につく』羊土社、２０１１（分類：教科書、評価：★★★、推奨時期：医学生〜注：２０１７年に改訂版発行）である。

この本のPart 1ではバイタルサインの異常の病態生理と、そして嬉しいことにバイタルサインの異常を系統的に鑑別診断するフロー・チャートが記載されている。バイタルサインについての知識を羅列するのではなく、実践的な知識にしてあるところが良い。そして、Part 2の症例集ではバイタルサインの解釈の応用が学べるのである。

この本に記載されていることは、誰もが知っていそうで知らない、だが臨床上は非常に重要なことばかりである。この本は全ての看護師と救急救命士を含む臨床家が熟読すべきバイブルである。医学生には4年のＯＳＣＥの試験の病院実習が始まる前までには精読してほしい。こんな優れた講義ができる宮城征四郎先生はやはり偉人だ！

同様にバイタルサインだけを解説した本として、**徳田安春著『Generalist Masters 3　バイタルサインでここまでわかる！　OKとNG』カイ書林、2010年（分類：通読書、評価：★★、推奨時期：初期研修医〜）**がある。

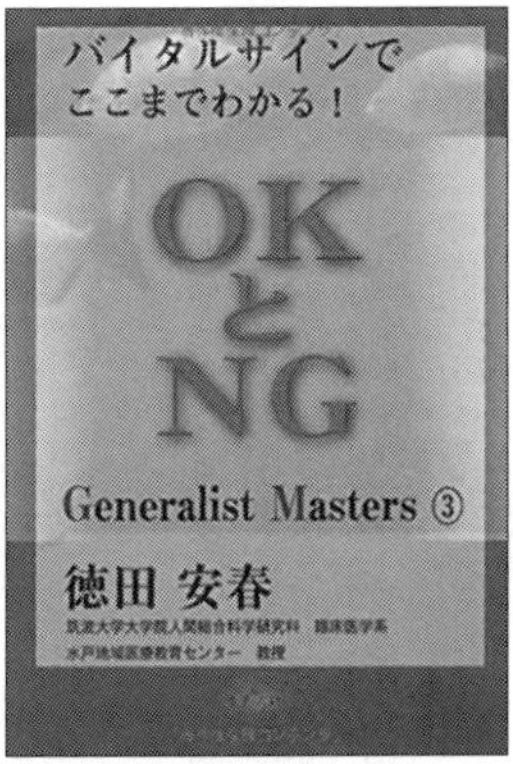

徳田安春著『Generalist Masters 3　バイタルサインでここまでわかる！ OK と NG』カイ書林、2010 年（分類：通読書、評価：★★、推奨時期：初期研修医〜）

この本は前述の書籍と同じ、宮城征四郎先生の流れをくむ沖縄県立中部病院出身の徳田安春先生の本である。この本もバイタルサインを解釈する上での重要なポイントが列挙されている。この本の特徴は、ＯＫとＮＧというタイトルでも示されているように、「指導医の的確な解釈」だけでなく、「研修医の間違った解釈」も示されている点である。

この本の症例から分かることは、同じ症例でもバイタルサインの解釈が異なると全く違った診断とマネジメントになってしまうということである。本書には「デルタ心拍数20ルール」など、前述の本とは異なったバイタルサインの解釈方法が一部記載されているが、それも徳田先生自身が集められたエビデンスに基づくもので有用である。前述の書と一緒に２冊目として通読してほしい。

以上２冊とも、２刷まで増刷されている。医学書が増刷されることは少ないことを考えると、いかにバイタルサインについて勉強したい読者が多いかが分かる。しかし、バイタルサインの本は、実は看護領域の方がより多く出版されている。看護領域の本の方が分かりやすいかもしれないと思い何冊か目を通してみたが、残念ながら医師に紹介できるような本は見つからなかった…。

身体診察

身体診察の良書3冊

「身体診察」は本当に必要なのか

我々は日常診療で、まず患者さんに問診をとり、それから身体診察をする。このときふと疑問に思うことがある。我々の診療には本当に「身体診察」が必要なのか、と。眼底検査の所見がどうであれ他の検査をすればいいし、呼吸音の聴診所見がどうであれ胸部X線写真を撮ればいい。心音の聴診所見がどうであれ、心エコーをすればいいではないか。つまり、「どうせ検査をするのであれば、身体診察するだけ時間と労力の無駄ではないのか？」と思うのだ。

「身体診察」の必要性というこの疑問に対して、筆者自身は「より正確な診断と治療のために身体診察は絶対に必要である」と答えるであろう。ここで「身体診察」の必要性が無くならないのは、検査が絶対ではないからである。検査が絶対ではない端的な例としては、患者検体の取り違えがある。患者の検体を間違えているのに気づかず手術を含めた治療をしてしまった例がある。また、部位を左右取り違えて手術してしまった例がある。

これらの事例の主治医は本当に患者自身を診察していたのであろうか？　もしも本当に患者自身を診察していたら、手術部位が違うのではないか？　などと疑問に思い、手術前に考え直す機会があったのではなかろうか？

このような極端な例を除いても、検査には必ず偽陽性や偽陰性がある。どのような検査にも必ず存在する測定の限界を補うためにも、身体診察は絶対に必要だと筆者は考えている。患者を直接診察せずに検査に進む診療など、どんなに医療が進化した社会でも起こりえないし、あってはならないことだと筆者は確信している。したがって、「身体診察」は「医療面接」とともに医師の基本的技能であり続けるはずなのである。

さてこの「身体診察」のバイブルとも呼ぶべき書籍と言えば、もちろん福井次矢、井部俊子日本語監修、徳田安春、石松伸一、岸本暢将監訳『ベイツ診察法』メディカル・サイエンス・インターナショナル、２００８（分類：古典・原典・教科書、評価：★★★、推奨時期：医学生～注：２０２２年に第３版発行）である。２００８年に初めて邦訳されたが、それ以前は原書しかなかった。

不勉強な筆者がこのバイブルを読了したのは、米国での内科レジデントの2年目、つまり卒後5年目のことであった。当時の米国の内科レジデント制度では、3年のプログラムの間に、指導医とともに1対1で患者の身体診察を行うという試験が課せられていた。その試験前に初めて『ベイツ診察法』を読破したのである。

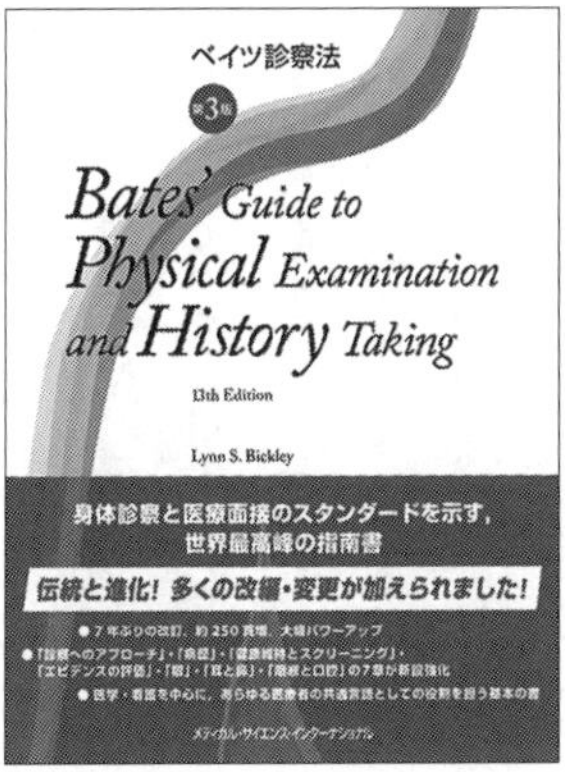

福井次矢、井部俊子日本語監修、徳田安春、石松伸一、岸本暢将監訳『ベイツ診察法　第3版』メディカル・サイエンス・インターナショナル、2022年（分類：古典・原典・教科書、評価：★★★、推奨時期：医学生〜）

この書籍を読むと、どの診察技法にも一定のやり方があるということが分かる。さらに、それまでの自分は、結構「テキトーに」患者を診察していたということが分かった。筆者が読破した当時の版は、身体診察だけに内容が限定されていた。しかし、今日紹介する新しい翻訳版では、身体診察だけにとどまらず、医療面接技法についても冒頭に記載されている。身体診察はただ闇雲にすべての項目についてとるものではなく、医療面接から想定される鑑別診断の文脈に沿って焦点を絞って行うべきものだからである。また、小児や老人の診察についても記載されており、全世代の患者を診察できるように配慮されている。

身体診察は今や、フィジカル・アセスメントという名で看護師や救急救命士にも求められる技能となっている。単に医師の診察技能向上だけでなく、すべての医療者の診察技能向上というニーズにも応えられるよう、このバイブルは確実に進化している。

『ベイツ診察法』で「基本的技能としての身体診察」、すなわち、問診から得られる病歴から想定される鑑別診断を念頭に身体診察をすることが可能になる。しかし、それだけでは不十分である。より確実に患者の疾患を診断しようと思ったら、それぞれの身体所見が、ある疾患を診断するためにどれくらい役に立つのかを定量的に知る必要がある。つまり、身体所見の感度と特異度、陽性尤度比あるいは陰性尤度比である。

この「エビデンスとしての身体診察」の格好の教科書は、**柴田寿彦翻訳『マクギーの身体診断学』診断と治療社、２００９（分類：原典・教科書、評価：★★、推奨時期：後期専攻医〜注：２０１９年に原著第４版の訳書フィジカル診断学発行）**である。

この書籍を読むと、よくぞこれほどまでに膨大な身体所見の一つひとつについて、エビデンスを研究して集積したものだと、ただただ感心させられる。そして、自分が個人的にあてにしていた身体所見が実はあてにならないものであることが分かったり、また、ある疾患を診断するため

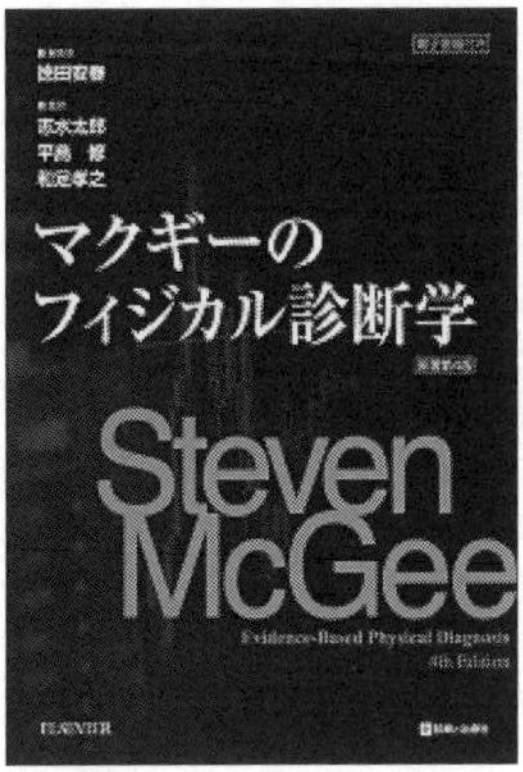

柴田寿彦翻訳『マクギーのフィジカル診断学』診断と治療社、2019年（分類：原典・教科書、評価：★★、推奨時期：後期専攻医～）

にはどの身体所見に頼ればよいのかを客観的に理解することができるようになったりもする。

このように鑑別診断を考えて病歴という文脈で身体診察をとるだけでなく、診断をより確実にするために定量的に身体診察を行うことこそ、**「科学としての身体診察」**なのである。ただ、この書籍を読み込むためにはかなり高度な段階に達していないといけない。その意味で推奨時期を後期専攻医～とした。

この『マクギーの身体診断学』は**「エビデンスあるいはサイエンスとしての身体診察」**であるが、実際の医療はこの『マクギーの身体診断学』にあるようなデジタルな情報だけでは不可能である。我々は実際の日常診療で自分や先人の経験から修得した知恵のようなものを使って診察している。この知恵のようなものを欧米ではパールと呼ぶが、実際の診療にかなり役立つものであり、日常診療には絶対に欠かせない。

ここに、『ベイツ診察法』にあるような身体診察の基

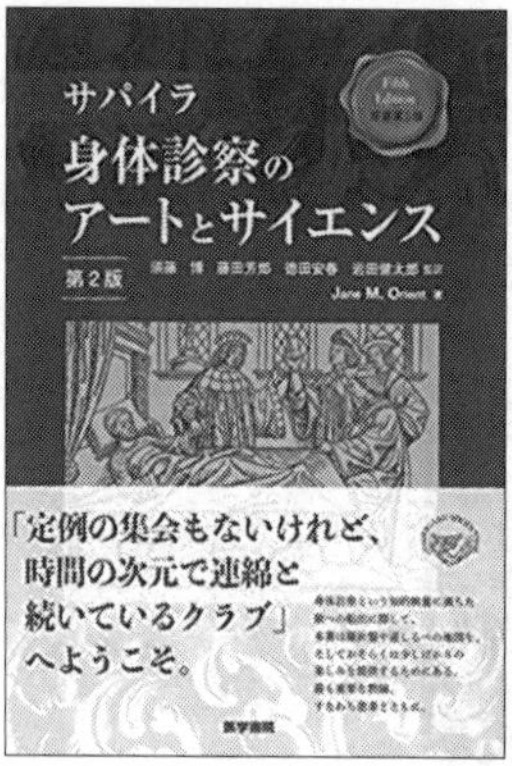

須藤　博、藤田芳郎、徳田安春、岩田健太郎監訳『サパイラ　身体診察のアートとサイエンス　第２版』医学書院、2019 年（分類：参考書、評価：★、推奨時期：指導医～）

本的技能をさらに洗練させて、それに経験上のパールというアナログ情報を加え、さらに、『マクギーの身体診断学』にあるようなエビデンスのデジタル情報を盛り込んだ、そんな書籍がある。須藤　博、藤田芳郎、徳田安春、岩田健太郎監訳『サパイラ　身体診察のアートとサイエンス』医学書院、２０１３（分類：参考書、評価：★、推奨時期：指導医～注：２０１９年に第２版発行）である。

　この書籍の優れた点は、経験上のパールというアナログ情報をふんだんに蒐集（しゅうしゅう）していることである。そのパールも、個人的な経験だけではなく、実際に論文で報告されているものを、何と一つひとつ集めているのである！　このことは本書の序論で述べられているこの言葉に凝縮されている。「アレクサンドリア図書館が、蔵書を１冊ずつ増やしていったように、知識やスキルは一度に一つずつしか蓄えていけない。一つひとつを繰り返し練習して確実なものとせよ」

この本の筆者は、この巻頭言にあるような愚直な努力を長年地道に続けたのである。さらにこの書籍には、パールだけでなく、身体診察に関わる美術品の写真や古典文学の引用が満載されている。タイトル『身体診察のアートとサイエンス』にあるように、この著者は身体診察においてまさに「アートとサイエンスの融合」、を目指したのである。ただし、この高尚な書籍の扉を開けるためには、前述の2冊を読破することが必須である。その意味で推奨時期を指導医～とした。

眼底診察・聴診

医学生のうちに、できれば病院実習前に一読を

眼底診察と聴診の良書

今回は「眼底診察・聴診」についての良書を紹介する。

まず眼底診察である。よく、「アメリカでは患者の身体診察で眼底検査がルーティンに行われている」などと言われるが、それは本当ではない。確かにアメリカの病院の診察室の壁には耳鏡と眼底鏡が備え付けられている。しかし、筆者がアメリカにいたときは、実際に外来患者の眼底検査をすることはほとんどなかった。

高血圧や糖尿病の患者のように眼底検査が必須の患者であっても、自分で眼底検査はせずに、眼科に依頼していた。病棟でも眼底検査はほとんどしていなかった。ただ一度だけ、眼底検査が役立ったことがあった。それは筆者が内科集中治療室をローテートしたときに、感染性心内膜炎

の患者の眼底にRoth spotを観察したときであった。

　このように、実際にはほとんど行うことのない眼底検査であるが、ときとして、診断・治療の上で決定的な証拠が得られることもある。だから、すべての医師が一度はきちんとしたトレーニングを受けて眼底検査の方法を身につけるべきである。

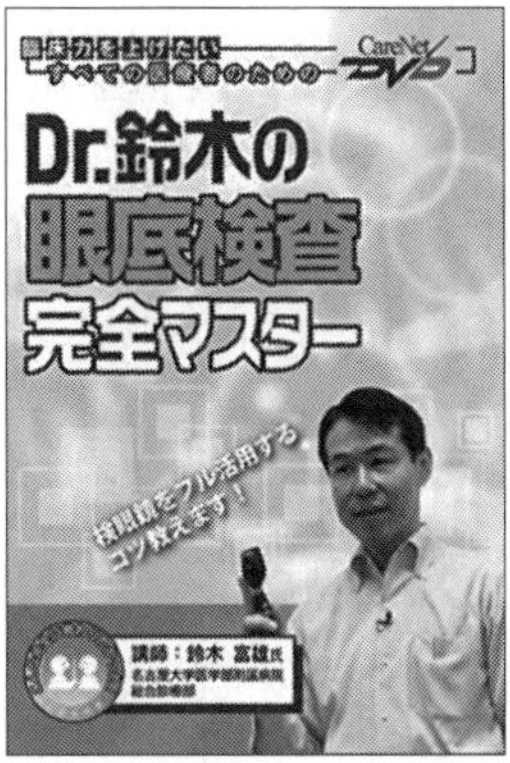

鈴木富雄著『Dr. 鈴木の眼底検査完全マスター』ケアネットDVD、2008年（分類：教科書、評価：★★★、推奨時期：医学生〜）

　筆者も研修医時代に眼底に関する書籍は読んでいたものの、イマイチ手技までできる自信が無いままでいた。そんなときにたまたま見つけたのが、**鈴木富雄著『Dr.鈴木の眼底検査完全マスター』ケアネットDVD、2008年（分類：教科書、評価：★★★、推奨時期：医学生〜）**だった。

　このDVDでは、眼底鏡の操作方法から始まって、実際に患者を診察する方法、それから、眼底の見方、そして、眼底所見の評価までの一連の過程が懇切丁寧に解説されている。ここまで懇切丁寧に眼底検査について教えてくれる先生は、眼科医にもそうそういないはずである。

やはり実技は動画でなければ理解しにくい。できるだけ医学生に、それも病院実習をする前に、このＤＶＤを見て眼底検査を修得してほしいものである。

次は聴診である。聴診には呼吸音の聴診と心音の聴診がある。両方の聴診についてトレーニングを受ける必要がある。聴診とは「音を聴いて診断すること」であるので、実際の音を聴かないことには始まらない。どうしても書籍だけでは修得困難である。

なかには「聴診など音を聴けばよく、誰でもできることなのでわざわざ勉強する必要などない」という若手もいるであろう。しかし、この考え方は間違いである。

筆者の学生時代、ある先輩はこう豪語していた。「病院実習に出て循環器内科を回るまで心音にⅠ音とⅡ音があるのを知らなかった」。循環器内科を回ったときも、「皆がⅠ音とかⅡ音とか議論していたのが、何のことなのかさっぱり分からなかった」と言うのである。その先輩はそのときまで、心音には「ドックン」という一つの音しかないと思っていたそうなのである。

個人として心音を「ドックン」を認識したこと自体は間違いでも、悪いことでもない。ここで問題なのは心音を「ドックン」という形だけで認識してⅠ音やⅡ音が何なのかが分からなければ、他の医療者と心音について議論できないということなのである。

言い換えると、個人的な認識だけでなく、一般的な方法で心音を聞き取り、表現しなければ、

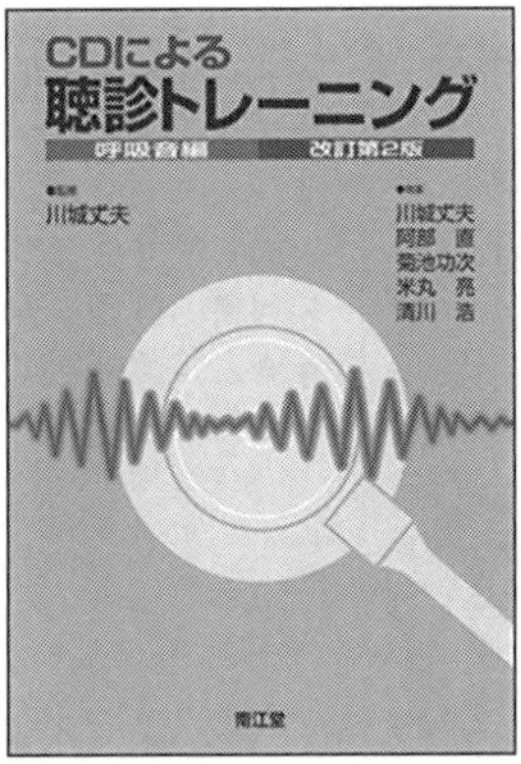

川城丈夫監修『CDによる聴診トレーニング　呼吸音編　改訂第2版』南江堂、2011年（分類：教科書、評価：★★★、推奨時期：医学生〜）

他の医療者と患者についての議論ができないということになる。つまり、聴診トレーニングは、患者の病態を客観的に議論するために絶対に必要なことなのである。

呼吸音の聴診については、**川城丈夫監修『CDによる聴診トレーニング　呼吸音編　改訂第2版』南江堂、2011年（分類：教科書、評価：★★★、推奨時期：医学生〜）**が良い。この書籍には、Hippocrates と Laennec に始まる呼吸音聴診の歴史、実際の聴診方法、それぞれの呼吸音と複雑音、そして、最後に症例が記載されている。そして、それぞれの呼吸音をテキストの呼吸音図とともにCDで聴くことができる。これも、眼底検査と同様、できるだけ学生時代に、それも病院実習が始まる前に、「じっくりと」勉強してほしい。

呼吸音の表現というと簡単に思えるかもしれない。しかし、stridor、wheeze、rhonchus、crackle という基本的な用語でさえも、正しく使えていない医師は数多く

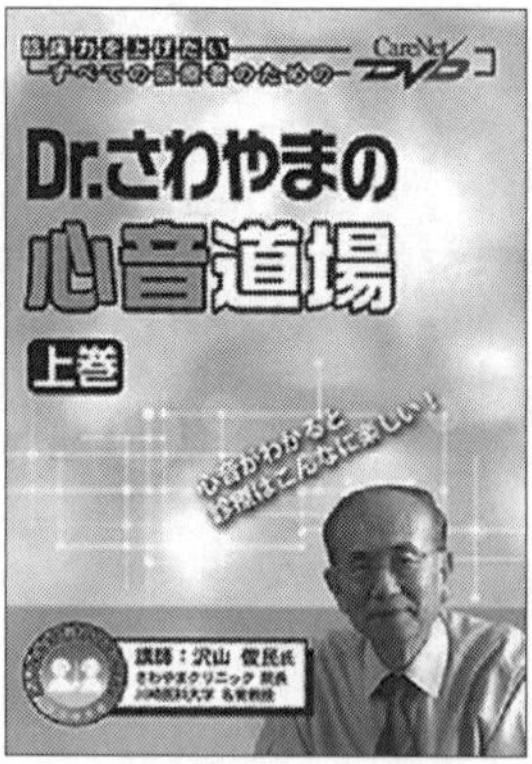

沢山俊民著『Dr.さわやまの心音道場　上・下』ケアネットＤＶＤ、2006年（分類：教科書、評価：★★★、推奨時期：医学生～）

存在する。これほど用語で混乱するのなら、いっそのこと、特殊な用語を使わずに、高音・低音、持続性・断続性などと、聴いたままを単純に表記したほうが良いのではないだろうか、と思うことすらある。

心音の聴診については、沢山俊民著『Dr.さわやまの心音道場　上・下』ケアネットＤＶＤ、２００６年（分類：教科書、評価：★★★、推奨時期：医学生～注：下巻はＤＶＤ販売終了、CareNeTVでは配信を閲覧可能）が良い。このＤＶＤが優れている点は、動画なので、心音と、心電図・心音図を同時に視聴できることである。画像と音声によって、心臓という臓器の運動をダイナミックに理解することが可能となる。沢山先生の優しく語りかける口調も良い。熟練した名医の診療を思う存分楽しめる。

余談になるが、循環器内科の診療の醍醐味は、単に心臓カテーテル検査を行うというだけではない。病歴・聴診などの診察のほか、心電図、胸部Ｘ線写真、ＣＴ、心エコー・核シンチグラフィー、それに、血管造影などの検査の結果も加味し、総合的・多面的、かつダイナミックに循環器を通じて人を診療することであるはずだ。

筆者が研修したアメリカの病院には、心不全の重症度を示すキリップ分類で有名なDr. Killipがいた。Dr. Killipが病棟の指導医になると、プレゼンテーションは大変であった。まず病歴。胸痛が主訴ならば、痛みのOPQRST（文末注）などは必須。既往歴でも必ず、心疾患のリスク・ファクターを聞いておかなければならない。薬物歴はすべて商品名ではなく、化学名で述べる。もちろん薬物の投与量、投与方法、回数も当たり前である。

そして、最も緊張するのが身体診察であった。身体診察は〝循環器的に〟完ぺきに行うことが望まれた。まず最初に心尖拍動の位置、ventricular heave（心尖拍動の張り出し方、これで心室の肥大と拡張の鑑別ができる）の確認、内頸静脈の拡張の有無やその拍動（a波、v波…）などを必ず述べたうえで、心音の聴診所見のプレゼンがなされなければならなかった。これらの必須項目が必ずこの順序で述べられなければならなかったのである。病歴と身体診察所見が述べられた後に鑑別診断が検討され、それ以後の心電図・胸部X線写真・心エコーや血管造影は、すべて補足といった感じであった。

読者はDr. Killipを古臭い医者と思うかもしれない。しかし、そこには「主訴→病歴→身体診察→検査」という一貫した診療の流れがあり、その根底には、その患者という「人間」自体を治そう、という徹底した姿勢がある。最終的にその患者は心臓カテーテル検査で治療を受けることになったかもしれないが、Dr. Killip は徹底したプレゼンテーションを課すことで、医師は単に心臓カテーテル検査の所見だけを治す「技術屋」であってはいけないということを教えたかったのだろう。

筆者は Dr. Killip の徹底した態度を見て、古き良き循環器全盛時代の本当の医師を見たように思う。

（注）痛みのＯＰＱＲＳＴとは、
Onset（発症様式）
Provocative–Palliative Factors（増悪緩和因子）
Quality（性質）
Region（部位）
Severity（強度）
Temporal Characteristics（時間的特徴）
のこと。

神経診察

専門医だけが修得すべき特殊技能にあらず
神経学的診察の良書

今回は「身体診察」の一部である「神経学的診察」を独立して取り上げる。

まず最初に筆者は「神経学的診察」は本来大の苦手である。その理由は、神経学的診察をするのが面倒くさいからである。「問診」と「身体診察」を系統的に行うだけで十分疲れるのに、その上「神経学的診察」などしようとはとても思えない。大体「神経学的診察」を最初から丁寧に行っていたら一体どれくらい時間がかかるのであろうか？

時間だけでなく道具もいる。ペンライトや打腱器など使うので、なかったらどこかに探して取りに行かなければならない。また、患者を寝かせたり立たせたり、そして、歩かせたりしなければならない。こんなことをいちいちやるよりも、いっそのことＣＴとＭＲＩを撮影してしまったほうが早いのではないか。

それに神経学的診察を仮に汗水垂らしてやったとしても、肝心の神経病変がここだ！　と自信をもって言えるわけではない。それならなおさらのこと神経学的診察などせずにＣＴやＭＲＩをとったほうがよいのではないかと思ってしまう。

しかしそんな中、神経内科専門医の先生が患者を診察して「この患者の病変はここにある」と診断し、その後、実際にＭＲＩでその場所に病変が発見されるとムカつくものである。この「神経疾患の神経学的診察による部位診断」というのは簡単そうでなかなか難しい。筆者自身、これをある程度自信をもってできるようになったのは卒後10年以上経過してからだと思う。

なぜ神経学的診察の習得には時間がかかるのか

修得にこれだけ長い年月がかかる理由は、神経疾患の神経学的診察による部位診断ができるためには、「神経解剖」「神経疾患の病態生理」「神経学的診察手技の修得」「神経診断学」「神経疾患の画像診断（ＣＴ／ＭＲＩ）」、そして「脳血管の３次元的解剖」のすべてを有機的に理解することが不可欠だからであろう。そして、これらの諸領域がすべて有機的に結び付くためには、神経内科・脳神経外科・救急・放射線科などの診療科をすべてローテートしていなければなかなか難しいはずである。

書籍も同様である。「神経解剖」「神経疾患の病態生理」「神経学的診察手技」「神経診断学」「神経疾患の画像診断（CT／MRI）」そして「脳血管の3次元的解剖」はそれぞれ別々の書籍に記載されている。そして、これら一連の領域に通じるためには、少なくともこれらの各領域の書籍を1冊ずつ読み込む必要があるのである。

それならばこれらの領域を1冊にまとめた書籍はないのかと、かねてから思っていた。そのような書籍は、神経内科医・脳神経外科医・救命救急医・放射線科医などが協力しなければ書けないはずである。それを実現した理想的な書籍が、医療情報科学研究所編集『病気がみえる Vol. 7 脳・神経』Medic Media、2011（分類：参考書、評価：★★、推奨時期：医学生～注：2017年に第2版発行）である。

神経領域に関するすべての領域がこの書籍1冊でカ

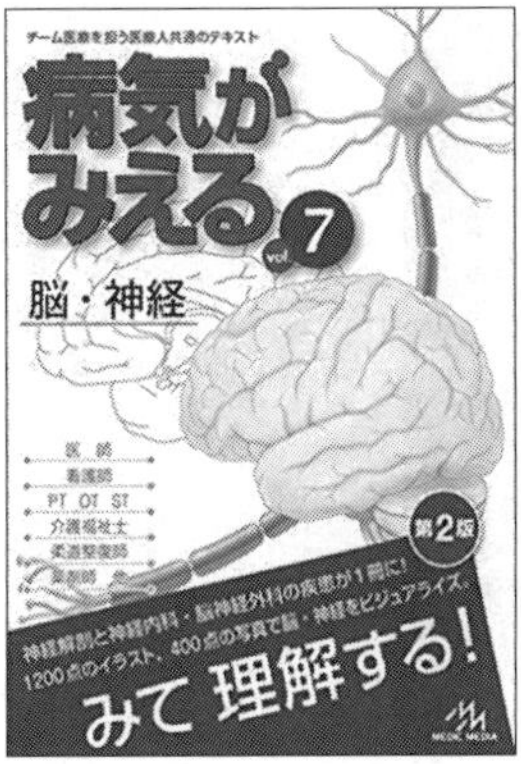

医療情報科学研究所編集『病気がみえる Vol. 7　脳・神経　第2版』　Medic Media、2017年（分類：参考書、評価：★★、推奨時期：医学生～）

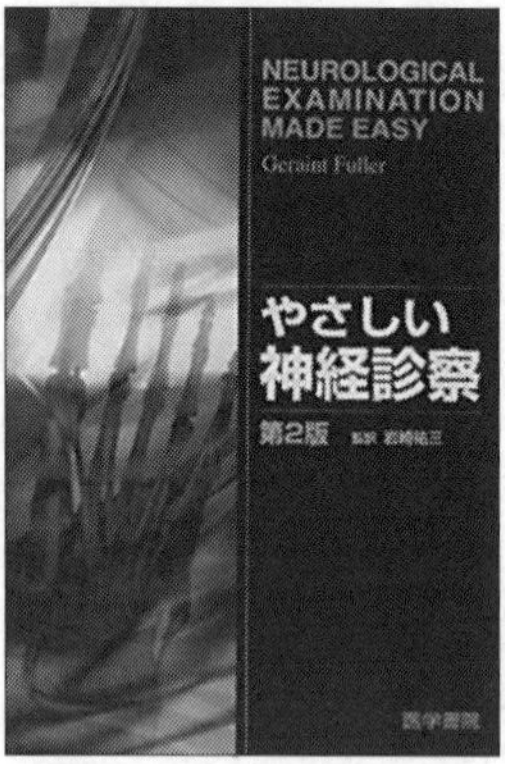

Geraint Fuller 著、岩崎祐三監訳『やさしい神経診察　第２版』医学書院、2000 年（分類：教科書、評価：★★★、推奨時期：医学生〜）

バーされている。それだけではなく、この書籍の最大の特徴として、サブタイトルに「チーム医療を担う医療人共通のテキスト」とあるように、読者を医師に限定していないために説明が分かりやすいということがある。

イラストや写真も豊富で「図鑑」のような書籍であるが、下手な書籍を数冊読むよりもこの書籍をじっくり読み込んだほうが、難解な神経領域がより簡単に理解できるのではないだろうか？　リファレンス的な色合いが強い書籍であるので分類を参考書としたが、教科書としてじっくり読み込むことも可能である。

この図鑑的な参考書以外で、「神経診断学」の教科書として推奨できる書籍は、Geraint Fuller 著、岩崎祐三監訳『やさしい神経診察　第２版』医学書院、２０００年（分類：教科書、評価：★★★、推奨時期：医学生〜注：同社では販売終了）である。

繰り返しになるが、「神経診断学」ができるようになるためには、「神経解剖」「神経疾患の病態生理」「神経学的診察手技」の三つを大前提として、その上、神経学的症候についての診断学ができなければならない。本書は神経内科専門医でなくても読破できる程度の内容で、しかもポイントが簡潔にまとめられている。また、神経学的症候についての診断学もフロー・チャートで図示されているので分かりやすい。

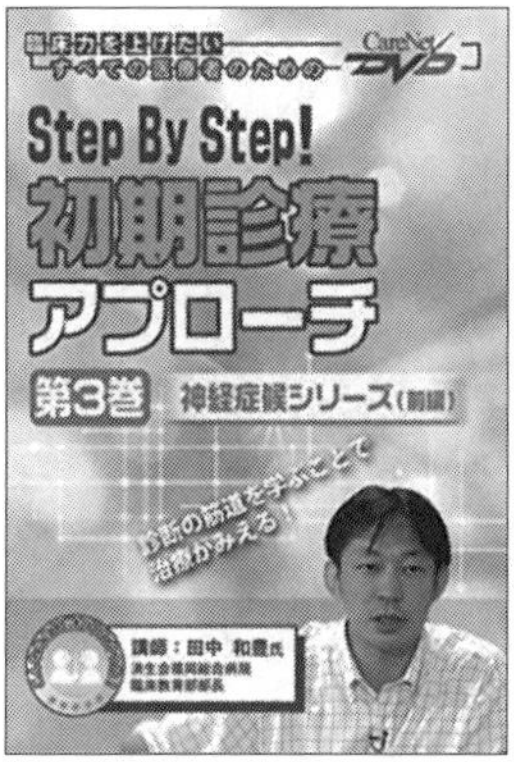

田中和豊『Step By Step! 初期診療アプローチ第3巻　神経症候シリーズ（前編）、第4巻　神経症候シリーズ（後編）』CareNet DVD（分類：教科書、評価：★、推奨時期：医学生〜）

神経についての書籍は得てして、専門医には面白いのかも知れないが、非専門医にはチンプンカンプン、という内容になってしまう。そういうまどろっこしい解説が本書にはないのが嬉しい。「神経診断学」はプライマリ・ケア医にはこの程度で十分であろう。

最後に紹介するのは、手前味噌であるが筆者のＤＶＤ、**田中和豊『Step By Step! 初期診療アプローチ　第3巻　神経症候シリーズ（前編）、第4巻　神経症候シリーズ（後編）』CareNet DVD（分類：教科書、評価：★、推奨時期：医学生〜）**である。

複雑で難解な神経症候や神経学的診察を、書籍を読んで理解するには大変な労力を要する。何かもっと楽して分かる方法はないのかと思う方々も多いであろう。そのような方々にお薦めするのがこのＤＶＤである。

とりあえずこのＤＶＤ程度のことが分かっていればプライマリ・ケアではほとんど、こと足りるはずだ。そういう内容を講義したつもりである。ひょっとするといっそのこと、最初にこのＤＶＤを見てからほかの教科書を読んだほうが手っ取り早いかも知れない。だまされたと思ってこのＤＶＤを初めに見るのも良いであろう。

これほどに修得が難しいのなら、何もすべての医師が神経学的診察を修得する必要はないのではないか、と考える方々も多いと思う。確かに習得は非常に困難である。しかし、この神経学的診察を一旦習得すると神経学的症候を呈する患者の診療で、不要なＣＴ／ＭＲＩなどの検査を行う必要がなくなるなどの利益が生じる。患者診療の質を大幅に向上させることができる。

そういう理由で、現在の新医師臨床研修制度では、神経学的診察は神経内科専門医だけが修得すべき「特殊技能」ではなく、すべての医師が修得すべき「基本的臨床技能」として位置づけられていることを理解してほしい。

身に付けておきたい手技を学ぶ

神経学的診察手技の良書

今回は「神経学的診察」の要の「神経学的診察手技」についての良書を紹介したい。「身体診察」にも「基本的手技」があるように「神経学的診察」にも「基本的手技」がある。この「神経学的診察手技」はやはり初期研修医時代までに確実に身につけておかなければならない。

「神経診察手技」のバイブルとしては、**田崎義昭、斎藤佳雄著、坂井文彦改訂『ベッドサイドの神経の診かた　改訂17版』南山堂、２０１０（分類：原典・古典・教科書、評価：★★★、推奨時期：医学生～注：２０１６年に改訂18版発行）**が有名である。この書籍では一つ一つの「神経診察手技」の技法の説明もさることながら、神経徴候や神経症候群の定義および各神経徴候の診かたが懇切丁寧に解説されている。内容も充実していてプライマリ・ケア医だけでなく、将来神経内科を専攻しようという人にも十分ではないのだろうか？

本書の基本方針は、巻頭の「第17版改訂に際して」の中にある「神経学を学ぶ近道は神経疾患の診察法を知ることにある」という著者たちの哲学である。内容は医学生にははっきりいって難

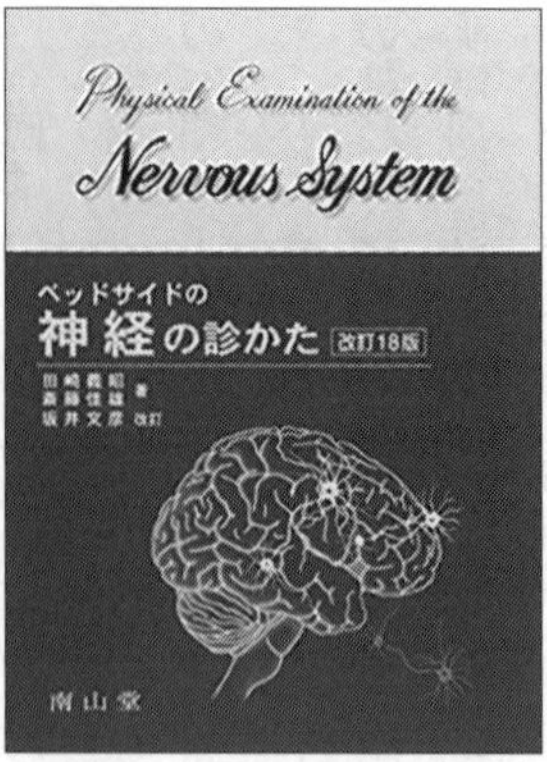

田崎義昭、斎藤佳雄著、坂井文彦改訂『ベッドサイドの神経の診かた　改訂18版』南山堂、2016年（分類：原典・古典・教科書、評価：★★★、推奨時期：医学生～）

しいであろう。しかし、諦めずに歯を食いしばって読破して欲しい。臨床の現場に出てからこの書籍に記載されている内容は徐々に理解できるはずであるから。本書は1966年に発行されて、それ以後60年以上にわたって読み継がれてきて、その間に17回も改訂されている。まさにバイブルである！

　ここで、確かに一度神経学的診察手技を系統的に学習することは非常に大切である。しかし、実際の医療現場では必要な神経学的診察手技は限られていてほとんど決まっている。それならば、その常用する神経学的診察手技だけ学べばよいはずである。

　その常用する神経学的診察手技の簡易的な教科書としてお勧めするのが、**塩尻俊明著『カラーイラスト図解　手軽にとれる神経所見』文光堂、2011年（分類：教科書、評価：★★★、推奨時期：医学生～）**である。この書籍では、まどろっこしい神経診察手技がわかりやすいイラストで説明されている。そして、非神経内科専門医にとって嬉しいことには、神経学的手技で異常所見があったらどのような疾患を疑えばよいのかが、「この診察でわかること」という囲い込みで明確に表示されている。本書の11章に「5分でできる神経学的所見」とある。つまるところ、非神経内科専門医は最終的にこれだけできればよいのである。

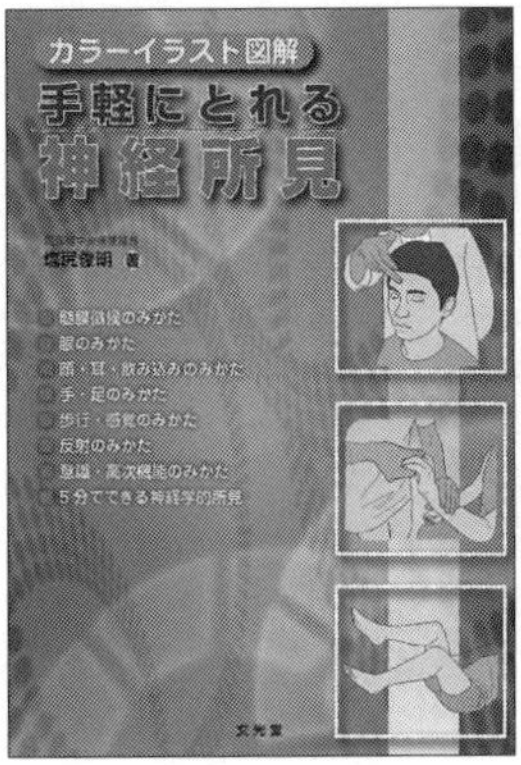

塩尻俊明著『カラーイラスト図解　手軽にとれる神経所見』文光堂、2011年（分類：教科書、評価：★★★、推奨時期：医学生〜）

これだけやればよいという神経学的診察手技はわかった。しかし、手技はやはり見ないとわからない。眼底診察はどのようにして見るのか見ないとわからないし、聴診が聞かないとわからないのと同じである。神経学的診察手技も百聞は一見にしかずなのである。

探してみると神経学的診察手技にもＤＶＤが出ていた。**日本神経学会　卒前教育小委員会企画『標準的な神経診察法　シナリオ・ＤＶＤ』丸善出版、２００９年（分類：教科書、評価：★★★、推奨時期：医学生〜）**である。このＤＶＤでは神経学的診察手技が一つ一つデモンストレーションされている。そして、普通では見ること

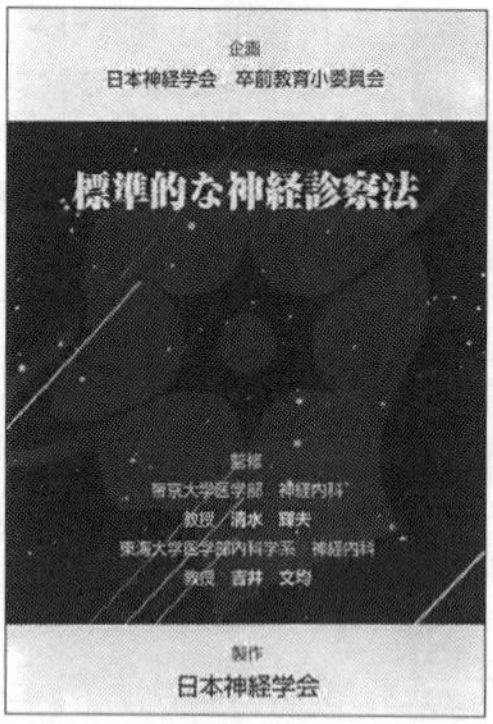

日本神経学会　卒前教育小委員会企画『標準的な神経診察法　シナリオ・DVD』丸善出版、2009年（分類：教科書、評価：★★★、推奨時期：医学生〜）

ができない神経疾患患者の陽性所見も合わせて見ることができる。上述の他の書籍と比較して、動画で診察技能を学べるだけでなく神経疾患の陽性所見も見て学べるのがこのＤＶＤの最大の特徴である。

こうしてみると、神経学的診察手技を身につけるためには十分な鍛錬を要するということがよくわかる。

病変部位を突き止めるには

神経局在診断の良書

前回は神経学的診察手技の良書3冊を紹介した。これらの書籍で神経学的診察手技はどのようにとるのかがわかるようになる。しかし、これだけではまだこの神経疾患の原因部位はここだという神経局在診断はできるようにはならない。この神経局在診断ができるようになるためには、神経学的診察手技を修得してから、さらなるトレーニングが必要である。今回はこの神経局在診断の良書を紹介する。

この神経局在診断だけについての書籍はほとんどないが、その中で非神経内科専門医のためのうってつけの教科書は、**黒田康夫著『神経内科ケース・スタディー　病変部位決定の仕方』新興医学出版社、2000年（分類：教科書：評価：★★★、推奨時期：医学生〜）**である。

この書籍は、サブタイトルから分かるように神経疾患の病変部位決定の仕方についてだけ書かれた書籍である。その内容は目次を見れば一目瞭然である。まず最初に「神経学的診断の基礎事項」で神経診察の診断法が述べられていて、その診断法は、解剖学的診断、病因的診断と臨床診断の３段階診断法で行うことを勧めている。次に、「解剖学的診断の進め方」で、解剖学的診断には筋萎縮、腱反射と感覚障害の３症候が重要であると述べられている。そして、それ以下の章で腱反射、末梢神経障害、長経路徴候、脳神経障害、協調運動障害、痴呆、不随意運動のそれぞれの徴候からどのようにして神経局在診断をするのかの原理が述べられて、そのあと症例問題で神経局在診断を練習するという構成になっている。

どの章でも簡潔に診断原理がまとめられていて、随所に知っておくと臨床上役立つであろうパールが散りばめられている。最後の第10章では、総合症例問題ですべての徴候からの神経局在診断が復習できる。赤線を引いてゆっくり丁寧に医学生の間に読み込みたい教科書である。

前者の書籍が、患者の神経症候から神経疾患の局在部位を診断する実践的な「問題解決型神経局在診断」であるのに対して、次に紹介する**花北順哉訳『神経局在診断　改訂第５版　その解剖、生理、臨床』文光堂、２０１０（分類：古典、評価：★★★、推奨時期：後期専攻医〜注：２０１６年に改訂第６版［原著の第10版］発行）**は、神経解剖に基づいた「系統的神経局在診断」である。本書は１９７６年にドイツの Peter Duus 教授によって執筆され、Peter Duus 教授が亡くなられた後に Mathias Bahr 教授と Michael Frotscher 教授によって改訂され、現在では原著第9版となっている神経局在診断の古典的教科書である。

本書を手にとって最も印象的なのは、本書に掲載されている数々の美しいカラーのイラストである。本書では神経解剖のあの経路が見たいというときにその図がどんピシャリとしかも何とカラーでわかりやすく図示されているのである！ そして、そのイラストとともに解剖・生理が解説され、その神経経路に障害が生じると臨床的にどのような症候が出現するのかが懇切丁寧に解説されている。

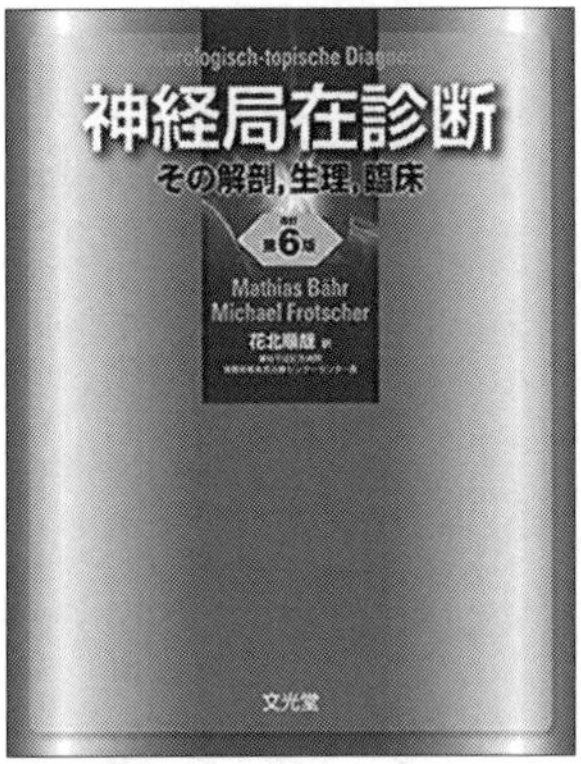

花北順哉訳『神経局在診断　改訂第6版　その解剖、生理、臨床』 文光堂、2016年（分類：古典、評価：★★★、推奨時期：後期専攻医～）

神経局在診断を十二分に理解するためには本書をじっくりと精読するのが理想であろう。しかし、難解な神経局在診断の本書を精読するのは、やはり神経内科を専攻する後期専攻医以上でなければ難しいであろう。そのため推奨時期を後期専攻医～とした。

見えない神経経路の障害を神経診察から診断する。この「基本的臨床技能」は現在では神経専門医でもあやしくなっている人もいる。このことに関連して、ドイツ語の原書を一人で翻訳された訳者の本書の冒頭にある訳者序文に興味深い一節があるので引用する。

「臨床神経診断学は自ら解剖学的知識・生理学的知識・神経学的所見を総動員して、その病変の解釈を理詰めで推し進め、診断に至るという点が醍醐味であり、最も面白い点であり、臨床診断学の中で最も魅力ある分野であると思っていたが、現代においてはこのような面白さは既に時代遅れの老兵の楽しみにすぎなくなっているのかも知れない。」

筆者も時代遅れの老兵なのだとつくづく思う今日この頃である。

リウマチ診察

動画で手技を覚え、書籍で知識を深める

内科的筋骨格系診察（リウマチ疾患診察）の良書

今回は神経学的診察と類似しているが、やはり医師として身につけておきたい筋骨格系診察について考える。

筋骨格系診察とは、内科で言えばリウマチ疾患の診察であり、外科で言えば整形外科診察である。この筋骨格系診察であるが、学生教育でもあまり重要視されていないような印象がある。筆者の学生時代に教えられた記憶はないし、また正式に勉強した覚えもない。しかし、実際には筋骨格系の主訴を呈する患者の数は多いので、プライマリ・ケアを実践するには、神経学的診察とともに筋骨格系診察の手技は絶対に身に付けておかなければならない。

今回はまず最初に内科的筋骨格系診察であるリウマチ疾患の診察についての良書を紹介する。

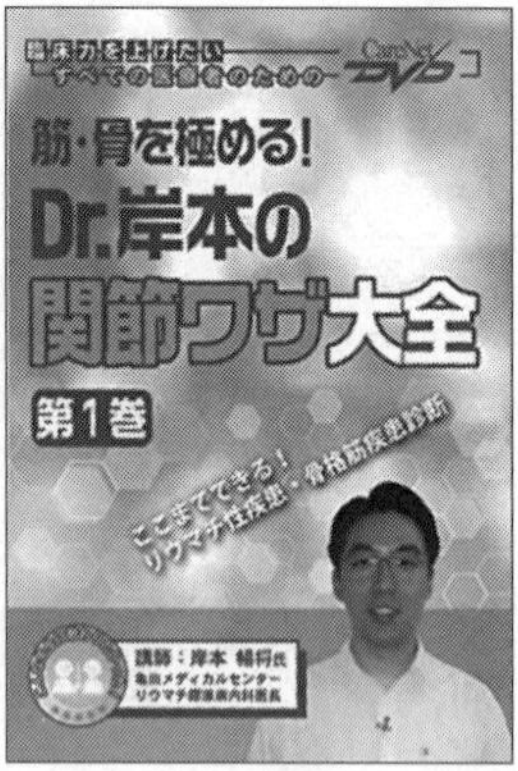

岸本暢将著『筋・骨を極める！ Dr. 岸本の関節ワザ大全 第１巻〜第３巻』CareNet DVD、2007 年（分類：教科書、評価：★★★、推奨時期：医学生〜）

筋骨格系診察は神経学的診察と同じように診察手技が重要なので、やはり最初は書籍よりも動画の方が理解しやすい。そこで、ＤＶＤとしてお勧めなのが、**岸本暢将著『筋・骨を極める！ Dr.岸本の関節ワザ大全 第１巻〜第３巻』CareNet DVD、２００７年（分類：教科書、評価：★★★、推奨時期：医学生〜）**である。

このＤＶＤでは診察手技のみならず、筋骨格系診察の基本である問診から各関節の診察方法が体系的に教えられている。各関節の診察もすべて「視診・可動域・触診」という診察手順が統一されていて、解剖に基づいた診察方法とその手技、そして診察所見から考えられるリウマチ疾患の鑑別診断まで系統的に解説されている。

本当はこういう診察手技はベッドサイドで師匠である指導医から1対1で手取り足とり教えてもらうのが最良であろう。しかし、筆者も今更どこかのリウマチの先生に弟子入りして手取り足とり教えてもらう訳にはいかないので、このようなＤＶＤで自学自習するしかない。この動画シリーズではさらっと多くの知識が語られているが、非リウマチ専門医にとっては多くが未知の内容と言える。１回視聴するだけでは到底全ての内容は消化しきれないであろう。日常診療で疑問が生じたときに繰り返し視聴して、少しでもリウマチ診察手技を身に付けるように心がけたい。

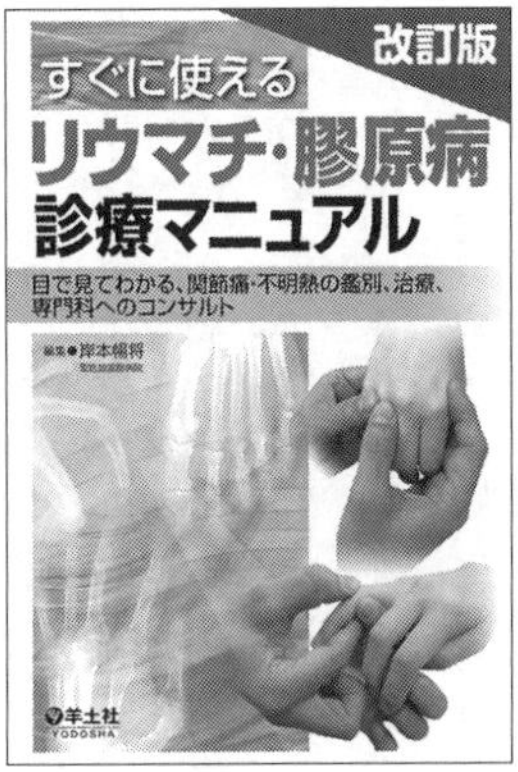

岸本暢将編集『すぐに使える　リウマチ・膠原病診療マニュアル　改訂版』羊土社、2015年（分類：教科書、評価：★★★、推奨時期：医学生〜）

ＤＶＤは確かに手技などは分かりやすいが、残念ながら観終った後で内容が頭に残らないことがある。やはりじっくりと勉強するためには、紙に書かれた書籍がどうしても必要だと思われる。その紙にかかれた書籍としてお勧めするのが同じ著者が編集した**岸本暢将編集『すぐに使える　リウマチ・膠原病診療マニュアル』羊土社、２００９（分類：教科書、評価：★★★、推奨時期：医学生〜注：２０１５年に改訂版発行）**である。

この書籍はタイトルから分かるように、筋骨格系診察の書籍ではなく、リウマチ・膠原病診療全般についての書籍である。筋骨格系診察については本書の第２章に記載されているのでこの章をじっくり読みこめばよい。また、リウマチ・膠原病は単に関節だけの疾患ではなく皮膚や爪などの診察も必要になってくるが、そのリウマチ・膠原病に特異的な皮膚や爪の所見の記載もある。そして、本書が実際の診療に役立つのは、病棟や外来で不明熱の患者などリウマチ・膠原病を疑う場合に、どのようにアプローチすればよいのかが記載されていることである。第４章外来編の「３．抗核抗体陽性患者のコンサルト」や「４．ＲＦ陽性患者のコンサルト」などの項を読めば、抗核抗体やＲＦが陽性であってもすぐにリウマチ内科にコンサルトする必要がないことがよく分かる。

多忙な日常診療でリウマチ・膠原病疾患を疑うことは少なくない。しかし、そういう患者に実際に検査を行っても、本当のリウマチ・膠原病疾患ではないことの方が多い。つまり、ほとんどが紛らわしい症状の「ニセモノ」なのである。ほとんど外れくじを引いている筆者の拙い経験からすると、リウマチ・膠原病の真贋を見抜くためには、やはり診察が決め手になりやすい。「この疾患には抗何とか抗体」などという些細な知識を詰め込んでむやみやたらに血液検査項目を増やすよりも、正統的な内科的筋骨格系診察（リウマチ疾患診察）を身に付けることの方が賢明であると筆者は考えている。

整形外科診察

内科と外科の診察に共通点を発見

外科的筋骨格系診察（整形外科疾患診察）の良書

前回は内科的筋骨格系診察（リウマチ疾患診察）についての良書を紹介した。今回は、外科的筋骨格系診察（整形外科疾患診察）についての良書を紹介する。

筆者は、残念ながらリウマチ疾患診察と整形外科疾患診察のいずれについても系統的に学習したり教育を受ける機会がなかった。リウマチ疾患診察については、米国で内科レジデント教育を受けた時に1カ月だけリウマチ内科を選択で採って指導医とともに診察した経験があるだけだ。整形外科疾患診察については、卒後1年目に横須賀米海軍病院でのインターンとして整形外科を回ったときに2週間指導医についてもらっただけである。

大学病院での学生実習や研修病院での整形外科ローテーションでは、診察は「やっとけ！」とだけ言われることが多かった。その当時の指導医は、決して一緒に計測して手とり足とり指導してはくれなかった。「○○さん（患者さん）の関節の可動域測っといて！」と言われて、自分一人でベッドサイドに赴いて患者さんの関節可動域を計測していたのである。

あるとき筆者は指導医からある患者さんの関節可動域を測定するように言われた。そして、計測結果である股関節の外転の関節可動域を0～60度とカルテに記載した。ところが、そのカルテ記載を後から読んだ指導医から「股関節の外転は45度までだ。骨盤を回転させて測っただろ！」と言われた。股関節の関節可動域の測定は骨盤を固定して行わなければならないのに、それを知らなかった筆者は骨盤を回転させて股関節を外転できるところまで測定してしまったのである。これは整形外科医にとっては当たり前の知識かもしれないが、２カ月ごとにいろいろな科をローテーションしている途中で、将来整形外科を専攻するつもりのない研修医にとっては初めて聞く知識であった。

股関節の正しい測定法を知らなかったのだから、このとき筆者が計測した患者さんの関節可動域は、他の関節の値もいい加減に決まっている。そう考えれば指導医は、患者さんの関節可動域測定という大切な診察を、やり方も知らない研修医に任せておいてよいはずはない。かといって、指導医も手術や外来で超多忙であるので、自分で全ての受け持ち患者さんの全関節可動域を測定する時間はない。それならば、研修医と一緒に関節可動域を測定して正しい方法を指導しておけば、研修医教育にもなるし結局は自分の時間と労力も節約にもつながる。そう考えられなかったのであろうか？ 誠に残念である。

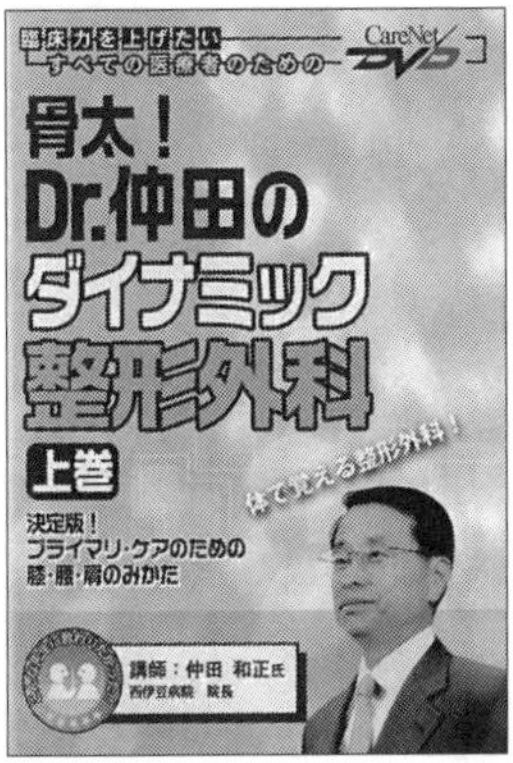

仲田和正著『骨太！ Dr. 仲田のダイナミック整形外科　上巻・下巻』CareNet DVD、2004年（分類：教科書、評価：★★★、推奨時期：医学生〜）

リウマチ内科医にはリウマチ内科医の流儀があるように、整形外科医には整形外科医の流儀がある。その流儀もやはり書籍よりも映像のほうが分かりやすい。内科的筋骨格系診察（リウマチ疾患診察）と同様に、外科的筋骨格系診察（整形外科疾患診察）の教科書として最も推薦するのが、**仲田和正著『骨太！ Dr.仲田のダイナミック整形外科　上巻・下巻』CareNet DVD、2004年（分類：教科書、評価：★★★、推奨時期：医学生〜）**である。

上巻では、整形外科的な膝・腰・肩の診察方法がデモンストレーションされている。この診療方法で最も興味深いのはやはり整形外科医らしく解剖学に忠実な診察が見られることである。また、診察と同時に整形外科の代表疾患や膝関節穿刺などの手技についても説明されている。そして、膝関節穿刺の手技に至っては、何とご自分の膝に自分で穿刺を行うという意表を突くデモンストレーションで説明されている！

また、ＤＶＤの下巻では「外傷整形外科」が講義されている。キュウリを用いた骨折メカニズムの解説や各種骨折の固定方法など、他の類書では学べる機会が少ないと思われる貴重な内容が含まれている。この下巻を見るだけでも購入する価値はあると思われる。このＤＶＤは外科系の医師だけでなく広く内科系のプライマリ・ケアを担う医師にも必見の内容である。

ここでこのＤＶＤを見ながらふと疑問に思ったのは、外科的筋骨格系診察（整形外科疾患診察）と前回紹介した内科的筋骨格系診察（リウマチ疾患診察）にはどのくらい共通点があるのかということである。そして、両者の診察法がもしも異なるとすると、どこが異なるのであろうか？

そう思って、今回紹介した仲田氏のＤＶＤと前回紹介したＤＶＤ『**筋・骨を極める！　Dr.岸本の関節ワザ大全**』を、肩・腰・膝の３つの関節の診察方法について見比べてみた。すると、驚いたことに両者の診察方法は、問診も含めてほとんど共通の方針に基づいていることが判明した。岸本氏のＤＶＤの診察法でもそれぞれの関節の解剖に忠実な診察が行われている。一方仲田氏の

DVDでは内科的な問診の重要性が強調されている。

ということは、前回と今回で筋骨格系の内科的診察法と外科的診察法を再検討してみると、その真髄は共通しているという考えに至った。ただ1つ両者が異なるとすると、リウマチ疾患の診察法である内科的診察では病変関節の分布（対称性や関節の大小など）をより重要視するのに対して、整形外科疾患の診察法である外科的診察法では病変関節が1つである症例が多いので、特定の関節の診察に集中する傾向があるということくらいであろう。

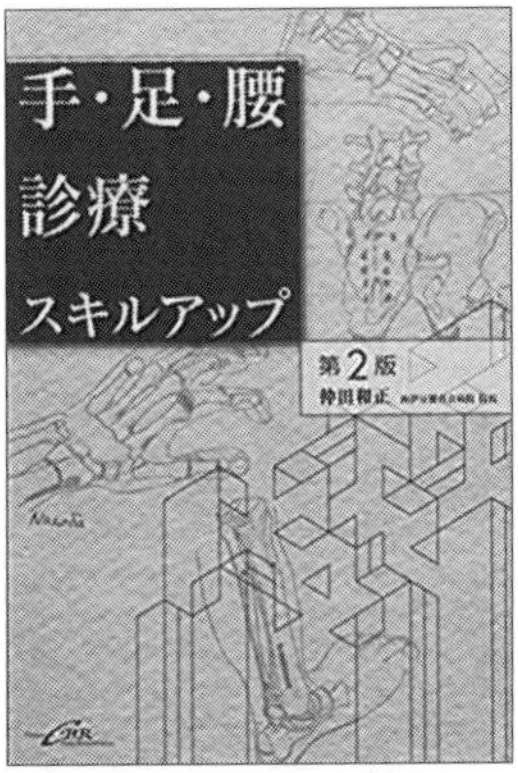

仲田和正著『手・足・腰診療スキルアップ第2版』CBR、2021年（分類：教科書、評価：★★★、推奨時期：医学生〜）

ここで紹介したDVDは非常に優れた教材として推薦できるが、見終わった後にせっかくの貴重な講義内容を忘れないように、書籍でも復習してしっかり覚えたい。そこで、書籍として推薦するのが同じ著者の仲田和正著『手・足・腰診療スキルアップ』CBR、2004（分類：教科書、評価：★★★、推奨時期：医学生〜注：2021年に第2版発行）である。あまたある整形外科の教科書の中ならこの書籍を最も推薦する理由は、ポイントが簡潔にまとまっていること、非整形外科専門医にも分かりやすいこと、イラストが多いことなどである。整形外科の専門書には有名な教科書もあるが、情報量が多すぎて他科の医師には手を出しにくい印象がある。この書籍なら整形外科以外の診療科の医師でも読み通す気になるだろう。

本書では、本文の内容もさることながら、最後に掲載してあるAppendix 1―短期間で手術が上達する方法とAppendix 2―参考になる図書は一読に値する。

Appendix 1―短期間で手術が上達する方法は手術をする外科系の医師には絶対に読んでほしい。手術は単にやっていればうまくなるものではないし、漫然とやるものではないということが痛感できる。Appendix 2―参考になる図書も非常に有益だ。仲田氏がいかに真摯に医学に向き合ってきたかが忍ばれる。ＤＶＤの講義にも著作にもところどころユーモアがちりばめられているが、しっかりとした勉学に裏打ちされていることが拝察できる。今回紹介したＤＶＤと書籍を通じて仲田氏の博学ぶりにはただただ頭が下がる思いである。

皮膚診察

病変を正確に言葉で表現する訓練が大切

皮膚診療の良書1　分析的診療方法（皮膚所見のとり方）

今回は、神経学的診察および筋骨格系診察とともに臨床上非常に重要である皮膚診療の良書を1冊だけ紹介する。

総合診療外来や救急外来で診療を行っていると、皮膚を主訴とする患者さんは結構多い。皮膚を主訴とする患者の大部分は、蕁麻疹・薬疹・帯状疱疹というコモン・ディジーズである。これらの皮膚科コモン・ディジーズはその病変が典型的ならば他科の医師でも診察はそれほど難しくない。しかし、皮膚病変が典型例とやや異なる様相を示している場合、自信を持って診察を行うことができるだろうか？　筆者も含めて非皮膚科専門医には難しいと感じる症例も少なくないのではなかろうか？

なぜ皮膚診療は難しいのだろうか？　一番の理由は、皮膚診療は採血検査の数値のようなデジタル情報で行うものではなく、皮膚病変の視診というアナログ情報で行うものだからであろう。皮膚科疾患が採血結果などの数値だけで診断ができれば、我々非皮膚科専門医の皮膚診療はもっと楽になるはずである。しかし、同じようにイメージ情報の画像を読影して診断する放射線診療よりも皮膚診療に対して苦手意識を持っている医師が多いのはなぜだろう？

おそらく診断において比較対象とする視覚情報が正常か異常かの違いによるものであろうと筆者は考える。すなわち、放射線診療では正常画像と比較して診断が行われる。例えば、頭痛の患者の頭部ＣＴで正常解剖にない high density が認められれば診断は「脳出血」である。そして、「脳出血」の解剖学的な位置がわかれば「被殻出血」とか「小脳出血」とさらに詳細な診断が可能となる。ところが、皮膚診療では異常な皮膚病変があるというのは誰が見ても明らかなので、異常な皮膚病変が一体何なのかということが問題となる。つまり、皮膚診療はそれが蕁麻疹なのか湿疹なのかはたまたそれ以外の皮膚疾患なのかというように異常な皮膚疾患の中のどれなのかという鑑別診断が難しいのである。

あまたある皮膚疾患の中で、自分が診察している患者の皮膚疾患が一体どれなのかという診断をするのが皮膚科医の専門技能であるから、我々非皮膚科専門医が専門医と同じレベルで鑑別診断ができないのは致し方ない。とはいうものの、神経学的診察が神経内科医だけが行う特殊技能でないように、基本的な皮膚診療は皮膚科専門医だけの特殊技能ではないはずである。それならば、その基本的皮膚診療はどのように身につけたらよいのであろうか？

ここで我々が受けた皮膚科教育について振り返ってみる。大学での講義は皮膚科の先生が大量のスライドを提示してその皮膚所見と診断を述べるものであった。また、皮膚科のほとんどの教科書は教科書というよりは多数の病変写真を書籍にまとめた図鑑のように見える。こうした従来の皮膚科教育を受けた我々が皮膚診療をできない最大の理由は、（1）皮膚診療の方法を理解していないこと、（2）皮膚診療を身に着けていないこと——であると筆者は考える。つまり、我々は皮膚診療の原理も知らないし身に着けてもいないから苦手意識を持つのである。

病変の特徴を詳細に記述している教科書は珍しくないが、根本的な皮膚診療の原理をわかりやすく記載してある教科書は実は意外に少ない。その中で筆者がおすすめできるのが、**宇原久著『どう診る？　どう治す？　皮膚診療はじめの一歩　すぐに使える皮膚診療のコツとスキル』羊土社、2013年（分類：教科書、推奨時期：医学生〜、評価：★★★）**である。

この教科書の特徴は、皮膚診療の原理が記載されているだけでなく、皮膚診療周辺の皮膚写真の撮り方、皮膚病理所見のとり方、皮膚の検査・治療、そして、学会発表と論文作成などのこと

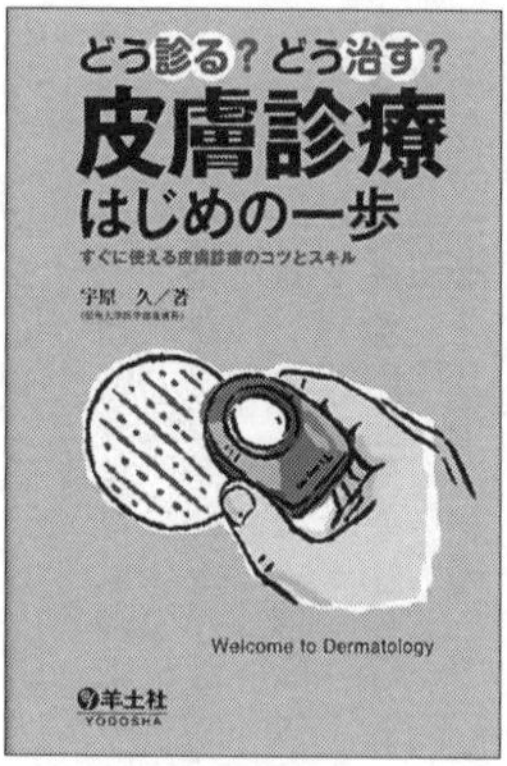

宇原久著『どう診る？どう治す？　皮膚診療はじめの一歩　すぐに使える皮膚診療のコツとスキル』羊土社、2013年（分類：教科書、推奨時期：医学生〜、評価：★★★）

まで記載されていることである。とくに最初の「Lecture 1　皮膚科診療の基礎を身につける」は熟読してほしい。他科の医師にも役立つ皮膚診療原理が非常にわかりやすく記載されている。

この項目を読んでわかることは、我々のような非皮膚科専門医は皮膚診療を「ゲシュタルト」にしか行ってなく、皮膚診療の分析的診療方法を疎かにしているということである。皮膚を診ていきなり診断するのではなく、まず最初に皮膚所見をとり、その皮膚所見から鑑別診断を考えて診断するのが分析的診療方法だ。皮膚所見をとるとは、すなわち皮膚病変を見てどのような皮膚病変（原発疹か続発疹か、どのような発疹か、その発疹が身体のどの部位にどのような色彩でどのように分布しているのかなど）なのかを言語で（写真ではない！）記載することである。つまり、我々は視覚イメージを正確に言葉に置き換えることができていないのだ。そして、この皮膚所見をとるという作業こそが最も基本的でかつ最も習得するのが難しいのである。

本書にはこの皮膚所見のとり方のトレーニング方法まで記載されている。そのトレーニング方法とは、ある人が皮膚病変を見てそれを言語で表現して、その言語を聞いた人がおおもとの皮膚病変を見ないで皮膚病変を想像して絵に描いた後に、描いた絵とおおもとの皮膚病変とを比較するというものである。少し大げさかもしれないがこういう地道な努力をしない限り皮膚診療の分析的診療方法は決して身につかない。我々非皮膚科専門医はこの分析的診療方法の地道な努力をしないで安易に「ゲシュタルト」な診断に頼っているから皮膚診療の技量がなかなか上達しないのだろう。我々は皮膚を診たつもりになっているだけで、本当は眼で眺めただけではないのか。

本書に記載されている皮膚所見のとり方のトレーニング方法を読んで、筆者は小学校の時の国語の先生の作文の授業を思い出した。その授業は「黒板消し」について書けというものであった。この先生が意図したことは、ある1つの物を文章だけで表現するということだ。つまり、作文の課題が「黒板消し」ならば、「黒板消し」の形状やそれが何をするための物なのかを文章だけで表現して、「黒板消し」を見たことがない読み手に「黒板消し」を想像させるものだ。

この国語の先生の教育方針は、長い文章を書く前には必ず1つの物を文章で記述することができなければならないというものだった。言い換えると絵画を描く前に1つの物を写生するデッサンができなければならないのと同じである。一つの物を的確に表現できないのに、がむしゃらに長い文章を書いてもしようがない、あるいは、デッサンもできないのに油絵など描いていてもしようがないということである。

皮膚診療もこれに似ているのではないか。正確な皮膚所見がとれないのに、やたら皮膚患者の数ばかりこなしても診察技術はあまり向上しないだろう。それよりもこの教科書が推薦している皮膚所見のとり方のトレーニング方法や、まず最初に皮膚病変をスケッチしてみる方法もあるはずである。しかし、この場合でも皮膚病変を単にスケッチするだけではいけない。皮膚病変をスケッチしたあとにも必ず皮膚病変を言語で表現することを実行すべきだ。皮膚病変の視覚情報をスケッチという同様の視覚情報に置き換えただけでは、なかなか皮膚所見を理解できない。視覚情報を言語情報に置き換えることによって、見えている情報を診ている診察所見にできるように思う。

皮膚診療の難しさ、それは見ることの難しさにつきるのである。

秘伝の種明かしをしてくれるDVD

皮膚診療の良書2　分析的診療方法（皮膚所見の診かた）

前回は皮膚診療―分析的診療方法（皮膚所見のとり方）の良書を1冊紹介した。今回は、皮膚診療に関連して皮膚所見のとり方から一歩進めて皮膚所見の診かたについての良書を紹介する。

前回に皮膚診療の第一歩は皮膚病変を観察してその皮膚病変を言語で表現することであると述べた。そして、その皮膚病変を観察して言語で表現するには一定のトレーニングが必要であることも述べた。しかし、このような観察力だけでは似て非なる多種多様の皮膚疾患に対応することは難しい。観察を生かして診断に至るまでには、そこに診断に至るまでの推論が必要である。そして、この推論の方法が「皮膚所見の診かた」だと筆者は考える。

観察された皮膚病変の様々な所見は、犯罪捜査に例えれば一つ一つの物的証拠である。この「点」である一つ一つの物的証拠だけでは「犯人」は簡単に特定できない。「点」と「点」を結びつけて「線」をつくり一見脈絡のない「点」の間に「線」の関係を見出す「推論」が必要になる。そして、これらの証拠をどう結び付けるかによって「容疑者」は異なってくる。「推論」が正しければ容易に「真犯人」が特定されることもあるが、間違えると無実の人間を「犯人」に仕立て上げ、「冤罪」を作り出してしまうことにもなりかねない。この「推論」にも一定の方法があり、それを身に着けるためには一定のトレーニングが必要になる。

犯罪捜査でいくつかの証拠を結びつけて犯人を推理するように、皮膚疾患では観察された病変の一つ一つの所見を合理的に結びつけて診断に至る。ところが、この「皮膚所見の診かた」は非常に重要なのであるが、残念ながら具体的な記載は書籍でも目にする機会がほとんどなく、実際の医療現場でも教わることはまれである。

この手品で言えば「種明かし」とも言える秘伝の皮膚科診療方法を惜しげもなく語っているのが、**平本力著『平本式　皮膚科虎の巻　上・下巻』CareNet DVD、２００３年（分類：参考書、評価：★★★、推奨時期：医学生〜）**である。

このＤＶＤでは、帯状疱疹などのウイルス性皮膚疾患の「種まき理論」や膿痂疹は「溶ける病気」であることなど、推論の裏付けになる部分が説明されている。皮膚科医にとっては当たり前の説明かもしれないが、この事実を知っているか知らないかで我々の日常診療は天と地ほど差ができる。

放射線科領域で1枚の画像から疾患の病態生理に基づいて疾患の動的趨勢を考えて画像を読影

することを〝Dynamic Radiology〟というらしい。例えば、腫瘍病変ならば1枚の画像からその腫瘍がどこから発生してどの方向に進展しているかを考える。そしてその画像から推測できる進展様式が、鑑別診断として疑っている腫瘍の進展様式に合うかどうかを考えて画像を読むというものである。皮膚科でもこの〝Dynamic Radiology〟と同様に疾患の病態生理に基づく動的趨勢が理解できるとより正確な診断にたどり着くことができる。その意味でこのＤＶＤから我々は他の教科書には記載されていることが少ない、いわば〝Dynamic Dermatology〟を学ぶことができるのである。

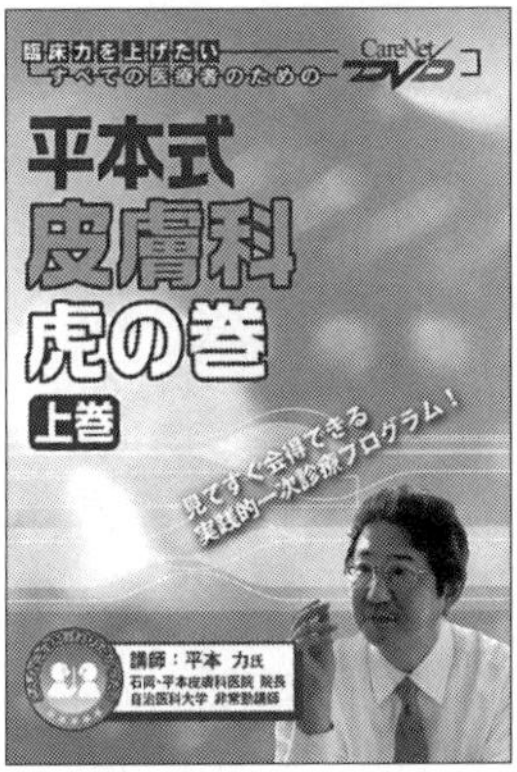

平本力著『平本式　皮膚科虎の巻　上・下巻』CareNet DVD, 2003年（分類：参考書、評価：★★★、推奨時期：初期研修医～）

そして、このＤＶＤのさらなる特徴は、皮膚疾患の診断だけではなく、外用ステロイド薬の使い分けなどの治療や、非皮膚科専門医がここまでは診療してよいという限度や皮膚科専門医に紹介すべき境界を教授してくれている点である。これは患者から皮膚症状を訴えられる機会の多いプライマリ・ケアの現場では極めて実用的な情報だ。

ただし、このブレイン・ストーム的な講義を理解するには、皮膚科の基礎を他の教科書であらかじめ勉強してあることが望ましい。そして、実地診療の経験が絶対に必要だと思われるので、「分類」は「教科書」とはせずにあえて「参考書」とし、「推奨時期」も実地経験がない「医学生」とはせずに実地経験がある「初期研修医」とした。

診察能力の高い専門医はおそらくどの診療科にもいるだろう。平本先生のようにご自分の診療方法の「種明かし」をして、若手医師の育成に情熱を傾けてくださる先生が各科にいると、日本のプライマリ・ケア医療はもっともっと向上すると思うのだが、贅沢な望みだろうか。

プライマリ・ケアのレベルアップに役立つ書籍

皮膚診療の良書3　コモン・ディジーズ

前々回は皮膚診療―分析的診療方法（皮膚所見のとり方）の良書を1冊、そして、前回は皮膚診療―分析的診療方法（皮膚所見の診かた）の良書を1冊紹介した。今回は、非皮膚科専門医でも診療できる皮膚疾患のコモン・ディジーズについての良書を2冊紹介する。

前回までに紹介した書籍を読んで、皮膚所見がとれるようになり、皮膚診療の秘伝の皮膚所見の診かたまでも「種明かし」されたならば、様々な皮膚疾患を一通り診ることができても不思議はないはずである。しかしだからと言って我々は皮膚科専門医が読むような専門書を、すぐに読みこなせるようになったかというと、現実はそう簡単ではない。

料理を習い始めて最初につくる料理は、自分の実力に見合った簡単な料理にすべきである。テレビの料理番組に登場する有名な板前のように、和服を着て颯爽とたすきがけをして和紙に「本日のお品書き」などと書いて料理をする必要はないのである。料理の初心者には「一汁三菜」の4品を作るのも難しい。素直に自分の実力に見合った一品をつくればよいのである。例えば、カレーライス、スパゲッティー、親子丼などの家庭料理である。

皮膚診療がある程度わかるようになったら、豪華絢爛な皮膚科アトラスを購入して読破したくなる気持ちもわかるが、ここは自分の身の丈を考えてぐっとこらえて皮膚科のごくごく初心者用の教科書を読もう。皮膚科を料理に例えれば、これだけは自分で作れるだろうという料理、すなわち、カレーライス、スパゲッティー、親子丼などに当たるのが皮膚科のコモン・ディジーズである蕁麻疹、帯状疱疹や湿疹などの疾患である。

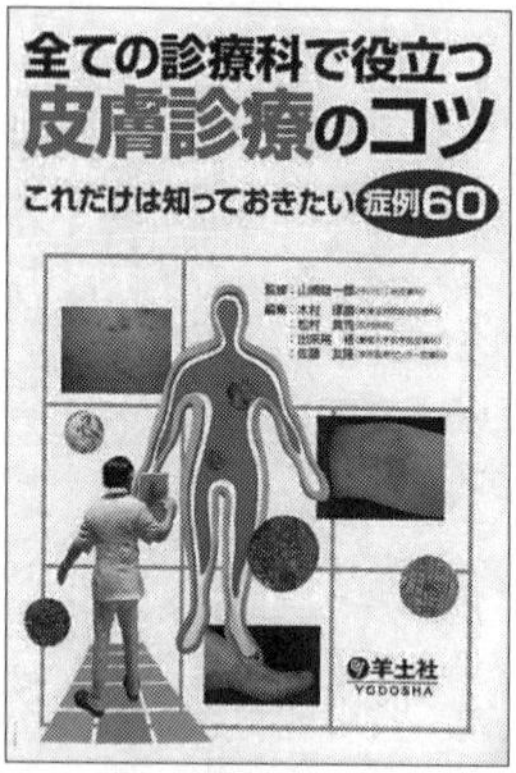

山崎雄一郎監修、木村琢磨、松村真司、出来尾格、佐藤友隆編集『すべての診療科で役立つ皮膚診療のコツ　これだけは知っておきたい症例60』羊土社、2010年（分類：教科書、評価：★★★、推奨時期：医学生〜）

このような非皮膚科専門医が診療できなければならない皮膚科のコモン・ディジーズについて書かれた教科書としてうってつけなのが、**山崎雄一郎監修、木村琢磨、松村真司、出来尾格、佐藤友隆編集『すべての診療科で役立つ皮膚診療のコツ　これだけは知っておきたい症例60』羊土社、２０１０年（分類：教科書、評価：★★★、推奨時期：医学生〜）**である。

本書の特徴は、日常診療で頻回に遭遇するコモン・ディジーズをレベル1とレベル2に分類して、それぞれの症例について一般診療医のアプローチと皮膚科医のアプローチが記載されていてその診療の違いを比較できること、そして、一般診療医が抱く疑問点に対して簡潔に回答している点である。また、本書には診断のポイントだけでなく、治療や皮膚科医へのコンサルテーションの仕方のポイントまで記載されている。分厚い皮膚科アトラスを買い込んで、非専門医がめったに診る機会のないまれな疾患をたくさん覚えるよりも、この本に記載されているコモン・ディジーズを確実に覚えた方が、日常診療の現場では有効だろう。

次に紹介するのが本書の姉妹書である**梅林芳弘著『あらゆる診療科で役立つ皮膚科の薬　症状からの治療パターン60　これだけは知っておきたい！』羊土社、2013（分類：参考書、評価：★★★、推奨時期：初期研修医～注：2021年に改訂版発行）**である。

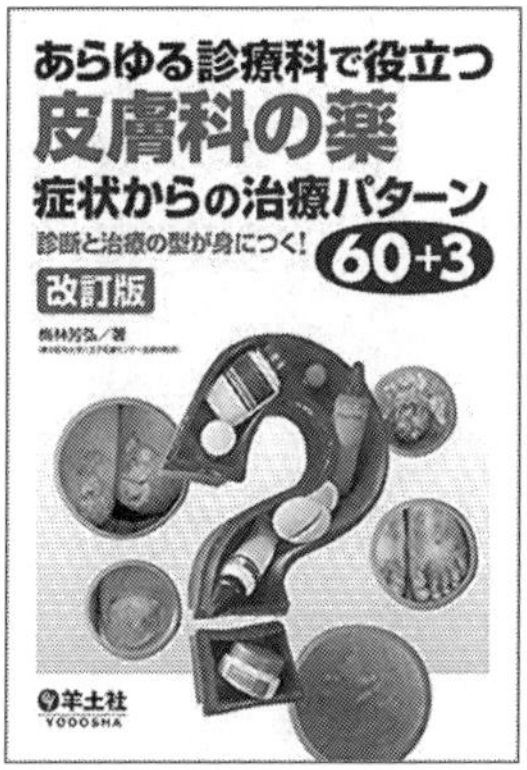

梅林芳弘著『あらゆる診療科で役立つ皮膚科の薬　症状からの治療パターン 60＋3　診断と治療の型が身につく！　改訂版』羊土社、2021 年（分類：参考書、評価：★★★、推奨時期：初期研修医～）

本書はその「皮膚科の薬」というタイトルからわかるように治療の本である。すべての症例がクイズ形式で記載されているので、前述の教科書でどれくらい皮膚科のコモン・ディジーズが自分自身で診断できるようになったかチェックしながら読み進めるのがよい。そして、本書は治療の本であるので非皮膚科専門医でも皮膚科の薬をこれくらいは使い分けて欲しいという内容が記載されている。本書を読むと皮膚科の薬物の使い分けもまだまだ勉強が足りないことを痛感させられる。

本書は治療の本であるので分類は参考書として、推奨時期も治療薬を処方するようになる初期研修医～とした。

余談だが筆者は医学部４年生のとき、左下腿を掻きむしったあとにその部位がジクジクして治らずにそのまま放置していたら全身に皮疹が広がったことがあった。困った筆者は部活の先輩であったリウマチ内科の先生に診療してもらった。そして、そのリウマチ内科の先生の診療の結果、何か免疫的な異常で皮疹が起こっているということで肝臓の薬（確かグリチロン配合錠か何か）を処方された。しかし、皮疹は一向に改善せずにますます悪くなって全身瘙痒感と微熱も伴ってきた。困った筆者はもう一度そのリウマチ内科の先生を受診した。リウマチ内科の先生も困って皮膚科の先生を呼んできて皮膚科の先生に診療してもらった結果、診断は「伝染性膿痂疹による自家性感作性皮膚炎」であった。その皮膚科の先生に経口の抗菌薬とステロイド軟膏を処方されると皮疹は嘘のように治癒した。当時筆者は医学部４年生ですでに皮膚科の講義は終了していたが、何と「伝染性膿痂疹」という病名さえも知らなかったのである！

専門分野にかかわらず、すべての医師が今回紹介した２冊の書籍に記載されているような皮膚診療が可能になれば、日本の地域医療のレベルアップに貢献すると思うのだが。

第2章　検査を使いこなす

検査学

検査学の良書

「絨毯爆撃」から「精密攻撃」診療に進化する

今回からは問診と身体診察の後の診療、すなわち検査についての良書を考える。まず最初は、検査の中でも通常ほとんどの患者に行う採血検査である。我々が日常ルーティーンで血液検査を行う際には、なぜその項目を測るのか、その項目が異常になるのはどのようなメカニズムなのか、そしてその項目が異常だった場合にどんな疾患を考えるのか――などを頭に入れておかなければならない。

これらの事柄を解説した古典的な名著が、河合忠、尾形稔、伊藤喜久、山田俊幸編集『異常値の出るメカニズム　第６版』医学書院、２０１３年（分類：原書、推奨度評価：★、推奨時期：医学生～注：２０１８年に第７版発行）である。

第6版の序にこう記してある。

本書第1版を1985年に出版してから28年が経過し、その間版を重ねて今回第6版を発行することになった。幸い、本書は『異常メカ』の愛称で医学生諸君の間で愛用されてきたばかりでなく、臨床検査技師、看護師、保健師、薬剤師、管理栄養士など幅広い方々に親しまれ、貴重なご意見とご叱正を頂いてきた。このような長期にわたり発行を続けてこられたのは、ひとえに読者の温かいご支持の賜物であり、心からお礼申し上げたい。

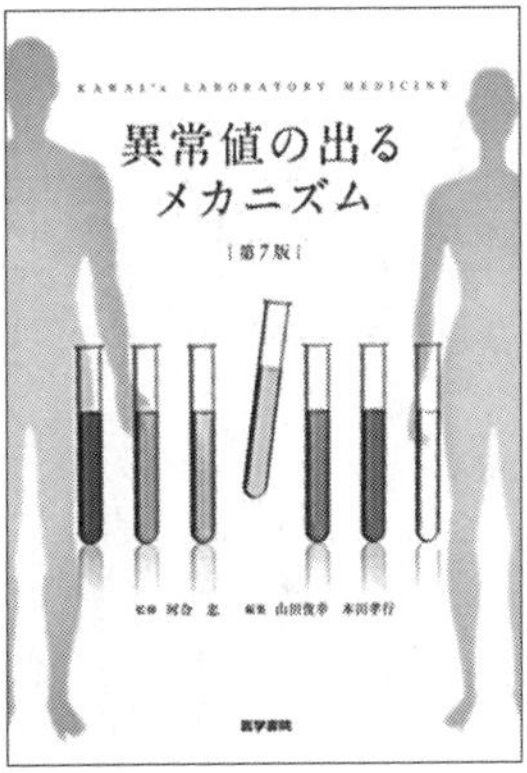

河合忠、尾形稔、伊藤喜久、山田俊幸編集『異常値の出るメカニズム　第7版』医学書院、2018年（分類：原書、推奨度評価：★、推奨時期：医学生〜）

本書が30年以上読み続けられている臨床検査の名著となった理由は、主要な検査項目の生体内での代謝経路を分かりやすいシェーマで図示し、かつ、各検査項目が異常に高い場合と異常に低い場合に考えられる疾患を表示している点であると私は考える。

各検査項目が生体内のどこで産生され、どこに運ばれて、どこで代謝され、どこに作用し、どこから排泄されて、再吸収されてどこに戻るのか、体内での分布と動態を文章で列記されても理解しにくく覚えにくい。ところが、本書はその複雑な経路を分かりやすいシェーマで示し、どこがブロックされるとその検査値が上昇あるいは低下するということが明確に示されている。まさに「目で見る異常値のメカニズム」である。

それなら本書よりもイラストが主体で、それに解説が少し付け加えられている検査本の方がさらに良いのではないかと思うかもしれない。けれども、そういった類の本は見た目がきれいでイラストレーションの作品としては素晴らしいが、説明が不十分で理解しにくいことが多い。精密で美しい色彩の図で示されるよりも、簡潔で本質をついたシェーマの方が読者の理解を助けることになる。それに加えて、本書では病態や異常値のメカニズムについて冗長過ぎない簡潔な解説が記載されているので、知りたい疑問に回答を与えてくれる。

本書は教科書として精読あるいは通読するよりも、必要に応じて辞書的に使用するのが理想的である。その意味で推奨度評価は★とした。

それでは次に、その異常値の原因となっている疾患の診断にどうやって結びつけたらよいのであろうか？　この異常値から診断に至るまでの過程を記載した絶好の教科書が、**野口善令編『診断に自信がつく　検査値の読み方教えます！　異常値に惑わされない病態生理と検査特性の理**

解』羊土社、２０１３年（分類：教科書、推奨度評価：★★★、推奨時期：医学生〜）である。

従来の検査値の教科書は、それぞれの検査の項目に対して、その検査値が異常に高い場合に考えられる疾患、および異常に低い場合に考えられる疾患が列挙されていた。そして、リストアップされた鑑別診断の候補すべてに対して追加検査を行って確定診断にたどり着くのが常套手段であった。そのような手当たり次第の検査を行えば、どんなヤブ医者でもいつかは確定診断にたどり着くことができる。この手当たり次第の検査は俗に「絨毯爆撃的検査」と言われている。

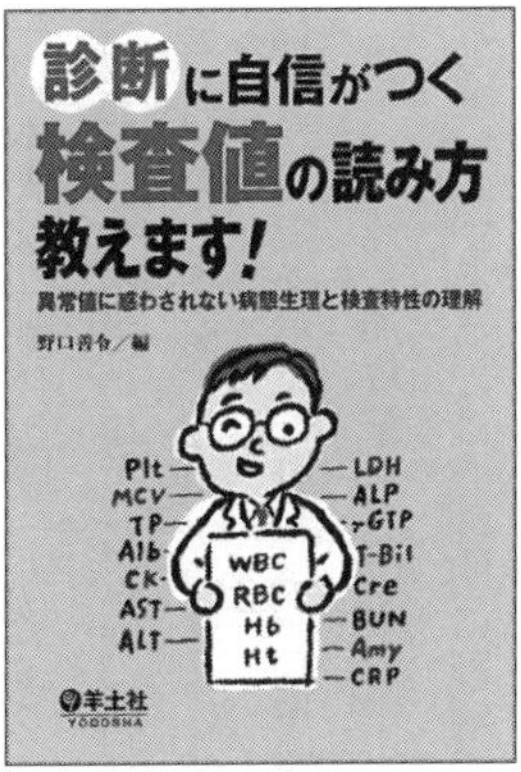

野口善令編『診断に自信がつく　検査値の読み方教えます！　異常値に惑わされない病態生理と検査特性の理解』羊土社、2013年（分類：教科書、推奨度評価：★★★、推奨時期：医学生〜）

簡単に言うと「絨毯爆撃」とは「無差別攻撃」のことで、「精密攻撃」とは「ピンポイント攻撃」のことだ。手当たり次第に検査するとはまさに「絨毯爆撃」であって、それとは対照的に検査の感度と特異度を考えて検査を厳選して診断・治療を行うＥＢＭの手法は「精密攻撃」と言える。

日本人は「絨毯爆撃」が好きである。救急車で来院する患者はどんな患者でも重症だからと言って、すべての患者に採血・点滴そして造影体幹ＣＴを撮影して、すべて専門医にコンサルテーションする。万が一の見逃しがあったり、専門医から誤診や診断の遅れをとがめられるのが怖いからである。これが「絨毯爆撃」をしてしまう深層心理だ。

この「無差別攻撃」という「手当たり次第の検査」を患者自身あるいはその家族が要求したくなることがあるのは心理的に理解できる。例えば、頭部打撲の子供の親が頭部ＣＴを撮影して欲しいとか、ちょっと手足がしびれたので脳卒中かも知れないので頭部ＣＴや脳ＭＲＩを撮影してほしい、などと要望してくる場合だ。彼らは、自分あるいは子供が死ぬかも知れないという恐怖から検査を望んでいるである。

しかし、我々は医師であって患者自身ではない。もう少し冷静にかつ客観的に診療を行うべきなのではないだろうか？　医師は患者の「恐怖」を「共感」する必要があるが、決して患者の「恐怖」が医師に「転移」してはならない。医師としての職務は、客観的で冷静な診療を患者に提供することだろう。それならば、医師が患者に勧める診療は「絨毯爆撃」ではなく「精密攻撃」であるべきである。本書はまさにこの「精密攻撃」の方法が記載された良書である。

本書の第1部「検査の考え方」では、ＥＢＭによる検査の指標やそれぞれの指標の解釈が解説されている。第2部「病態生理と検査特性からわかる検査の基本」では、「1病態生理からわかる鑑別疾患」で分かりやすいシェーマで病態生理が解説され、「2実践での使いこなしのポイント」で実践的なフロー・チャートで検査値異常に対する対応方法が示されている。このようなフロー・チャートを使用すれば無駄な「絨毯爆撃」をせずに「精密攻撃」が可能となる。そして、最後に第3部「検査値から診断に迫るケーススタディ」では、実際の症例での具体的な検査値異常に対する対応方法が示されている。本書は原始的な「絨毯爆撃」から「精密攻撃」に進化するためにうってつけの書籍である。

ここまで紹介した2冊の良書によって、検査値の原理を理解し検査値の解釈方法が分かり、「精密攻撃」で診断までたどり着くことができるようになった。それでは、それから診断した疾患あるいは病態に対する治療はどうするのであろうか？　この検査値の原理・解釈・診断と治療を一つのスペクトラムで解説しているのが、拙著で大変申し訳ないが田中和豊著『問題解決型救急初期検査』医学書院、2008年（分類：教科書、推奨度評価：★★★、推奨時期：医学生〜

注：2019年に第2版発行）である。

検査値異常の原理をいかに理解してそれを正確に解釈して診断にたどり着いても、適切な治療に結びつかなければ患者にとっては意味がない。その端的な例が高カリウム血症である。高カリ

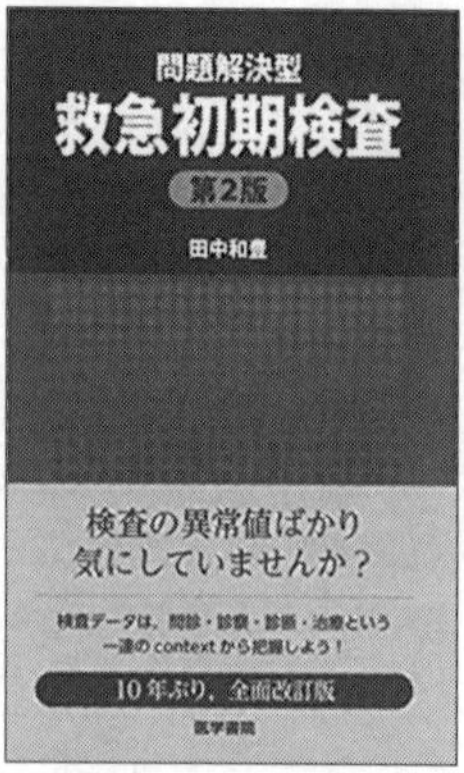

田中和豊著『問題解決型救急初期検査　第２版』医学書院、2019年（分類：教科書、推奨度評価：★★★、推奨時期：医学生〜）

ウム血症の病態と鑑別疾患を理解して診断したとしても、緊急に治療しなければ心停止を起こしてしまうかもしれない。薬物療法で比較的簡単に治療できる場合もあれば、透析が必要になることもある。傷病との戦いに勝利するためには、原因と重症度を見極め、診断だけでなく治療も「精密攻撃」で行わなければならない。検査値の異常をピンポイントで解釈・診断して治療につなげる。本書は検査値異常の診断と治療の「精密攻撃」の教科書である。

注射・採血法・血算

基本手技なのに意外に少ない医師向けテキスト

注射・採血法・血算の良書

前回から検査についての良書の紹介を始め、その第1回として一般的な検査学の良書を3冊紹介した。今回から一つひとつの検査項目について考える。

日常診療でオーダーする機会が多い検査と言えば、まず最初に血液検査が思い浮かぶだろう。血液を採取する手技である注射・採血法は研修医となって最初に行う手技である。今はどうかわからないが、筆者が研修医の頃は「腕が良い医師は点滴がうまい」というような患者の間の言い伝えのようなものがあった。これは、若手研修医や新人看護師などが何回試みても点滴がうまく入らず困っているときに、どこからともなく現れてスパッと決めてくれる上級医を目撃したエピソードから生まれた言い伝えであろう。

今考えるとこの言い伝えはまんざら嘘ではないような気がする。上級医になると、日常的に注射・採血を行っている看護師や研修医よりも手技の実施頻度は減ってくる。だから順当に考えれば、日常的にトレーニングを繰り返している看護師や研修医の方が注射・採血手技はうまくなっても不思議はない。ところが、その看護師や研修医が何回試みても注射・採血ができない患者に対して、上級医が何と一発で注射・採血を成功させてしまうのである！

看護師や研修医が何回試みても注射・採血ができない患者というのは、少なくとも通常よりも注射・採血が難しい患者である。その難しい患者に対して上級医が一発で成功するのは偶然ではない。その上級医は看護師や研修医よりも数段上の優れた注射・採血技能を修得していたということである。そのような優れた技能は、単に通り一遍の研修を行っていて身につくものではなく、量と質が伴った研修が必要になる。言い換えると難しい注射・採血が一発でできる医師は、訓練で臨床能力を磨いたのである。もちろん臨床的な実技が上手でも、学術的なことは苦手な医師もいるかもしれない。しかし、「腕が良い医師は点滴がうまい」いう言い伝えは、「基本手技が上手な医師は臨床能力も優れていることが期待できる」という意味にも解釈できよう。

この研修医としての最初の手技である注射・採血法についての格好の書籍が、菅野敬之編『ビジュアル基本手技４　写真とイラストでよくわかる！　注射・採血法　適切な進め方と、安全管

理のポイント　改訂版』羊土社、２０１２年（分類：参考書、推奨度評価：★★★、推奨時期：医学生〜）である。

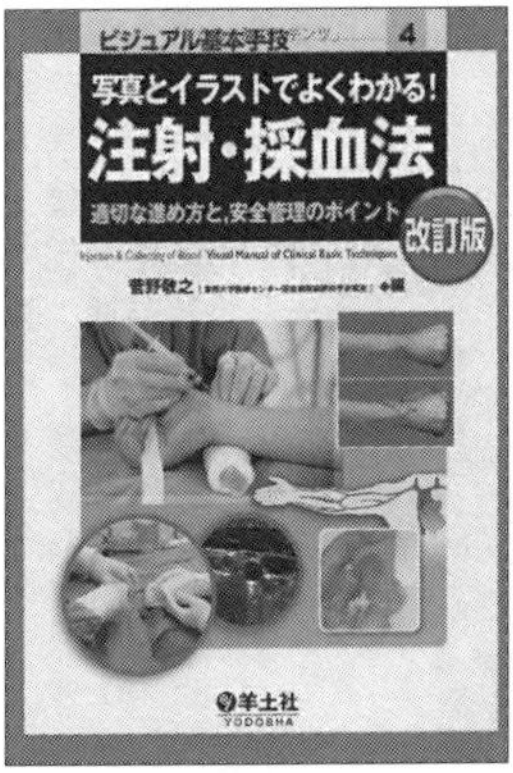

菅野敬之編『ビジュアル基本手技４　写真とイラストでよくわかる！　注射・採血法　適切な進め方と、安全管理のポイント　改訂版』羊土社、2012年（分類：参考書、推奨度評価：★★★、推奨時期：医学生〜）

筆者が研修医の頃には、注射・採血についての医師向けに解説した本は存在しなかったので、看護師用の注射・採血の本を読んだものである。本書は医師向けの注射・採血法の手技本の決定版である。注射・採血のための解剖学的知識から始まって、各種採血および注射法の解説と手順、針・カテーテルや輸液回路の解説、小児の注射・採血法、末梢静脈確保困難対策、注射・採血のリスクマネジメント、そして注射・採血法に関する教育まで、ほとんどすべてのことが網羅されている。手技を学ぼうとする医学生や研修医だけでなく、注射・採血法を教える側の指導医にも役立つ必読の書籍である。

次に紹介するのが、採血の後に必ずチェックする血算の読み方の書籍だ。採血の際、必ずといってよいほど検

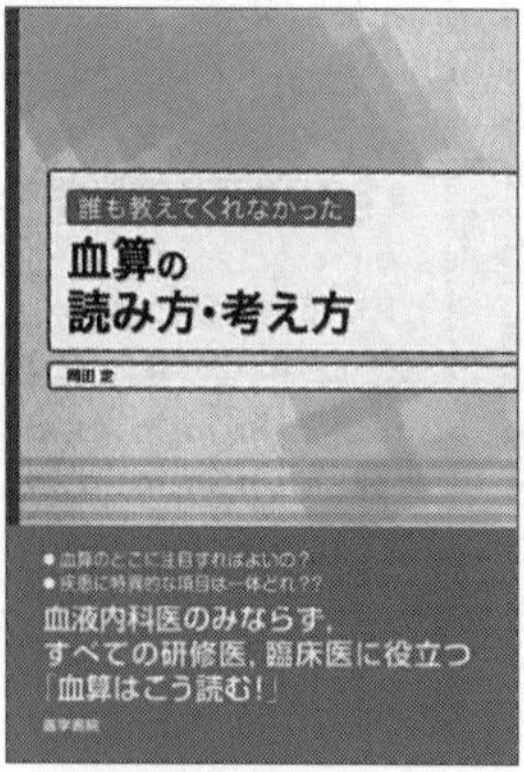

岡田定著『誰も教えてくれなかった血算の読み方・考え方』医学書院、2011年（分類：教科書、推奨度評価：★★★、推奨時期：医学生〜）

査する血算であるが、その血算結果に対する考え方や解釈について詳しく記述された書籍はない。また、筆者も米国での研修も含めて血算の読み方・考え方についての系統的な講義を受けたことはない。何となく解釈していた血算についての系統的な解説がされている書籍が、**岡田定著『誰も教えてくれなかった血算の読み方・考え方』医学書院、２０１１年（分類：教科書、推奨度評価：★★★、推奨時期：医学生〜）**である。

　血算に限らず血液検査一般について医学生や研修医を指導していて感じるのは、採血結果から我々指導医が読み取る情報量と医学生や研修医が読み取る情報量には雲泥の差があることだ。例えば貧血の患者がいるとする。医学生や研修医は、Ｈｂを見てまず最初に「貧血」と読み取るまで時間がかかる。そして「貧血」が分かってから次にＭＣＶを見て、小球性、正球性、大球性に分類するまで時間がかかる。そして、貧血が仮に小球性であったら、次の鑑別診断が何なのかを考えるまでにさらに時間がかかる。

これが指導医であると、既往歴のない男性の小球性貧血であれば、一気に「消化管出血による鉄欠乏性貧血疑い」となる。臨床経験を積めばそれほど難しくないのだが、医学生や初期研修医は、教科書の知識と実際の患者の検査データが結びつくまで時間がかかるのである。

本書は、血液内科医では当たり前の血算の読み方が、症例を使ってクイズ形式で書かれている。また、血算の読み方の最も基本的なルールはスーパールール、診断の要点は基本ルール、疾患の要点などはワンポイントレッスン、そして、血液像や画像などはワンポイントイメージとしてそれぞれまとめられているので、見やすく頭に入りやすい。

記載されている内容も血液内科学の難しい疾患を非専門医にもわかりやすく記載しているだけでなく、日常的に臨床現場で役に立つ内容も紹介されている。例えば「分画異常がない慢性的な白血球増加症の原因ではまず喫煙を疑う」である。この事実を知っているだけで臨床上相当役に立つ。

コラム欄である「ちょっと休憩」では、岡田先生ご自身が過去に診療された血液病患者さんたちとの思い出が綴られている。血液内科というと血球像を顕微鏡で覗いて分子生物学の細かな知識にばかり気が向いてしまって血も涙もなくなりそうであるが、このコラムを読むと著者の岡田先生は血の通った医療をされる血液内科医であることがよく分かる。

臨床医である限り、注射・採血法及び血算は一生関わる手技と検査である。今回紹介した２冊は、若手からベテランまで全ての臨床医に一読をお勧めできる書籍と言える。

輸液・電解質・酸塩基平衡

「輸液→電解質→酸塩基平衡」の順で学ぶのが最も近道

輸液の入門書　初版から35年後も古びない初学者向けの決定版

今回は血液検査に関連して電解質の良書を紹介するつもりであったが、訳あって輸液の良書を紹介することにした。まず最初に予定を変更した理由を説明する。

通常我々は日常診療において採血検査で最初に血算を見た後に生化学検査の結果を見る。その生化学検査の最初にあるのが電解質である。この電解質の解釈と管理は、簡単そうだが実は難しい。私自身、この電解質の問題を正確に把握して適切に管理できるようになるまで非常に時間がかかった。長らくいろいろな書籍を読んだり、様々な講義などを聴いてやっと気付いたのだが、電解質を単独で切り離して理解しようとすると難しいのだ。「輸液・電解質・酸塩基平衡」の三つを三位一体として捉えるべきことを理解した時に、視野が開けた。

どうやら、この「輸液・電解質・酸塩基平衡」トライアングルを学ばなければ、この領域は決して克服できないようだ。逆に言うと、このトライアングルを制覇しさえすれば、水・電解質・酸塩基を操る魔法を手にすることができるのである。私自身この魔法を手に入れるようになったのは、医学部卒業から14年後の２００８年に拙著『問題解決型　救急初期検査』を書いたときである。

私は拙著を書いてから、研修医や学生に「輸液・電解質・酸塩基平衡」を教える機会を持つようになった。教える側からの経験から、このトライアングルを効果的に学習するためには、「輸液↓電解質↓酸塩基平衡」の順で学ぶのが最も近道であると確信するようになった。なぜならば、電解質や酸塩基平衡の根底に水管理があり、その水管理の理解なくして電解質や酸塩基平衡のコントロールはあり得ないからである。

古代中国の春秋時代の斉国の宰相管中が君主桓公に説いたとされる言葉に「善く国を治める者は、必ずまず水を治める」という言葉がある。この言葉は、治水工事によって水害を押さえることが、国民の安全と安定した農業収益に繋がり国営の基盤となるということを意味しているのであろう。この言葉と同様に、「善く患者を治める者は、必ずまず水を治める」のでなければならない。

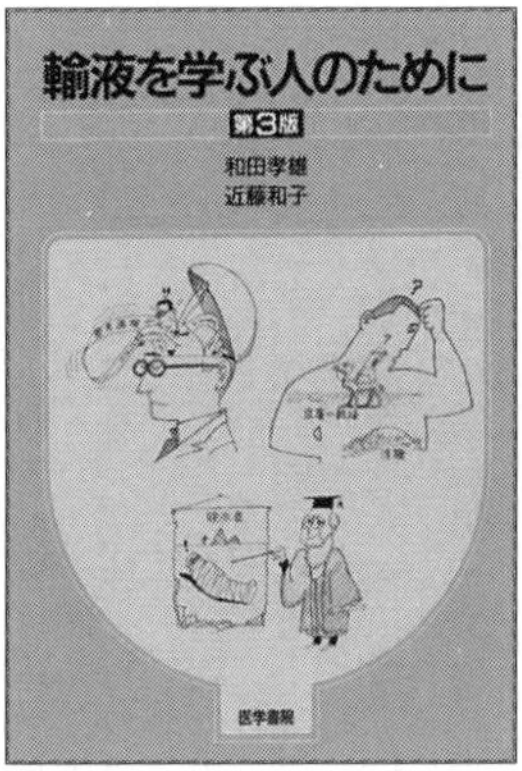

和田孝雄、近藤和子著『輸液を学ぶ人のために』第3版、医学書院、1997年（分類：古典・教科書、推奨度評価：★★★、推奨時期：医学生〜）

この輸液について、研修医になった4月に必ず読まなければならないとされるバイブルが、**和田孝雄、近藤和子著『輸液を学ぶ人のために』第3版、医学書院、1997年（分類：古典・教科書、推奨度評価：★★★、推奨時期：医学生〜）**である。輸液の本でどれがよいかと言われたら、私はこの本を真っ先に薦める。本書の初版は1981年、今から何と35年前に書かれた本である！　しかし、35年経た現在でもこの本より右に出る輸液の入門書はないと私は考えている。

この本が35年読み続けられている理由の第一は読みやすさであろう。輸液の本というと、まどろっこしい病態生理や数式が満載されているイメージがある。しかし、本書は医師と看護師の対話という形式で書かれていて、輸液の基本原理が分かりやすくそして面白く記されている。随所にある挿絵が本質をみごとに表していて印象に残りやすい。この本ならばおそらく1日で読破可能で、輸液に対して総合的な理解が可能となる。

内容も、輸液の基本原理、電解質異常、輸液の種類、輸液速度、尿量、そして、栄養輸液までもが記載されており、臨床を行うには十分な内容である。本書を今一度読み返してみて驚くことがある。本書にはどこにも腎臓の近位尿細管や遠位尿細管での病態生理はおろかその言葉さえもほとんど出てこないのである！　著者の和田孝雄先生は腎臓内科医であったらしいが、他の腎臓内科医が本書を読んだら「許せない！」と言うかもしれない。しかし、それでよいのである。

輸液に限らず、電解質や酸塩基平衡のコントロールのときも非腎臓内科医である一般医は、いちいち腎臓の病態生理など考えていられない。医師でもそうなのだから、看護師・薬剤師や栄養士ならなおさらである。本書が長年にわたって読み継がれている最も大きな理由は、輸液を腎臓の病態生理なしに説明した点であると私は考える。

医療界には「輸液＝腎臓内科医の聖域」という呪縛があるのかもしれない。しかし、本書は輸液を腎臓の病態生理なしで説明したことによって、輸液が一部の腎臓内科医のものではなく広く一般の医療者（医師だけでなくコ・メディカルにまで）に普及することになったのである。それは、ちょうどギリシア神話でプロメテウスがゼウスに背いて天上から人類に火をもたらしたような功績で、本書によって「輸液＝腎臓内科医の聖域」という呪縛が解かれた。

腎臓内科のプロメテウス、和田孝雄先生が書かれた輸液に関する書籍が他に2冊ある。和田孝雄著『ドクター和田のプログラム演習　輸液の基礎知識』第3版、医歯薬出版株式会社（1977年）と、長谷川博、和田孝雄著『臨床医のための輸液問答』、医学書院（1994年）である。

前者は、腎臓内科医らしく輸液を定量的に計算する方法が順序よく系統的に記載されている。一方、後者は外科医である長谷川博先生との輸液問答によって、輸液・電解質・酸塩基平衡・栄養輸液についての理解を深めることができる書籍である。後者については、私が研修医2年目の時、先輩から推薦されて熟読したのを覚えている。

『臨床医のための輸液問答』は単に読み物として面白かっただけでない。軽い読み物なのに、必ず学術的な出典が明確に記載されていたので学問的に信頼性が高かった。そして、何よりも興味深かったのは、輸液の歴史が書いてあったことである。Marriott や Scribner などの世界的に著名な腎臓内科医の業績が記載されていた。それは、あたかも生体の水・電解質と酸塩基平衡という大海原に出航した大航海時代のマゼランやコロンブスなどの冒険家の偉業を見るようであった。

こんなおもしろい書籍を書ける和田孝雄先生とはどのようなお人であったのであろうか。ふと思ってネットで検索してみた。すると、和田先生は1997年に59歳の若さで逝去されていることが判明した。そして、和田先生を追悼するネットの記事を発見した。

この記事を読むと、和田先生がいかに研究にも臨床にも精力的に活動されていたのかが分かる。

晩年は、多変量自己回帰モデルによる生体内フィードバック機構の解明というライフワークを持たれて、数理統計研究所の赤池弘次先生とともに研究されて、『生体のゆらぎとリズム』という著書を書かれたそうである。和田先生はこの書籍が上梓される前に残念ながらお亡くなりになられている。

今回は輸液の入門書として1冊だけ紹介した。しかし、この1冊以上にその著者である和田孝雄先生を紹介することの方が重要である気がする。不運にも私はお会いすることもお見かけする機会もなかったが……。しかし、この書籍の一愛読者として、これからの医療を担う若手医師たちに本書の素晴らしさを語り継いでいくべきだと私は考えている。

輸液と電解質の神秘を解き明かす魔法の言葉を理解する

輸液の教科書

前回は電解質の良書を紹介する予定だったが予定を変更して輸液の入門書を1冊だけ紹介し、その名著の著者である和田孝雄先生を紹介した。しかし、入門書は初めの一歩の書籍としてはよいが、それだけでは物足りない。今回は教科書となる書籍を紹介する。

前回輸液は難しいと書いたが、輸液が難しいと多くの医師が感じる理由を三つに分けて考えてみよう。すなわち、（1）輸液理論、（2）体液評価方法、そして（3）輸液製剤の使い分けと治療理論である。

（1）輸液理論

輸液の書籍を精読しても納得が行く説明になかなか出会えない。これは、その書籍を読んでいる私の理解力が悪いという理由もあるかもしれないが、それ以上に輸液理論自体が難解であるからだと私は考えている。どの輸液の書籍も生理学の知識を断片的に羅列しており、系統的な理論がないので臨床に応用しにくいのである。

（2）体液評価方法

2番目に難しいのは、実際に患者に輸液する前に行う患者の体液評価方法である。この体液評価方法も輸液理論自体と同様に、系統的に説明している教科書を私は見たことがない。

（3）輸液製剤の使い分けと治療理論

輸液製剤についても同様である。あまたある輸液製剤の組成が羅列してあって、それぞれがどのような理由でどんな病態の患者に用いるべきなのか、使い分けに関する明確な説明が書いていない。さらに、面倒くさくて現場で使いにくい数式が羅列してあっては、やる気も失せてしまう。

これらの三つの難点を克服するためには、かの有名な腎臓病学者B. H. Scribnerの言葉を理解することが必要である。スクリブナーは、シリコン製のU字型チューブを使って人工透析を実用化させた伝説的な腎臓病学者である。彼自身も、輸液や電解質の著書『体液―電解質バランス―臨床教育のために』中外医学社（１９８４年）を記している。本書も輸液・電解質の教科書の古典だが現在では絶版になっている。

スクリブナーの輸液と電解質の神秘を解き明かすためのある魔法の言葉とは、次のような言葉である。

『ナトリウム平衡の障害は細胞外液の異常であり、また、水平衡の障害は浸透圧異常である』

この言葉の理解なくして輸液と電解質の理解はあり得ない。この言葉の意味を最も分かりやすく説明しているＤＶＤが、**須藤博著『Dr.須藤のやりなおし輸液塾　上巻・下巻』CareNet DVD、２００８年（分類：教科書、推奨度評価：★★★、推奨時期：医学生〜）**である。

本ＤＶＤは須藤先生が輸液と電解質について医学生や研修医に講義した内容を収録したものである。この講義で最も重要なのは、水・Naバランスの病態生理を表した「須藤式マトリックス」だ。須藤先生は講義の中で、この「須藤式マトリックス」を描いたときに「何て分かりやすい図なんだ！」と自分で感動されたそうだが、「それを見せられた人の反応が今ひとつだった」とおっしゃっている。しかし、この「須藤式マトリックス」を見た人の反応が悪かったのは、この「須藤式マトリックス」があまりにも凄すぎてその真価が瞬時に分からなかったからであろう。

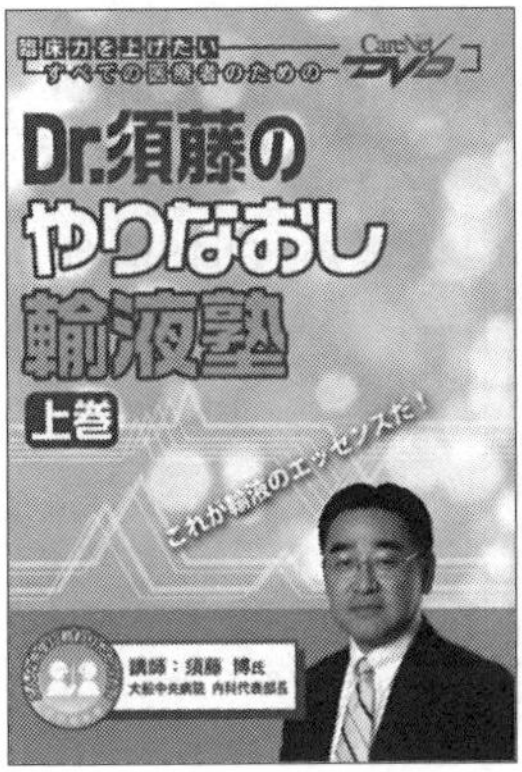

須藤博著『Dr. 須藤のやりなおし輸液塾　上巻・下巻』CareNet DVD, 2008年（分類：教科書、推奨度評価：★★★、推奨時期：医学生～）

本ＤＶＤには、この水とNaの「須藤式マトリックス」以外にも、体液評価の方法、NaとKの代謝、尿電解質、輸液の種類とその使い分けなどが講義されている。輸液と電解質についての定性的な講義ならば、本ＤＶＤの講義約4時間で十分かもしれない。ただし、私自身は、1回通しで全部を視聴して、その後2回目に適宜ＤＶＤを停止してメモを取りながら視聴した。さらっと講義や議論が進んでいるが、この内容についていくのはなかなか大変である。本講義の内容を実臨床で生かそうと思ったら、自分の採ったメモを何回も見直さなければならないと思った。

本ＤＶＤはタイトルに「やりなおし」とあるように最

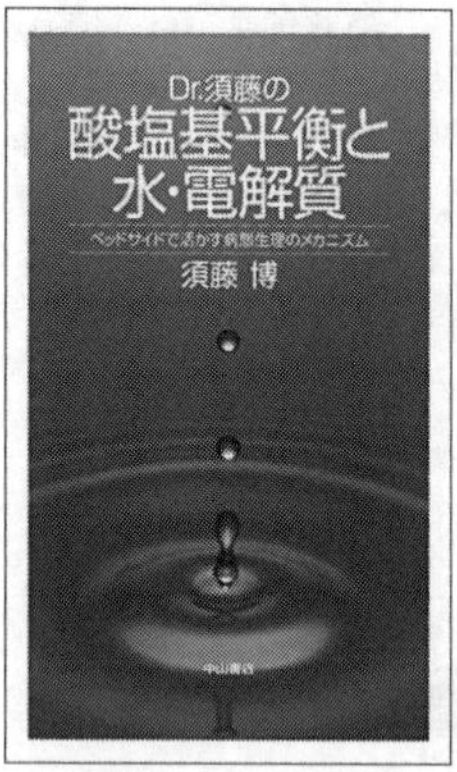

須藤博著『Dr. 須藤の酸塩基平衡と水・電解質　ベッドサイドで活かす病態生理のメカニズム』中山書店、2015年（分類：教科書、推奨度評価：★★★、推奨時期：医学生〜）

低1回どこかで輸液を勉強していることが前提となっている。従って、推奨時期は後期専攻医〜とするつもりだったが、後述する書籍と共にＤＶＤを視聴することによって医学生でも理解可能であると考えて医学生〜とすることとした。

　ＤＶＤは視聴して重要なポイントをいちいちメモしなければならない。それならば、その魔法の言葉が解説されている良書はないものかとネットで探してみた。すると、須藤先生ご自身が輸液・電解質と酸塩基平衡に関する書籍を書かれていた！　それが、**須藤博著『Dr.須藤の酸塩基平衡と水・電解質　ベッドサイドで活かす病態生理のメカニズム』中山書店、２０１５年（分類：教科書、推奨度評価：★★★、推奨時期：医学生〜）**である。

　本書は、既に紹介したＤＶＤのスライドを基に書かれた書籍である。ＤＶＤでは、主に輸液、電解質と尿についての講義だったが、本書では酸塩基平衡とケーススタディが追加されている。

スライド形式で視覚的に書かれているので理解しやすく、また、説明文が冗長でなく、簡潔で読みやすい。書籍は自分のペースで読み進めることができるので、本書の推奨時期は医学生～とした。本書があれば、逆に先に本書を熟読してから、前出のDVDを視聴して本書にメモを取る方が効率的であろう。本書の内容を理解できれば、「輸液・電解質・酸塩基平衡」のトライアングルは克服できたとみなせるであろう。

前回紹介した『輸液を学ぶ人のために』をソファに寝っ転がって読んだ後に、本書を読んでDVDを視聴しメモを本書に書き込む。その後、本書を何回もひっくり返せばより輸液に対する理解が深まるであろう。

類書に見られない知識と特徴がお勧めの本

定性的輸液の良書

輸液の第1回目は入門書を、そして、第2回目は教科書を紹介した。これまでの2回で紹介したいずれの書籍も輸液量を数式などでほとんど計算していない。人の生死を分ける輸液療法なのに、「こんなおおざっぱな輸液方法でよいのか？」と疑問を持たれる方もいると思う。しかし、私もこれまで紹介した書籍の著者と同意見で、輸液はおおざっぱでよいと思っている。

味噌汁を作るときに、水の量や味噌の量を正確に計量する人がどのくらいいるだろうか？　家庭科の授業で初めて習う時は計量カップなどを使うかもしれないが、慣れた人は目分量でつくっているはずである。そして、よほどのミスをしない限り、不都合が起こることは滅多にない。このような作り方を見て、「それは本当の味噌汁ではない！」「邪道だ！」と言っていたら、日本中の一般家庭の味噌汁はほとんどが邪道だということになってしまう。

こんな例えをすると、人の命と味噌汁は同じではないと反論されるであろう。確かに人命に関わることもある治療を、味噌汁の作り方に例えるのは不謹慎かもしれない。しかし、「大ざっぱに扱う」ということでは同じである。輸液療法が大ざっぱでも、ほとんどの場合で患者が良くなる理由は、人間には自然治癒能力があるからだと私は考えている。人間にはこの自然治癒能力があるため、水分や塩分が少々多い、あるいは少なくても人体が調節して良い方向に向くのであろう。

私自身の診療経験からしても、数式を使って輸液量を決定するのは補正速度が問題となるNaの補正のときくらいである。だから、輸液については変に複雑な数式で輸液量や輸液速度を決定しなくても定性的な理解で十分であると個人的には考えている。従って、今回は定性的な輸液の理解を深める良書を紹介する。

1冊目が、**石松伸一著『Dr.石松の輸液のなぜ？　がスッキリわかる本』第2版　総合医学社、2015（分類：通読書、推奨度評価：★★★、推奨時期：医学生～注：2021年に第2版増補版発行）**である。

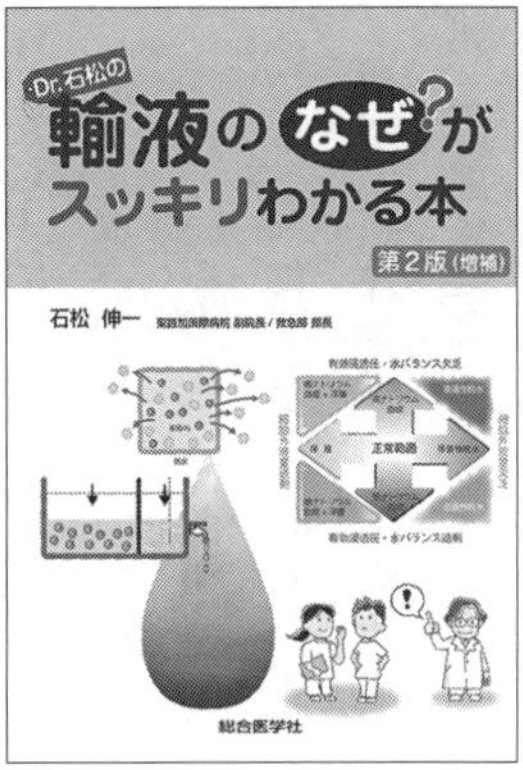

石松伸一著『Dr. 石松の輸液のなぜ？　がスッキリわかる本　第2版増補版』総合医学社、2021年（分類：通読書、推奨度評価：★★★、推奨時期：医学生～）

本書は分かりやすく図表を使用して簡潔に解説してあって、しかも精読可能な分量である。読みやすいので分類は「通読書」としたが、「教科書」として使用することも可能である。前回紹介したスクリプナーの魔法の言葉は、本書では「矢印の図」で説明されている。

そして本書には、輸液の歴史や、輸液の組成になぜこのイオンが加えられているのかなど、他の書籍ではほとんど見たことがない事実が記載されている。このような知識は、ふと疑問に思って調べてみるとなかなか答えが見つからずに、すっきり解決しないことが多い。まさに、かゆいところに手が届く内容である。

また、本書のもう一つの特徴は、輸液製剤を人体のどの体液分画に入れるのか、その意図が図示されている点だ。各種輸液の投与時に体液分画のどこを狙って入れているかを表している図も言われてみれば当たり前であるが、案外どの教科書にも記載されていない。

初回に紹介した和田孝雄先生の『輸液を学ぶ人のために』は初版から35年経過してすでに「古典」の部類に入ってしまっている。内容の一部が時代にそぐわない点もあるので、『輸液を学ぶ人のために』の代わりに本書を「入門書」として輸液の世界に足を踏み入れることも可能であろう。


2冊目は、**小松康弘、西崎祐史、津川友介著『シチュエーションで学ぶ輸液レッスン　改訂第2版』MEDICAL VIEW、2015（分類：通読書、推奨度評価：★★★、推奨時期：後期専攻医〜注：2021年に第3版発行）**である。

本書も和田孝雄先生の『輸液を学ぶ人のために』と同様に対話形式で書かれている。腎臓内科医が単独で輸液の本を書くと、いきなり専門医レベルの内容が展開されてしまい、非腎臓内科医には理解しにくいことがある。ところが、記述が対話形式であると読者は理解を確認しながら読み進めることができる。本書は、指導医と研修医の対話形式で書かれている。従って、非腎臓内科医が不得意とするところが分かりやすい。

例えば、p.72のネフロン分節ごとのNa再吸収機構の図がある。腎臓内科の専門書を見れば必ず記載されている図である。非腎臓内科医にとっては、この図を見ただけでアレルギー反応を起こしかねない代物だ。それなのに本書の指導医は「この図を100回ノートに書き写してください」と指導している。そう言われると「こんな複雑な図を100回もノートに書き写せるか！」「そんなヒマジンではない！」などと反発する読者もいるだろう。しかし、100回ノートに書き写すというのは、半分冗談で半分真剣であると思う。なぜならば、この図の記憶・理解なくして、腎機能と利尿薬の理解はあり得ないからである。言い換えると、この図さえ記憶・理解さえすれば、腎臓生理学の勘所を制覇できるのである。

このネフロン分節ごとのNa再吸収機構に基づく利尿薬の使い分けについて記載されているのも本書の特徴であ

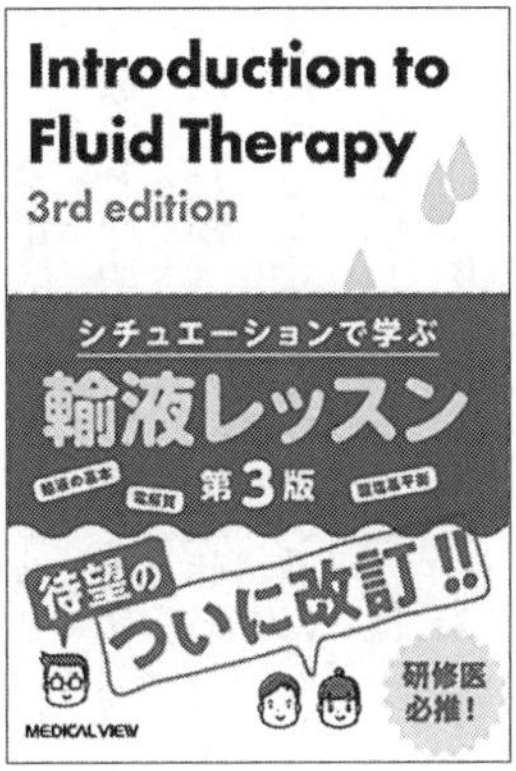

小松康弘、西崎祐史、津川友介著『シチュエーションで学ぶ輸液レッスン　第３版』MEDICAL VIEW、2021年（分類：通読書、推奨度評価：★★★、推奨時期：後期専攻医～）

る。水や電解質管理は輸液といった「入れる治療」だけでなく、利尿薬という「出す治療」もできないと適切な管理はできない。通常の輸液の書籍は「入れる治療」だけ記載してあることがほとんどだが、本書は利尿薬で「出す治療」も記載されている。これは料理で味が濃い時に水を足すだけでなく、味が薄い時には煮込むことに似ている。利尿薬について、ここまで簡潔に分かりやすく説明してある書籍は他にないのではなかろうか？

なお、本書は定性的な輸液の良書として紹介したが、随所に数式が用いられていて定量的な輸液方法が記載されている。しかし、それらの数式はさほど複雑なものではなく非腎臓内科医でも使用可能な範疇なので、定性的な輸液を扱う書籍の許容範囲とした。

本書は輸液レッスンという題名であるが、輸液・電解質・酸塩基平衡のすべてが記載されている。読みやすいので内容が簡単かと思うかもしれないが、書いてある内容はかなり高度である。推奨時期は内容から判断して後期専攻医〜としたが、読みやすさで見れば、初期研修医〜であろう。

今回は定性的な輸液の良書を２冊紹介した。同様な書籍の紹介を続けていることになるが、一つの分野を多面的に理解しようと思ったら、同じような書籍を最低3冊は読み込む必要があると筆者は考えている。これまで紹介したすべての書籍を読む必要はなく、自分にあった書籍を見つけて読めばよいのである。

実際に計算してみようと思わせる

定量的輸液の良書

前回は輸液について、定性的輸液の良書2冊を紹介した。基本方針さえ決まれば、輸液量や速度について厳密に計算しなくても、患者の症状を軽減できる場合が少なくないからである。この場合はどんぶり勘定方式でも問題ない。しかし、輸液量や補正速度に注意しなければならない症例もある。この場合は、輸液の量や速度を正確に計算して、数時間後の電解質などが予測できればそれに越したことはない。そこで、今回は輸液の量や速度を計算する定量的輸液の良書を紹介する。

私が大学4年の3学期、5年生からの臨床実習に入る前に行った演習の一つに、コンピューターシミュレーションを用いた電解質と輸液の実習があった。その実習は、電解質異常の患者に自分で輸液を決定して電解質を補正すると、数時間後の患者の電解質がコンピューターで計算されるプログラムを用いて輸液と電解質補正を学習するというものであった。

当時の私は臨床医学を学習してはいたものの講義という座学ばかりだったので、輸液のオーダーとか電解質補正など全く分からなかった。ところが、この実習の指導教官は当たり前のように「NaやKを20mEq、輸液に混注してみましょう」と言って輸液と電解質補正の実習を行っていた。NaやKを20mEqという量が果たして多いのか少ないのか、当時の私にはそんなさじ加減など分かるはずがなかった……。

前回は輸液を味噌汁の作り方に例えた。自分で味噌汁を作るときには確かにだいたいで大丈夫である。しかし、工場などで味噌汁を製品として製造する時には、だいたいの計量ではまずいだろう。大雑把な計量では製品の質が均一化されないからである。輸液も同様で、腎機能が正常な患者の輸液はだいたいでも大丈夫なことが多い。しかし、腎不全の患者、集中治療の患者、あるいは新生児などの輸液はやはり精密に定量化して行わなければならない。

その定量的輸液の教科書として最も勧められるのが、**今井裕一著『輸液ができる、好きになる考え方がわかるＱ＆Ａと処方計算ツールで実践力アップ』羊土社、２０１０年（分類：教科書、推奨度評価：★★★、推奨時期：後期専攻医〜）**である。

本書のタイトルは「輸液ができる」であるが、内容は輸液だけではなく、輸液・電解質・酸塩基平衡の全てを網羅している。そして、臨床的疑問に対する回答という形式で見開き2ページを単位に書かれているのでとても読みやすい。

輸液の数式については、なぜその式が導かれるのかなどの理論はほとんど触れずに、単にその数式を使いこなすことに主眼が置かれている。輸液の教科書は輸液の数式がどのようにして導かれるのかという理論と病態生理に主眼が置かれているものが多い。しかし、本書は臨床家にはほとんど必要のないまどろっこしい理論を省略して、いかに数式を使いこなすかに重点を置いているのがうれしい。

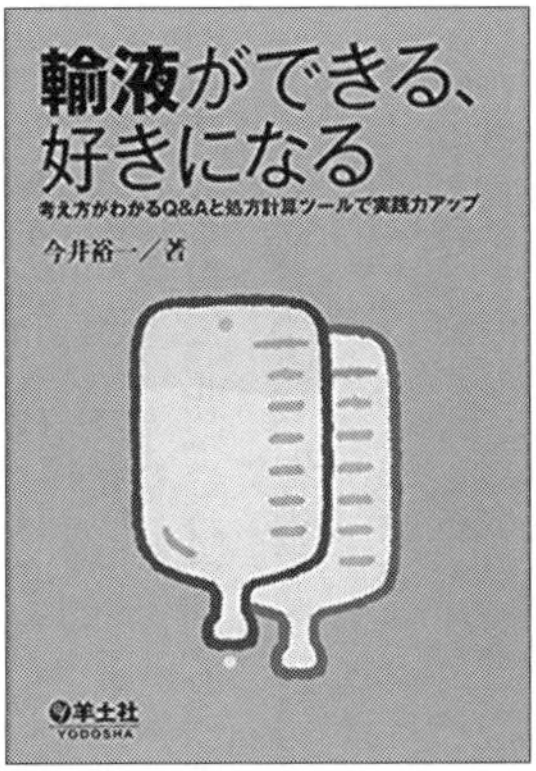

今井裕一著『輸液ができる、好きになる　考え方がわかるQ&Aと処方計算ツールで実践力アップ』羊土社、2010年（分類：教科書、推奨度評価：★★★、推奨時期：後期専攻医〜）

また、通常の輸液の教科書では、輸液の数式が掲載されていても計算にはいちいち電卓を弾かなければならないが、本書にはウェブサイト（羊土社会員登録後、本書のコード入力が必要）からダウンロードできる「アシカルくん」という計算ソフトがついている。数値を入力するだけで必要な数値が求められる点で他の類似書と一線を画している。輸液の教科書で実際に計算をしてみようと思ったのは、本書だけである。

本書を読んで演習問題を解けば、「輸液・電解質・酸塩基平衡の魔術」は克服できるであろう。それは本書に従って輸液を行えば、ほとんど必然的に輸液・電解質・酸塩基平衡を量的にコントロールできることを意味する。つまり、本書には万人が実践可能な定量的輸液が記載されているのである。その意味で本書に記載されているのは、「輸液・電解質・酸塩基平衡の魔術」というよりはむしろ「輸液・電解質・酸塩基平衡の科学」である。本書は輸液を科学にまで昇華させる1冊と言えるかもしれない。

2冊目は、輸液ではないが同じ著者による**今井裕一著『酸塩基平衡、水・電解質が好きになる簡単なルールと演習問題で輸液をマスター』羊土社、２００７年（分類：教科書、推奨度評価：★★★、推奨時期：後期専攻医〜）**である。

本書は1冊目よりも前に出版されている。従って、本書の方が輸液・電解質・酸塩基平衡の基礎に対する説明にページを割いている。順番としては、本書を読破してから、1冊目を読み進んだ方が理解しやすいかもしれない。

定量的輸液の教科書はここで推奨した書籍以外にもあるだろう。ただし、通常の臨床家であれば、この2冊で十分である。輸液関係の数式には例えばStewart の方法のＳＩＧの計算のように対数が出てくるものもある。対数などの計算は研究ならともかく、臨床現場では非現実的である。

今回推薦の1冊目には計算ソフトがついていたが、定量的輸液を普及させようと考えたら電子カルテに輸液計算プログラムを内蔵させることが最も現実的であろう。電子カルテに必要な数値を入力。すると、電子カルテが諸々を計算して必要な輸液をオーダーしてくれる。そんな時代がすぐに来るかもしれない。

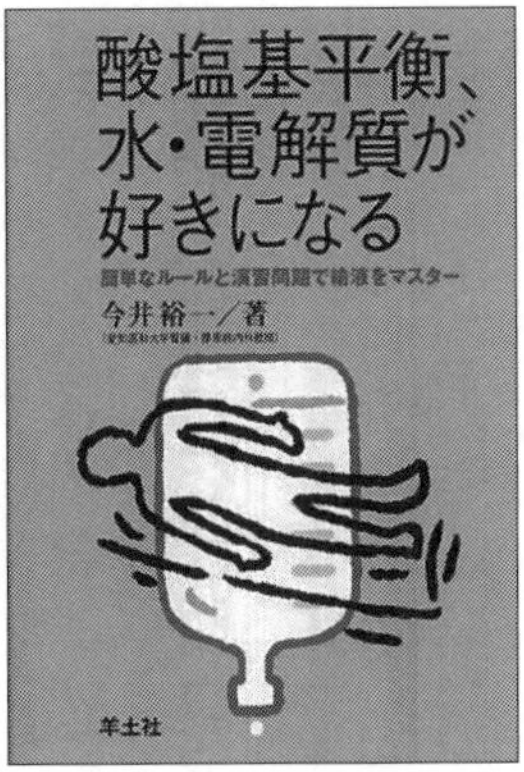
酸塩基平衡、
水・電解質が
好きになる
簡単なルールと演習問題で輸液をマスター
今井裕一／著
羊土社

今井裕一著『酸塩基平衡、水・電解質が好きになる簡単なルールと演習問題で輸液をマスター』羊土社、2007年（分類：教科書、推奨度評価：★★★、推奨時期：後期専攻医〜）

そんな夢のような時代が到来しても、医師は定量的輸液の考え方を理解しておく必要がある。そして、その理解は今まで本連載でたどってきたように、やはり「定性的輸液→定量的輸液」という段階を踏んで理解するのが王道であろう。定性的輸液の理解なくして、いきなり定量的輸液というのは凡人には難しすぎる。

定量的輸液はあくまで定性的輸液の後に学習するという意味で、今回の書籍の推奨時期は「後期専攻医〜」とした。

輸液の知識をビジュアルに再整理する

これまで4回にわたって紹介した一連の輸液関係の良書で、ある程度輸液については理解が可能となったはずである。そこで今度は今までに頭の中に入れた知識を整理してみたくなった。

輸液に限らずに何か新しい分野について学ぶときは、新しい知識を一つひとつ順番に理解しながら前に進んでいく。その作業は岩盤を削ってトンネルを掘っていく作業に似ている。ところが、やっと1冊の本を読み終えた後に、ある部分で理解したことが、他の部分で理解したことと矛盾しているのに気が付くことがある。そのような矛盾が見つかるとせっかく1冊の本を読破したのに、達成感よりも矛盾が存在する違和感の方がひっかかりやすい。

違和感を解決するには、その分野の理論体系をもう一度俯瞰的に眺める必要がある。それによって、お互いに矛盾しあう事が解決し、全体として整合性が保てるような理解が可能になるのである。そのような俯瞰的に個々の知識を整理するのにうってつけの書籍が今回紹介する「一目でわかる」シリーズである。

今回紹介するのは同一著者による一目でわかるシリーズ3部作である。著者の飯野靖彦先生はそのご経歴からわかるように腎臓内科学の大家で、水電解質酸塩基平衡がご専門である。その腎臓内科学の大家がライフワークとでも呼ぶべき水電解質酸塩基平衡を一目でわかるようにまとめたのが今回紹介する書籍である。

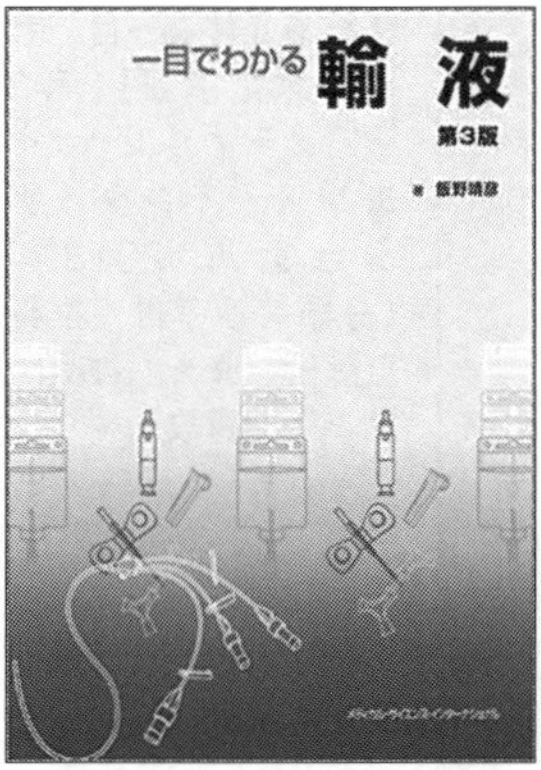

飯野靖彦著『一目でわかる輸液』第３版 メディカル・サイエンス・インターナショナル、2013 年（分類：参考書、推奨度評価：★★、推奨時期：後期専攻医～）

最初に紹介するのが輸液の書籍で、**飯野靖彦著『一目でわかる輸液』第3版　メディカル・サイエンス・インターナショナル、２０１３年（分類：参考書、推奨度評価：★★、推奨時期：後期専攻医～）**である。

本書は輸液の基礎理論だけでなく、輸液の歴史、輸液と間接的に関係する栄養、輸液手技という実際の現場で役立つ知識、そして、Ⅷ章では各種疾患の輸液の要点までもが記載されている。

輸液の歴史について記載された書籍はあまりない。いかに著者が輸液の歴史とともに歩んできたのかがわかる。例えば、我々が日常的に使用している「ソリタ」という

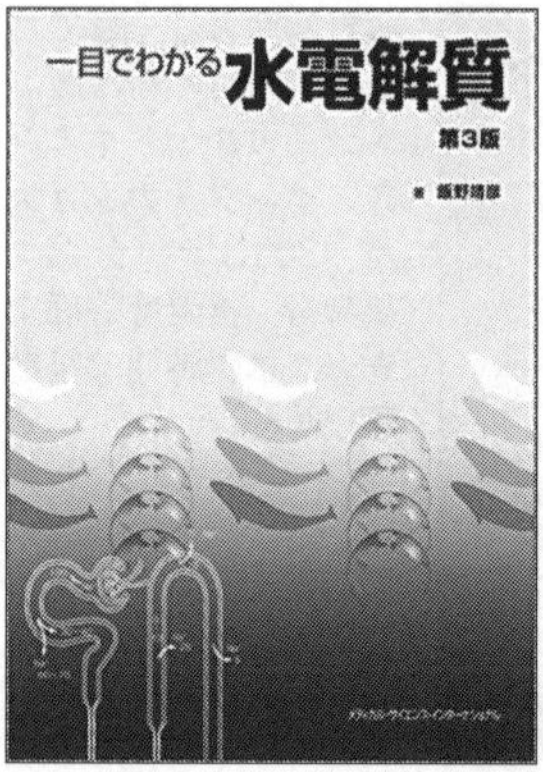

飯野靖彦著『一目でわかる水電解質』第３版　メディカル・サイエンス・インターナショナル、2013 年（分類：参考書、推奨度評価：★★、推奨時期：後期専攻医～）

輸液は、１９６０年代に実は東大小児科と清水製薬が開発したものであることなど、私は今まで全然知らなかった。

輸液の理論だけでなく、巻末には輸液製剤一覧とカラー写真でみる輸液器具という付録がついている。このような現場で役立つ情報を掲載しているということは、著者は単に理論の人ではなく、実際に現場でも輸液を指導している人であることがうかがえる。

２冊目は、**飯野靖彦著『一目でわかる水電解質』第３版　メディカル・サイエンス・インターナショナル、２０１３（分類：参考書、推奨度評価：★★、推奨時期：後期専攻医～）**である。

本書で最も特徴的なのは、水電解質を生物の進化から俯瞰して説明している点である。例えば、細胞内液のNa濃度５mEq／Lは、原始の海で誕生した生命が細胞膜で覆われて以来、現在の生物に至るまで原始の海の濃度と同じで、細胞外液のNa濃度は生命が両生類まで進化して海から陸上に進出したときの海水の濃度と同じである、などだ。そして、腎臓は生命が海水生物→淡水生物→両生類と進化するにつれて尿の稀釈力を獲得し、さらに生命が陸上で鳥類→哺乳類と進化するにつれて尿の濃縮力を獲得したそうである。水電解質と腎臓の機能は生物の進化から説明できるのである。

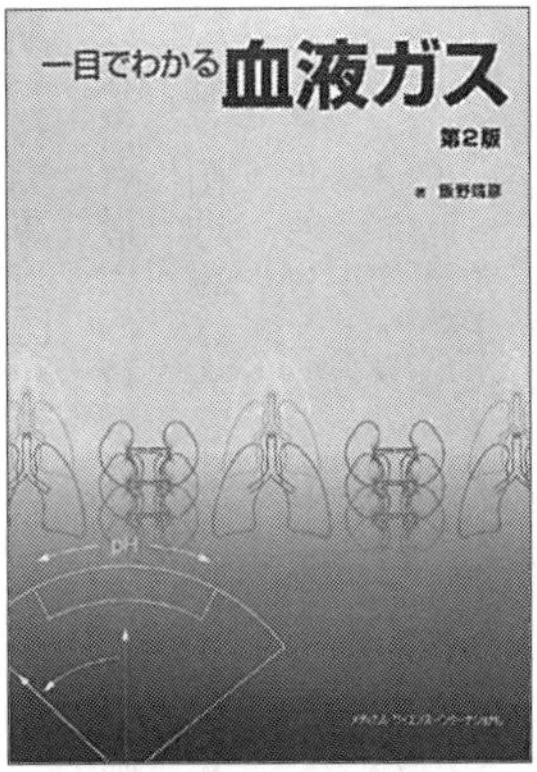

飯野靖彦著『一目でわかる血液ガス』第2版　メディカル・サイエンス・インターナショナル、2013年（分類：参考書、推奨度評価：★★、推奨時期：後期専攻医〜）

　人間の腎臓には優れた機能がある。当たり前かもしれないが、他の動物の腎臓と比較することによって、どこがどのように進化して優れた機能を獲得したかがよくわかる。本書は、単に水電解質を輸液や酸塩基平衡を含めて横断的・俯瞰的に記述しているだけでなく、生物の進化という視点からも過去から現在まで縦断的に俯瞰している点で、他書と一線を画している。この腎臓の進化論とでもいうべき項目をつまみ読みするだけでも面白い。

　3冊目は、飯野靖彦著『一目でわかる血液ガス』第2版　メディカル・サイエンス・インターナショナル、2013年（分類：参考書、推奨度評価：★★、推奨時期：後期専攻医〜）である。

本書も最大の特徴は、酸塩基平衡理論の歴史が記述されている点である。歴史的に現在まで酸塩基平衡理論は大きく三つある。すなわち、（1）BostonのSchwartzらによる生理学的アプローチ（Boston法）、（2）CopenhagenのSiggaard-AndersonらによるBEアプローチ（Copenhagen法）、（3）カナダのStewartによる物理化学的アプローチ（Stewart法）である。

この（1）と（2）の間には、かつてThe Great Trans-Atlantic Acid-Base Debateと言われた論争があった。（2）はその簡潔なアプローチ方法から、主に麻酔・救急領域で受け入れられて、（1）は複合した酸塩基平衡障害が読み取れるために主に内科、特に腎臓内科領域で受け入れられている。酸塩基平衡の多くの解説書は、このような理論の歴史的背景を解説することなく、（1）と（2）を区別せずに記述している。これが初学者が学ぶ場合に、酸塩基平衡理論の理解を難しくしている理由の一つである。

実際には（1）と（2）だけ知っておけば十分である。（3）については、集中治療室での特殊な疾患の評価にしか使用しないので、初期研修医なども含めて集中治療医以外は知る必要はない。しかし、本書では（3）についても概説している。（3）は１９８１年に提唱された方法であるが、最近になってやっと日本の書籍に記載されるようになった。

このように大元の酸塩基平衡理論を分類して簡潔に解説していると、混乱が整理される。今回紹介した3冊を読破すると、「輸液・電解質・酸塩基平衡」トライアングルをその歴史も含めて俯瞰的に理解することが可能となる。

この『一目でわかる水電解質』の初版を上梓したとき、飯野先生は恩師から「水電解質が一目でわかってたまるか!!」という否定的ともとれる巻頭言をいただいたそうである。確かに、複雑な水電解質理論が一目で分かるはずはないと同意したくなる。これは丁度、数十時間で英語が身につく本などと同じような表現である。その無理に果敢に挑戦したのが本シリーズである。恩師の巻頭言は、それほど複雑な内容を分かりやすくする難題に取り組んだ、という逆説的な推薦文なのであろう。

ただし、これらの書籍は決して輸液・電解質・酸塩基平衡を学ぶ最初の書籍ではない。あくまで一通り学習した人が体系的にかつ俯瞰的に復習するための書籍である。従って、分類はあくまで「参考書」であって、推奨時期は輸液・電解質・酸塩基平衡を一通り学習したであろう初期研修医以降の後期専攻医〜とした。

一度は徹底して学びたい原理原則

電解質の良書

今回は「電解質」の良書を紹介する。

以前に古代中国の春秋時代の斉国の宰相・管仲が君主・桓公に説いたとされる言葉に「善く国を治める者は、必ずまず水を治める」という言葉に寄せて、「善く患者を治める者は、必ずまず水を治める」のでなければならないと述べた。そして、B. H. Scribnerの輸液と電解質の神秘を解き明かすための魔法の言葉『ナトリウム平衡の障害は細胞外液の異常であり、水平衡の障害は浸透圧異常である』を紹介した。

これらに倣えば、水を治めるためには浸透圧を治めなければならないことになる。そして、生体内で浸透圧に最も寄与するのがNaなので、患者の水を治めるためには、医師はNaを治めなければならないということだ。生体中のNaはNaCl、すなわち「塩」として存在する。人間は水だけでは生きて行けず、塩も必要だというゆえんである。

この人間が生きるために塩が必須であるという事実から、古来より塩を支配するものが権力や利益を掌握してきただけでなく、我々の生活に大きな影響を与えてきた。古代ローマでは兵士に給料が塩（ラテン語でsal）で支払われ、英語のsalary（給与）の語源となった。また、塩には洗浄効果があるため、日本では「清め塩」として神道行事で用いられている。聖書のマタイの福音書などにある「あなたがたは地の塩になりなさい」という言葉は、塩が腐敗を防ぐことから道徳的に穢れがないような「社会の模範になれ」といった意味であろう。

輸液で水の制御を学んだ後は、塩の制御、より広くは電解質の制御を学ぶ必要がある。ここで、我々は電解質の制御についてどれだけ分かっているか考えてみたい。

以前にこんな事例に遭遇したことがある。低K血症のためにKを補正していた患者さんがいた。しかし、その患者がある日突然徐脈になった。12誘導心電図を採ると、何とwide QRSでP波が消失していた！　そう、高K血症になってしまったのだ！

こんな事例にも遭遇した。急性尿細管壊死による急性腎障害でフロセミド持続点滴を受けていた患者さんがいた。次第に腎機能が改善して尿量が増加したが、主治医はフロセミド持続点滴を中止するのが怖くて、念のため点滴を継続していたようである。この患者さんもある日突然徐脈となった。同じく12誘導心電図を採ると、wide QRSでP波が消失していた！　この症例では、腎機能が正常化して尿量が回復してもなおフロセミド持続点滴を継続したために、今度は尿量が必要以上に増加して脱水となり、腎前性腎不全で高K血症となってしまったのである。

この二つは極端な事例だが、不適切な輸液や電解質によって患者が不利益を被っている症例は日常的に数多く見ることができる。これは兎にも角にも我々医師が「輸液―電解質―酸塩基平衡」を軽視しているからに他ならない！　電解質の補正は日常診療で頻繁に遭遇するので、腎臓内科専門医でなくても日常診療を積み重ねればできるようになると多くの医師が高を括っているのではないか。確かに日常診療を積み重ねれば、「ある程度」はできるようになる。しかし、それだけでは不十分で、やはり一度は徹底的に「輸液―電解質―酸塩基平衡」を勉強しなければならない。それもできれば初期研修医終了までに！

この「輸液―電解質―酸塩基平衡」トライアングルを初期臨床研修で身につければ自分で主治医となって患者を管理する後期研修がどれだけ楽になり、かつ、自身が診療する患者に幸福がもたらされるのであろうか…。

医学生や初期研修医は、患者の命を救うためには、神の手のような超人的な技能を身につけなければならないと誤解していないか？　確かに神の手が必要になりそうな困難な事例もあるだろう。しかし、大半の患者さんは、ごく初歩的な基本技能を身に付けていれば救えるという事実を、医学生や初期研修医はなかなか実感できない。そのため、基本的な技能を身に着けることよりも、早く高度な先端医療を使える医師になりたいと焦ってしまうのだ。しかし、基本的な技能が未熟のままだと、高度先端医療で救える命より多くの不利益を生み出す。

その電解質を初心者が学ぶためにうってつけの良書が、門川俊明著『電解質輸液塾』中外医学社、２０１３（分類：教科書、推奨度評価：★★★、推奨時期：医学生〜注：２０２０年に改訂第２版発行）である。

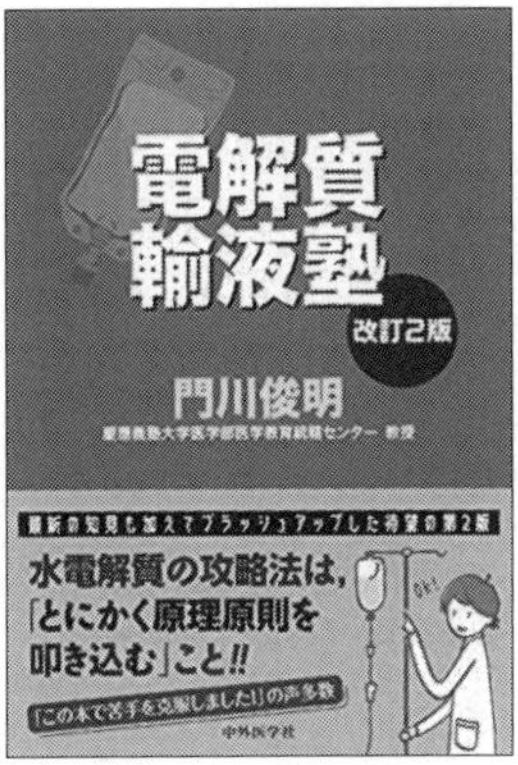

門川俊明著『電解質輸液塾　改訂第２版』中外医学社、2020年（分類：教科書、推奨時期：医学生〜、推奨度評価：★★★）

本書の意図がまえがきに明確に記載されているので以下に引用する。

「水電解質がわからないと言っている人は、専門書に扱われる内容に、原理原則に反する例外的な事項や、まれな事項があまりに多く、頭が混乱してしまっていることが多いように思います。初学者や、水電解質が苦手と思っている人は、ある程度例外には目をつぶって、まずは、原理原則を徹底的にたたき込むことが、最優先だと思います。だから、この本でも、原理原則に矛盾する例外やまれなことには、あえて目をつぶりクリアカットな記述を心がけています。そういう意味では、学術書としては正しくない記述もあるかもしれませんが、プラクティカルであることに重点をおいています」。

筆者も全く同感である。原理原則を徹底的にたたき込んでいない人間は、「輸液—電解質—酸塩基平衡」についての書籍を何冊読破しても克服することは困難だろう。

本書を読むと、初期研修医でも「これだけでいいのか？」「こんな簡単でいいのか？」など疑問を覚えるかもしれない。しかし、本書の内容でほとんどすべての症例に対処できる。我々が症例に対処できないとすれば、その症例があまりに例外的でまれだからではなく、十分に原理原則を修得していないことが原因の場合が多い。

卒業後何年も経っているのに、「経験したことがない症例なので診られない」という医師がいる。何事にも初めてはある。しかし、初めての症例でも、今まで自分が診てきた患者の経験を応用すればよいのだ。「経験したことがない症例は診られない」というのは、自分に応用能力がないと自白しているようなものだ。原理原則をたたき込んでいない医師は、何年経験を積んでも「初めての症例」に当惑してしまう。

例えれば、初見（見たことがない楽譜を初めて見ながら演奏すること）ができないピアニストのようなものだ。譜読みして練習を重ねた自分のレパートリーしか演奏できないようではプロにはなれないだろう。楽譜など無限に近いほどあるのだから、初見で演奏できるくらいでないとプロとしては通用しないだろう。同じように、初めて遭遇した疾患でも診られなければプロの医師とは言えないのではあるまいか？

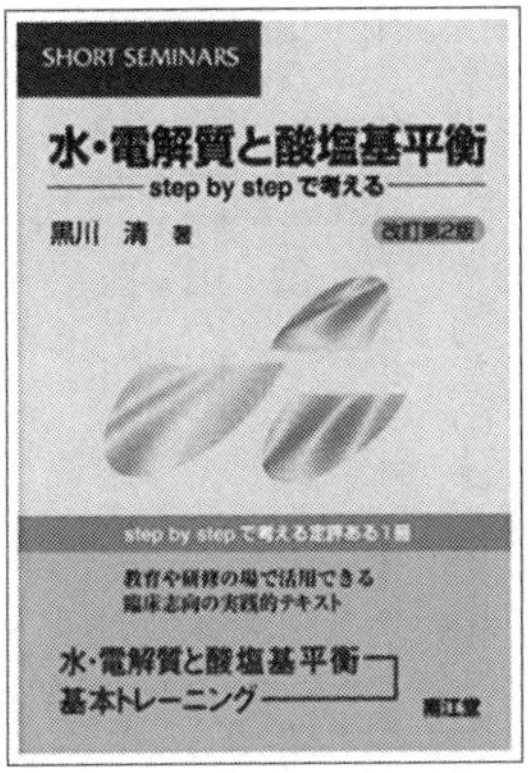

黒川清著『水・電解質と酸塩基平衡—step by step で考える— 改訂第２版』南江堂、2004 年（分類：参考書、推奨度評価：★★、推奨時期：後期専攻医〜）

次に紹介するのが、**黒川清著『水・電解質と酸塩基平衡—step by stepで考える— 改訂第2版』南江堂、2004年（分類：参考書、推奨度評価：★★、推奨時期：後期専攻医〜）**である。

著者の黒川清先生は言わずと知れた腎臓内科の大家である。その黒川先生が書き下ろした本書の特徴は、水・電解質と酸塩基平衡の病態生理が分かりやすく読み物風に書かれている点である。数式などの定量的な記載を最小限にとどめて、図表やイラストを使って分かりやすく丁寧に解説されている。

このような読み物風の書籍が他の医学書と比較して読

んで分かりやすいのは、すべて筆者が理解している内容を記述しているからだ。通常の医学書は論文や他の医学書の知識を引用しているので、脈絡が乏しく理解しにくいことが多い。これに対して読み物風の医学書は、様々な文献情報もすべて著者が理解した上で、理路整然と「物語」のように書き綴ってくれるので、読みやすくかつ理解しやすいのである。本書は言ってみれば、黒川先生が語り部の「水・電解質・酸塩基平衡物語」である。

本書が特徴的なのは、黒川先生が日米の両方で臨床経験をお持ちなので、米国の臨床だけでなく、マーロックスやフェジン点滴による低リン血症など日本でよく見られる現象についても記述されていることである。

本書は分かりやすく記載されているが、その内容は少々高度で腎臓内科レベルである。読み物風の書籍の長所は、初心者でも気軽に読めることだが、原理原則を理解しないまま読み進めると、読み終えた時に「面白かった」だけで頭の中に内容が残らなかったということもあるので気を付けたい。1冊目に紹介した本でしっかり原則を押さえてから本書を読むか、逆に本書を入門書として読み他の書籍を教科書として読んでもよい。そういう意味で、本書は参考書と位置づけ、推奨時期は原理原則を身に付けた後の後期専攻医～で、推奨度評価は★二つとした。

「輸液—電解質—酸塩基平衡トライアングル」を総括する良書

前回までに、輸液から始まって電解質そして酸塩基平衡の良書を長々と紹介してきた。今回は、この「輸液—電解質—酸塩基平衡トライアングル」すべてを総括した良書を紹介する。

最初に紹介するのは、**B.H.スクリブナー著、柴垣昌功訳『体液-電解質バランス —臨床教育のために—』中外医学社、1971年（絶版）（分類：古典、推奨度評価：★、推奨時期：指導医～）**である。本書の著者であるB.H.スクリブナーは、シリコン製のU字型チューブ（スクリブナー・シャント）を発明して、慢性腎不全患者の血液透析を実用化した米国シアトルの医師である。透析を実用化した業績の一方で、実は彼は輸液—電解質—酸塩基平衡に関する教育者でもあった。彼の著作である本書に以前に紹介した魔法の言葉が掲載されているのである。

本書は腎臓内科の古典的名著である。私の本書との最初の邂逅は10年以上前、救急医として勤務していた時だった。そのときの救急部長が初期研修医に「輸液の本ならこれを読め」と勧めていたのが本書である。当時の私は、何か古臭い印象だが、そんなに有名な本なら一読しておこう

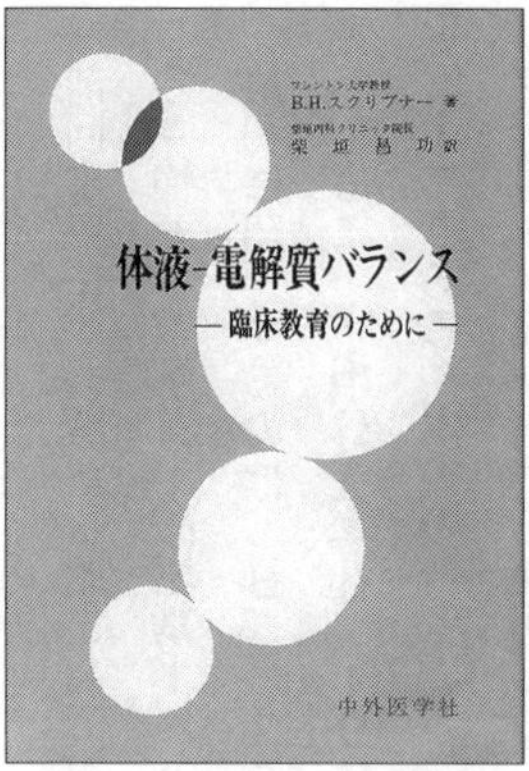

B. H. スクリブナー著、柴垣昌功訳『体液–電解質バランス　―臨床教育のために―』中外医学社、1971 年（絶版）（分類：古典、推奨度評価：★、推奨時期：指導医〜）

と思って、本書を借りて通読した。意外にも、最初に読んだ時はあまり印象に残らなかった記憶がある。

その数年後、私は拙著『問題解決型救急初期検査』を執筆したときに、内科学会誌の論文からスクリブナーの魔法の言葉を知る機会に恵まれた。その引用元が本書であることを知ったが、この古典的名著を再読する機会は残念ながらないままでいた。

今回、「輸液―電解質―酸塩基平衡トライアングル」の良書を紹介することになり、改めて古典的名著である本書を紹介しないわけにはいかないと思い直した。そこで、すでに絶版となっている本書をアマゾンの古本で購入して精読してみた。

「輸液―電解質―酸塩基平衡トライアングル」を数冊の書籍で学習して、基本が頭に入った後に本書を改めて読み直すと、ようやくその偉大さが痛感できた。最初に通読したときには気付かずに読み進めてしまったが、本書にはなんと今日の医療で常識となっている「輸液―電解質―酸塩基平衡トライアングル」の基本的事項が随所に明確に記載されているのである！

例えば、

「ナトリウムの必要量は細胞外液量の変化に応じて決められる。血清ナトリウム濃度は体液浸透圧の指標として、水バランスの障害の有無をみるために用いられるべきであって、決してナトリウムの必要性の目やすとしてはならない（p．74）」。

「体液緩衝系としての〝貯水塔〟（p．80）」。

「ここでぜひ思い出してほしいのは、100gのブドウ糖は、熱源として400kcalに相当し、代謝に最小限必要なカロリーの90％を補給できるので、組織の異化作用を抑えることができるということである（p．129）」。

「尿量が1日1500mL以上になれば、たいていの場合は、次のような basic allowance を尿について与えてゆけば、多くの場合体液平衡の異常を招かずにすむ。

尿水分：前日の尿量、または2500mLのうち、少ない方を与える。

尿ナトリウム：100～200mEq／24時間

尿カリウム：40mEq／24時間

尿クロール：ナトリウムとカリウムを足した量（p．133）」。

などである。

これだけではなく、高Ｋ血症の治療、そして、糖尿病、熱傷などの特定疾患の治療まで載っている！

そして、本書には「輸液—電解質—酸塩基平衡トライアングル」の基礎理論だけではなく、体液のＩＮとＯＵＴのバランスシート（出納表）の記載方法と実際の輸液計画の作り方も記載されている。最近は体液のＩＮとＯＵＴのバランスシートをつける人はほとんど見なくなった。しかし、私が初期研修医のとき1年上の先輩はＩＣＵの術後患者管理で全てのドレーンの電解質を計測し、この体液のＩＮとＯＵＴのバランスシートをつけて管理していたのを思い出した。

当時輸液は「追いかけて入れろ」と言われていた。「追いかけて」とは昨日出た体液の量と電解質を計算して、損失した量と同じ組成の輸液を本日入れろという意味である。本日入れる輸液は昨日の損失分なので、実際には本日の輸液は足りなかったり多かったりしてしまう。しかし、これを繰り返して病態が安定してくれば、最終的には昨日の体液損失分と本日の輸液が一致してくるのである。

このように「輸液—電解質—酸塩基平衡トライアングル」の基礎理論と輸液の基本戦略が記載されている本書であるが、基礎理論はあまりにも簡略すぎて初学者にはかえって理解するのが難しい。輸液計画については、現在の輸液製剤と異なるので、本書の輸液計画の問題は実際に解く気にはなれない。従って、古典的な名著であるが、本書を初学者にいきなり推奨するのはやや無謀である。初版の1971年当時には本書より優れた書籍がなかったであろうから、「輸液—電解質—酸塩基平衡トライアングル」の基礎理論を学ぼうとした多くの医師が本書を熟読したに違いない。しかし、現在は他にも優れた書籍がある。

本書は歴史的古典で現在勧めるとしたら「輸液—電解質—酸塩基平衡トライアングル」の基礎理論の歴史に興味がある人だけになるので、推奨度評価は★一つとした。また、推奨時期も興味がある人だけなので指導医〜とした。読みたい方はわざわざ古本で購入しなくても、大学病院の図書館などで見つけることができるかもしれない。

古典的名著に代わって現代の「輸液—電解質—酸塩基平衡トライアングル」のバイブルとして勧めるのが、**深川雅史監修、柴垣有吾著『より理解を深める！　体液電解質異常と輸液　第3版』中外医学社、2007年（分類：教科書、推奨度評価：★★★、推奨時期：後期専攻医〜）**である。

本書の著者の柴垣有吾先生は、前出のスクリブナーの古典的名著の翻訳者である柴垣昌功先生の息子さんである。柴垣昌功先生は訳者序文にあるように1962年から2年間、スクリブナー

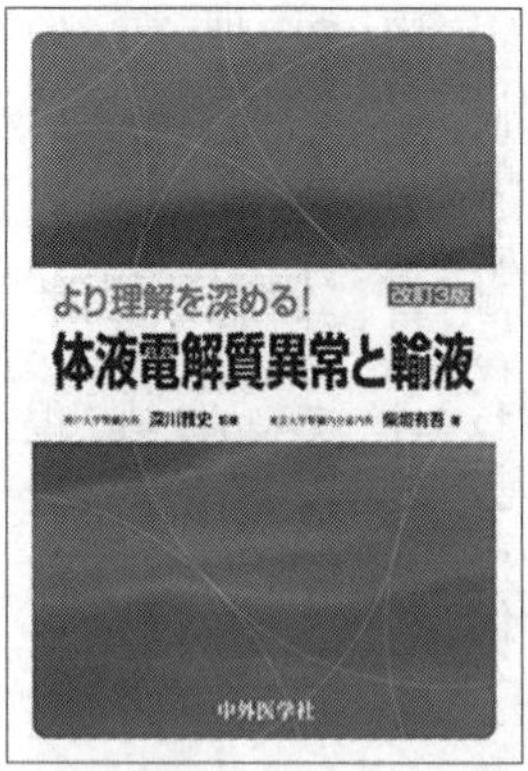

深川雅史監修、柴垣有吾著『より理解を深める！　体液電解質異常と輸液　第３版』中外医学社、2007年（分類：教科書、推奨度評価：★★★、推奨時期：後期専攻医〜）

の下で学んだそうである。そして、驚くことに「彼の下では、心不全や高Ｋ血症など、体液異常のために死亡した腎不全患者がまったくいなかったことも、私にとっては少しも不思議ではない」と記載されている！　21世紀の現在でも心不全、高Ｋ血症や腎不全で死亡する患者が存在するのに、今から56年前の１９６２年にまったくいなかったというのである。

柴垣有吾先生も米国の腎臓内科の大御所であるRobert G. Narinsの下で学んでいる。親子２代かけて米国から吸収した「輸液―電解質―酸塩基平衡トライアングル」の叡智の結晶が本書である。

本書の最大の特徴はその読みやすさである。腎臓内科の教科書というと、難解なものと思って専門外の者は敬遠してしまう。ところが、本書は図表を多用していて色分けや囲い込みなどで記載されていて読むのが苦にならない。わずらわしい数式の記載はほとんどない。複雑な「輸液―電解質―酸塩基平衡トライアングル」をこれだけ簡潔に記載できるということは、著者が複雑な病態生理をそれだけ深く理解しているという証しである。多くの場合、本を書くときには文献を探して読んで理解して、中に記載されている重要な知見を拾い集めるだけで精一杯になりがちだ。しかし、良い本を書こうと思ったらそれだけではダメだ。集めた知見を再度整理して編集しなければならない。単にさまざまな文献から知識を集めて羅列したような百科事典的な書籍はつまらないことが多い。良い本には様々な書籍や文献から得られた知見が発酵して熟成しているのが感じられる。

アインシュタインは、「6歳の子供に説明できなければ、理解したとは言えない」という比喩を使ったそうだが、同様にどんな複雑な医学理論も「初期研修医に説明できなければ、理解したとは言えない」のではないか。また、レオナルド・ダ・ヴィンチの言葉に「単純であることは究極の洗練である」という言葉があるが、本書は究極に洗練されている。

また、著者ご自身が理解していないことは「理解していない」と正直に述べている点も本書の特徴である。例えば、腎臓の対向流増幅系・交換系について、「この対向流系のモデルの理解は筆者もはずかしながら十分とはいえないが、大雑把な解説は以下の通りである（p.47）」とある。本書の著者は、自分が完全に理解していないことを正直に告白して、かつ自分の理解している範囲で説明を試みている。説明をごまかして逃げたりしない。こういう態度を英語で Intellectual

Honesty（知的正直）というらしい。大学教授が「分からない」というと、専門のことも分からないで大丈夫かと思う人もいるかもしれない。しかし、私は分かったような顔してごまかそうとする人よりも、分からないことは分からないと正直に言える人の方を人間的にも信頼する。そういう知的正直な著者の書籍ならば記載されている内容も信頼できる。

本書の内容は初期研修医に理解できるように記載はされているが、内容自体は後期専攻医レベルである。従って、推奨評価は★★★としたが、推奨時期は後期専攻医～とした。

本書はスクリブナーの古典的名著を凌駕した現代の古典である。そして、本書は腎臓内科医が非腎臓内科医にも読める内容の書籍を世に出したことに大きな意義がある。

血液ガス

非腎臓内科医が酸塩基平衡を解説、若手にお勧めの入門書

血液ガスの良書

今回は酸塩基平衡も含めた血液ガス一般についての良書を3冊紹介することにする。書籍の前にまず、血液ガスの評価方法に関して、拙著『問題解決型救急初期検査』でも取り上げた非常に古いが興味深い論文を紹介する。

Hingston DM, Irwin RS, Pratter MP, Dalen JE: A Computerized Interpretation of Arterial pH and Blood Gas Data: Do Physicians Need It? Respiratory Care 1982;27（7）: 809-815.

この論文はコンピュータによる血液ガスデータ解析が必要か否かを判断するために、University of Massachusetts Medical School の内科グランドカンファレンスで、出席者にアンケートと血液ガスデータ分析の評価についてのクイズを行ったものである。出席者は、3年目医

学生2名、４年目医学生９名、呼吸療法士６名、内科レジデント22名（卒後3年目まで）、内科後期専攻医４名（卒後４、５年目）、開業医１名、常勤医師20名の呼吸器内科と腎臓内科を専門としない64人であった。その結果、61％は血液ガスデータ分析の基礎知識はあると答え、71％はコンピュータによる血液ガスデータ分析は不要であると返答した。しかし、彼らの血液ガスデータ分析クイズの正答率はわずか39％に過ぎなかったそうだ。この調査結果から著者らは、呼吸器内科医そして腎臓内科医以外の非専門医には血液ガスのコンピュータ解析が必要だと結論している。

このアンケートとクイズは、論文の著者の１人である呼吸器内科医が血液ガス解釈についての通年の講義を行った後に施行されたもので、クイズは血液ガス解釈でも呼吸評価に偏るいささかマニアックな問題であることは否めない。しかし、この論文は医師の血液ガス解釈についての実態を見事に指摘したものだと私は見ている。この論文以降、医師の血液ガス解釈の実態についての調査は行われていないと思うが、現在でも血液ガス解釈ができる医師は、研修医だけでなく指導医も含めて、非常に少ないと私は感じている。血液ガスの解釈は分かっているようで分からない。そんな状況をどうしようもなく、日常診療でなんとなく解釈している……。これがほとんどの医師の現状ではないか。

そういう私自身も血液ガスの解釈は分からなかった。今では「分からなかった」と過去形で言えるが、医学部卒業後10年以上経過するまで、よく分からないまま診療を行っていた。大学3年の生理学の講義以降、血液ガスは臨床医学では呼吸器内科、腎臓内科、麻酔科などで学習したがモヤモヤしたままだった。国家試験が終わって研修医になって実際の臨床現場に出て、様々な科をローテートして自分自身で血液ガスを解釈しようとして、様々な書籍や論文を読み漁った。しかし、血液ガスを満足に説明する書籍や論文には一つもたどり着かなかった。

そんな中で私は血液ガスを自由自在に駆使して実際の診療に生かしていた医師に出会った。それは、私がアメリカ留学中に出会った呼吸器内科と腎臓内科の指導医であった。アメリカ留学中、内科ICUローテーションというプログラムが毎年4週間あって、その内科集中治療室をマネジメントしていたのが呼吸器内科医兼集中治療専門医であった。彼らは毎朝、内科ICU患者の血液ガスを解釈してその患者の治療方針を決めていた。また、腎臓内科医も当たり前に血液ガスを解釈して診療を行っていた。

血液ガス解釈はアメリカの内科レジデントの重要な修得目標の一つであり、私も研修期間中に血液ガス解釈についての講義を受け今でもそのプリントは持っている。そのプリントにある症例問題を解いても、血液ガス解釈についてはスカッと割り切れないままでいた。その私が血液ガス解釈について自信を持って「分かった！」と言えるようになったのは、私が医学部を卒業して14年後、２００８年に拙著『問題解決型 救急初期検査』で第5部「動脈血ガス―診断・治療の羅針盤」を自ら書いたときである。

血液ガスはなぜこれほど分かりにくいのだろうか？　その理由は私なりに三つあると思う。（1）血液ガス理論の多様性、（2）血液ガスの二面性、そして、（3）血液ガスの系統的読解方法の言及不足である。

（1）血液ガス理論の多様性：血液ガスの基礎理論には、主に二つ（Copenhagen アプローチと Boston アプローチ）があってその二つが混在していること。

（2）血液ガスの二面性：血液ガスには「呼吸評価」と「酸塩基平衡」という2面がある。「呼吸評価」は呼吸器内科で、「酸塩基平衡」は腎臓内科の領域である。通常血液ガスの書籍の内容は、著者の専門によって「呼吸評価」あるいは「酸塩基平衡」の分野に偏りがちで、全体が見えにくいのである。ちなみに、私もつい最近知ったのだが、歴史的に血液ガスによる「呼吸評価」は人工呼吸管理と関連して麻酔科医によって行われた。「呼吸評価」というと呼吸専門の呼吸器内科医の分野と思いがちであるが、実はアメリカでもこの「呼吸評価」に関わる呼吸生理は呼吸器内科というよりは集中治療の分野であるようだ。

（3）血液ガスの系統的読解方法の言及不足：血液ガスの基礎理論の説明に多くの誌面が割かれ、肝心の実際的な血液ガスの系統的読解方法に重点が置かれていないことが多い。このため、理論を実際の症例に当てはめようとする段階でつまずいてしまうのだ。

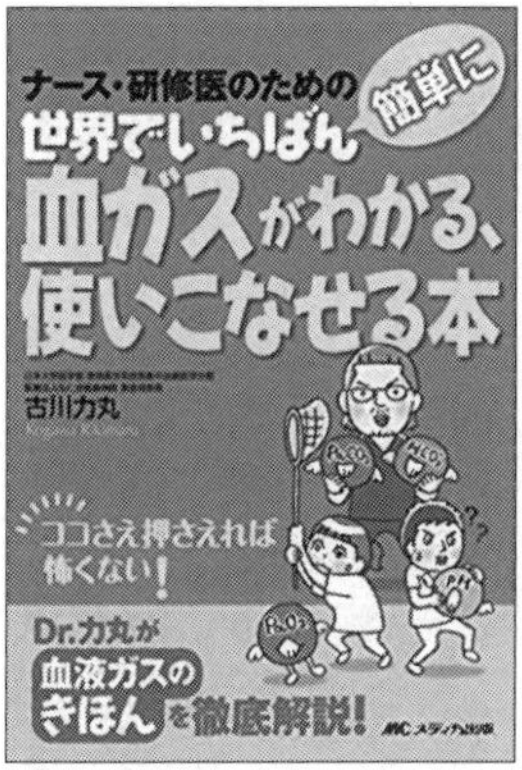

古川力丸著『ナース・研修医のための世界でいちばん簡単に血ガスがわかる、使いこなせる本』メディカ出版、2016年（分類：通読書、推奨評価：★★★、推奨時期：医学生〜）

今回この血液ガスの良書を探すために書店に赴き、「血液ガス」と名の付く書籍をほとんどすべて手に取って立ち読みしてみた。その結果、大半の書籍は読む気になれなかった。あまりにも内容が難解で細かすぎ、分量も多い。そんな中で見つけた血液ガス関連で最初に読む入門書としてお勧めなのが、**古川力丸著『ナース・研修医のための世界でいちばん簡単に血ガスがわかる、使いこなせる本』メディカ出版、２０１６年（分類：通読書、推奨評価：★★★、推奨時期：医学生〜）**である。

本書の著者は「実際に、ちゃんと血ガスが読めている医療従事者なんてほとんどいないと思うよ。医者でも3

～4割くらいの人しか血ガス読めないんじゃないかな（失礼！　言い過ぎ？・）」と記載している（p.12）が、私は血液ガスが読める医師は実はもっと少ないと感じている。血液ガスを日常診療で使用する機会がある医師でも1割以下ではないだろうか。専門分野によっては、そもそも日常診療で血液ガスを使わない医師も多いので、医師全体で考えるともっと少ないと思う。

本書は、輸液の入門書のバイブルである「輸液を始める人のために」と同様に、対話形式で進む読み物である。内容は主に、酸素化の評価、換気の評価、そして、酸塩基平衡の評価である。本書の特徴は、「輸液を始める人のために」と同様に数式を用いずに定性的に血液ガスの読み方を初心者向けに丁寧に説明している点である。「簡単すぎる」という批判もあるだろうが、初学者にとっては本書の内容で十分だと考える。

次に紹介するのが、**田中竜馬著『竜馬先生の血液ガス白熱講義１５０分』中外医学社、２０１７年（分類：教科書、推奨度評価：★★★、推奨時期：医学生～）**である。

本書は著者が開催している「2時間半で血液ガスをまるっと全部わかっちゃおう」という趣旨のセミナーの講義内容を書籍化したものである。まずタイトルを見て、2時間半すなわち１５０分で血液ガスの読み方の講義が果たして可能なのかという疑問を抱く方もいるだろう。よく巷の書籍には、何時間で英会話をマスターする本などが販売されている。私も過去にその手の本を実際に購入して読んだことはあるが、決して数時間で英会話がマスターできるはずはなかった。

そんな眉唾物の書籍のようなタイトルであるが、実際にこの著者が行っている講義のように、理論をこねくり回さずに読み方の要点に絞れば、私も2時間半で可能であると思う。

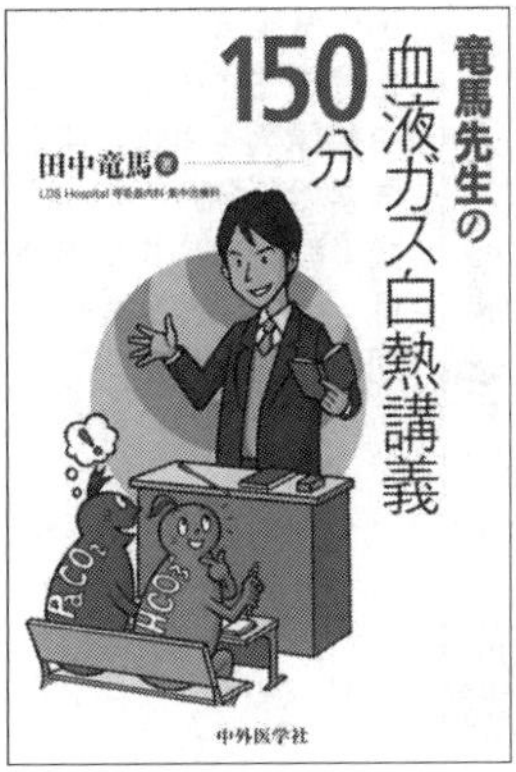

田中竜馬著『竜馬先生の血液ガス白熱講義150分』中外医学社、2017年（分類：教科書、推奨度評価：★★★、推奨時期：医学生〜）

本書の特徴は、血液ガスの読み方で呼吸と酸塩基平衡が両方バランスよく記載されていることである。著者の専門分野は呼吸器内科と集中治療で、ともすると呼吸評価に偏ってしまいがちであるが、酸塩基平衡と代謝についても必要十分に解説されている。腎臓内科医が読むとやや物足りないと思うかもしれないが、初期研修医やプライマリケア医はこの内容で十分である。腎臓内科医が酸塩基平衡と代謝について解説すると、ともすると尿細管やヘンレ・ループなどでのイオン交換チャネルなどの話が出てきてついていけなくなってしまう。本書では、数式や図表が使用されているが、それらも中学高校レベルの簡単なもので最低限である。

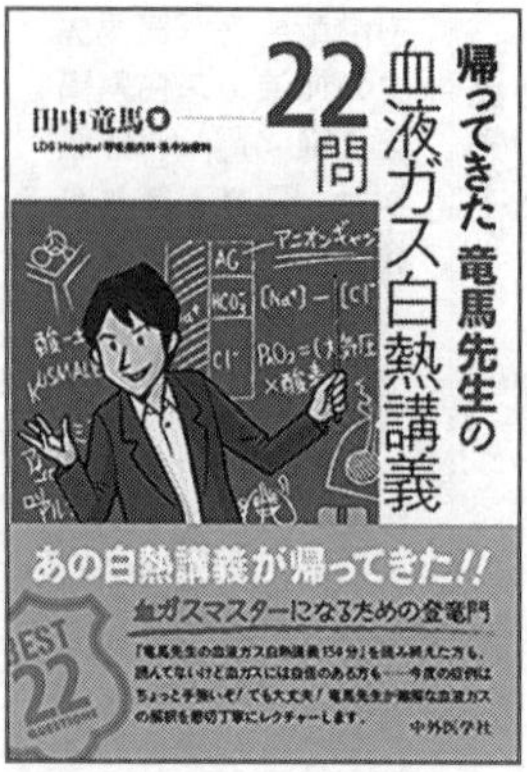

田中竜馬著『帰ってきた竜馬先生の血液ガス白熱講義 22 問』中外医学社、2017 年（分類：教科書、推奨度評価：★★★、推奨時期：初期研修医〜）

私が血液ガスの評価方法を理解するまで学生時代から約20年近くかかったことを考えれば、本書はそれをたった１５０分で、しかも、２０００円の授業料で教えてくれるのである。私の約20年の労力を考えれば買わない手はないであろう。

次に紹介するのが、本書の続編である田中竜馬著『帰ってきた竜馬先生の血液ガス白熱講義22問』中外医学社、２０１７年（分類：教科書、推奨度評価：★★★、推奨時期：初期研修医～）である。

何事も理論だけでは不十分で実践が必要である。本書は前書の問題演習編で、22問の臨床症例で血液ガスの読み方を示している。また、単に血液ガスの読み方を示しているだけではなく、最終的にそのデータを臨床的な解釈まで示している点が実践的である。従って、本書を理解するためには臨床経験が必要で、医学生には理解は難しいので、推奨時期は初期研修医～とした。

今回紹介した書籍は3冊とも非腎臓内科医による書籍である。一般的に専門性については「餅は餅屋」と言うが、餅屋以外の餅も案外いけることがあるのである。今回紹介した3冊は非腎臓内科医が酸塩基平衡を解説したことに大きな意義が存在する。

コペンハーゲン学派の聖書
血液ガス生理のバイブル

前回まで約1年以上かけて「輸液—電解質—酸塩基平衡」についての数々の良書を紹介してきた。この1年強ほどの間、幸い筆者もこれらの領域を深く勉強する機会に恵まれた。そして、これらの領域の良書を検索している過程で、筆者は幸運にも一冊の血液ガス生理のバイブルとも言える書籍に邂逅することができたのである。今回はその血液ガス生理のバイブルを紹介する。

本書は残念ながら既に絶版になったようだ。Amazon のウェブサイトで「血液ガス」で検索した際に偶然発見することができたが、ヒットしたのは全て中古品の出品だった。版元のウェブサイトで検索しても該当する本は表示されない。

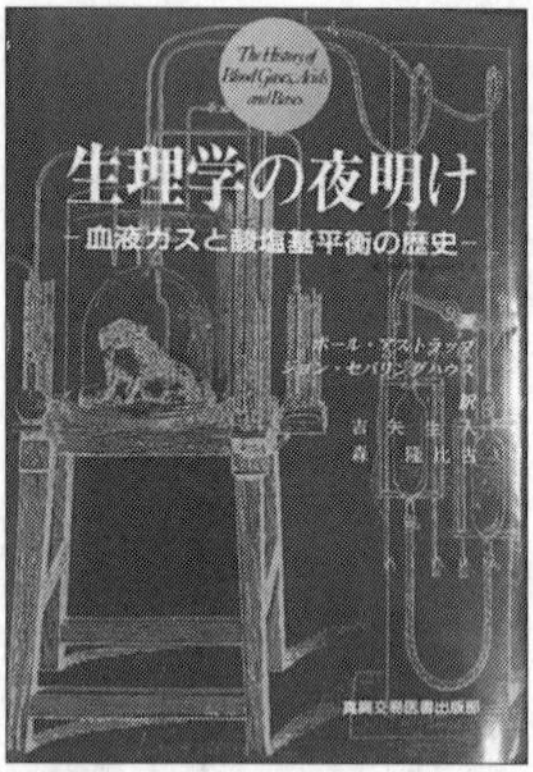

ポール・アストラップ、ジョン・セバリングハウス著、吉矢生人、森隆比古訳『生理学の夜明け―血液ガスと酸塩基平衡の歴史―』真興交易医書出版部　1989年（絶版）（分類：原典・古典、推奨度評価：★、推奨時期：指導医〜）

その書籍とは、ポール・アストラップ、ジョン・セバリングハウス著、吉矢生人、森隆比古訳『生理学の夜明け―血液ガスと酸塩基平衡の歴史―』真興交易医書出版部　１９８９年（分類：原典・古典、推奨度評価：★、推奨時期：指導医〜注：販売終了）である。

本書は血液ガス分析のコペンハーゲン学派の教祖であるポール・アストラップとジョン・セバリングハウスが、彼らが血液ガス分析機器を開発するまでに至った歴史を記載した大著である。人類の歴史から始まって物理・化学・生物の基礎科学の歴史を通して医学上での血液ガス分析までを総括している。

本書の内容を短く要約すると以下のようになる。

まず最初に呼吸に関する古代の学説から始まり、呼吸中の呼気の気体が「二酸化炭素」であることが発見されて、次に呼吸中の吸気の気体が「酸素」であることが発見された。そして、化学での「燃焼」とは物質と酸素が反応して水あるいは二酸化炭素が生成される現象であることが明らかとなり、同様の燃焼反応が人体でも行われていることが判明した。次に生体内での酸素運搬がヘモグロビンによって行われることが判明し、肺や末梢細胞で酸素・二酸化炭素のガス交換が行われる機序が明らかになった。

このような血液の呼吸生理学的研究とは別に、化学上の酸・塩基の研究から血液の酸・塩基が研究されて、生体の血液の酸塩基平衡がHenderson-Hasselbalchの式で記述されるようになった。この血液の酸塩基平衡の研究によって、コレラ患者の「遊離アルカリ」の欠乏状態（現在で言う「腸炎中の重炭酸喪失による代謝性アシドーシス」）、糖尿病性昏睡では有機酸が蓄積されている状態（現在で言う「糖尿病性ケトアシドーシス」）などの病態が医学的に説明できるようになり治療の突破口が開かれるようになった。

この血液における呼吸生理の研究と酸塩基平衡の研究という二つの流れが合流して、１９５２年コペンハーゲンでのポリオの流行時にポリオ患者の呼吸管理という臨床上の喫緊の問題が、血液ガス機器を発明する契機となった経緯が記されている。ここまで1～17章まではポール・アストラップが執筆している。最後の18章「ＡＨＡ！」では、ジョン・セバリングハウスが血液ガス機器が開発された経緯を記載している。

本書は全編に写真や図が満載されていて、古代から近代までの呼吸生理と酸塩基平衡の生理学的研究が図鑑のように俯瞰できる。本書を精読すると、現在では当たり前に計測されている動脈血ガスのpH、PaCO2、PaO2、そしてアシドーシスやアルカローシスの概念などが、古代から天才たちの血のにじむような努力の結果が積み重なって確立されたことがひしひしと伝わる。

その天才たちには、高校の化学や生物で学習した偉人が名前を連ねている。ボイル、プリーストリー、ラボアジェ、ドルトン、アレニウス、ブレンステッド、ローリーなど。このことからも医学の発展は、数学・物理・化学・生物などの基礎科学の発展を基礎にしていることが分かる。

実際に本書を書いたポール・アストラップ自身も序文でこう述べている。

『真理の探究のために人間がたどってきた知識の道程は、最初はごくわずかの人によって踏み開かれ、その後に多くの人々が続いていくものである。自分の通った道を再びたどろうとすると、しばしばその道に雑草が茂り、藪や石や落ち葉で覆われていて、まずそれらを取りのけないと道を見つけて通ることができない。この旅は困難かもしれないが、楽しく、素晴らしい見晴らしとみごとな樹々に恵まれている。ピタゴラスが幾何学の定理を発見した時代には、発見者は立派な牛を何頭かいけにえに差し出し、友人を集めてお祝いをする習わしであった。私は、私の友人や共同研究者を招いてここに違った形の饗宴を催したい。よく知っている人もそうでない人も、土

地の人も外国人も、私とともに、今は踏み固められている道を、我々の先達が切り開いてくれた道を、その源までさかのぼってたどろうというわけである。願うらくは私がこの道をたどって得たさまざまの喜びと感動を、そして先人の偉大な業績の重みを共に分かち合っていただきたい。先人が理想としていたところ、熱望したところは、そのまま私たちの理想であり願望である。それは、明解さと道理、自由と美、そして真理と力である』

図鑑のような書籍であるがその内容は奥が深く、筆者は本書を読破するために2016～2017年の年末年始を要した。章によっては時代が多少前後することがあり少し読みにくかったが、著名な発見者の生い立ちや人柄などのエピソードも盛り込まれていて、読んでいて楽しくかつ読み応えある書籍であった。「血液ガス」を語るには血液ガス分析の歴史を集大成してある本書を抜きにしては語れないことを痛感した。ただし、本書の内容は純粋に教養であるので研修医に読むことは勧めない。しかし、血液ガスに少しでも興味ある指導医には必読書であろう。

また、本書を読むと一連の血液ガス関係の研究者がいかに多くノーベル賞を受賞しているのかも分かった。まず酸塩基化学の原理であるアレニウスの酸・塩基の定義で有名な、スウェーデン人のスバンテ・アウグスト・アレニウスは1903年にノーベル賞を受賞している。イオン濃度と電圧の関係の理論を確立したドイツ人ネルンストは1920年、浸透圧の研究で有名なオランダ人ヤコブス・ヘンドリクス・ファントホッフは１９０１年ノーベル賞を受賞している。

血液の酸素解離曲線がＳ字状で「ボーア効果」を発見したデンマーク人クリスチャン・ボーアは残念ながらノーベル賞を受賞してはいないが、その息子がかの有名な「現代物理学の父」で１９２２年ノーベル物理学賞を受賞したニールス・ボーアである。そして、ニールス・ボーアの息子のオーゲ・ボーアも核物理学で１９７５年ノーベル物理学賞を受賞している。何と親子２代でノーベル賞を受賞していたのである！

あまり知られていないが、血液ガス分析機器で肺内のガス分圧を測定し肺内でのガス交換が拡散のみによって行われることを示したデンマーク人オーグスト・クローは１９２０年ノーベル賞を受賞している。オスワルトの解離定数で有名なドイツ人ヴィルヘルム・オスワルトは１９０９年ノーベル賞を受賞している。

ヘモグロビンについては、まずドイツ人ハンス・フィッシャーがヘムの合成で１９２７年ノーベル賞受賞、アメリカ人ライナス・ポーリングが１９５４年ヘモグロビンの２次構造の解明とペプチド鎖のらせん状構造の発見でノーベル賞受賞、そして、オーストリア人マックス・ペルーツがヘモグロビンなどのタンパク質の立体構造の解明で１９６２年にノーベル賞を受賞している。

このコペンハーゲン学派の教祖であるポール・アストラップとジョン・セバリングハウスは残

念ながらノーベル賞は受賞していない。しかし、彼らによる血液ガス生理の研究は日本では主に麻酔科領域で受け入れられ、過去には麻酔科領域で「血液ガス」は一大研究テーマであったたようである。実際にポール・アストラップやジョン・セバリングハウスと交流を持たれていた、元帝京大学麻酔科教授の諏訪邦夫先生のエッセイをネットで発見することができたので紹介する。
「諏訪邦夫：特集　血液ガスへの個人的な「思い」と「思い出」Radiometer QA JOURNAL No. 2 January, 2003」

このコペンハーゲン学派の血液ガス生理の深淵に魅せられて血液ガス研究を行った麻酔科医は、諏訪先生を筆頭に大勢いたに違いない。過去にこのような血液ガス生理研究の一大潮流があったことを現在の若い麻酔科の先生は果たして知っているのだろうか？　諏訪先生自身も何冊か血液ガス分析の書籍を執筆されているが、諏訪先生の血液ガス関連の書籍は残念ながら手に入らなかった。

ちなみに、我々が救急室や手術室で日常的に使用している血液ガス分析機器はほとんどがRadiometer 社製である。このコペンハーゲンの Radiometer 社の血液ガス分析機器こそが、ポール・アストラップとジョン・セバリングハウスらが世界で最初に作った血液ガス分析機器の系譜を受け継いだ製品なのだ。

今回この血液ガスのバイブルとでもいうべき本書に邂逅することによって、デンマークという国についての理解も深まった。以前はデンマークというと人魚姫の像で有名な童話作家アンデルセンの国という漠然としたイメージだったが、ポール・アストラップとジョン・セバリングハウスが活躍した血液ガス分析の聖地であり、初期量子論を確立して現代物理学の父と呼ばれた量子論のニールス・ボーアを生んだ国でもあることが分かった。恥ずかしながら、デンマークがこんなに近代科学に貢献していた国だとは知らなかった。本書との出会いにより、筆者にとってもコペンハーゲンはいつか訪れてみたい街になった。

呼吸生理

大学3、4年生が読むべき生理学と病態生理学の名著

呼吸生理のバイブル

前回は「輸液—電解質—酸塩基平衡」トライアングルの最後として血液ガス生理のバイブルを紹介した。この本では、血液における酸塩基平衡とガス交換の理論の歴史を解説しているが、肺でのガス交換についての詳細な記載はなかった。そこで血液中でのガス交換のバイブルに続いて、今回は肺と血液のガス交換である外呼吸、いわゆる呼吸生理のバイブルを紹介しようと思い立った。

呼吸生理のバイブルと言えば、まず真っ先に思い浮かぶのがJOHN B. WEST, ANDREW M. LUKS著　桑平一郎訳『ウエスト　呼吸生理学入門　正常肺編　第2版』メディカル・サイエンス・インターナショナル、2017年（分類：古典・原典、推奨度評価：★★★、推奨時期：医

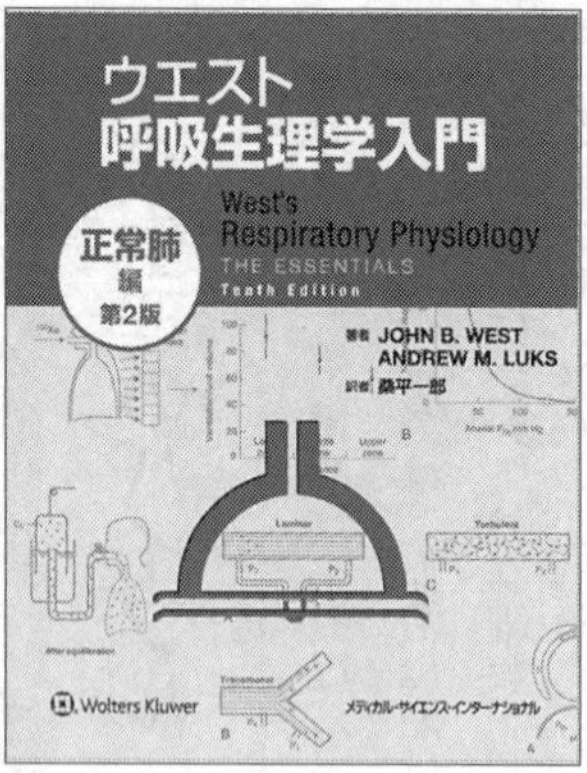

JOHN B. WEST, ANDREW M. LUKS 著　桑平一郎訳『ウエスト　呼吸生理学入門　正常肺編　第2版』メディカル・サイエンス・インターナショナル、2017年（分類：古典・原典、推奨度評価：★★★、推奨時期：医学生〜）

学生〜）だ。

この世界的な名著を初めて筆者が知ったのは大学1年目のときであった。臨床医学入門コースのようなセミナーがあって、当時の筆者は呼吸器内科を専攻することも視野に入れていたので、呼吸器内科のセミナーを取った。そのセミナーで何か呼吸器内科関係の本を読んで選んだ課題について発表することになった。その時同じセミナーを選択した同級生が選んだのが本書である。

大学に入学したばかりのピカピカの1年生が、何とこの世界的名著を持ってきて読んで当時の呼吸器内科の教授の前で発表したのであった！　それを聞いた教授は驚かれて、どうしてこの本を知っているのかと尋ねたところ、実はその同級生の兄が呼吸器内科医で（しかもその教授の医局員）、呼吸器内科についてならばこの本を読めと兄から勧められていたのであった。

そのとき初めて知ったのがこのウエストの呼吸生理の書籍である。上級生になったら絶対に読まなければと心に留めていたものの、今まで読む機会はないままでいた。前回血液ガス生理のバイブルを読んだのであるから、ここで大学1年のときに知ってそのまま読まないままでいる呼吸生理のバイブルを読まない訳にはいかなくなった。そこで書店に駆け込んでウエストの呼吸生理に関する書籍3冊を購入して読んでみた。

呼吸器内科では当たり前のことが懇切丁寧に説明されていて、各章の要点は簡潔にまとめられている。また、各章末には「症例検討へのいざない」として臨床症例が提示されており、その病態生理について検討している。そして、章末には設問として数問、その章の理解度を確認するための問題が提示されている。非常に読みやすい構成で、基礎医学の数式などで病態生理が説明されているが、その要点は理解したものとして、さくっと読むことができた。しかし、本書の訳者の序文にこう記載されているのを見つけた。

「以来約40年が経過したが、少なくとも医学生として3回は通読し、その後も何度となく読み返してきた愛着のある本である」

「Luks 先生は、University of California San Diego の医学部で本書を学ばれ、今もアンダーラインを引いた第5版を持っておられる。私が初版本を学び、たくさんの線を引き、メモを書いたことと同じであり、師弟関係に強い親しみを感じた次第である」

この文章を読んで考え直したのだが、本書はさらっと一読するタイプの書籍ではない。一字一句を理解しながら線を引きながら精読すべき書籍であると。そして、もう１回最初から線を引きながら精読した。１回基礎医学から離れた人間が本書を理解しながら読み進めるのは、非常な労力を要する。特に物理化学の数式には辟易する。それでも忍耐強く読み進めると、前回の血液ガス生理のバイブルでも分かったように、呼吸生理の基礎にも、ボイルの法則、シャルルの法則、ダルトンの法則、ヘンリーの法則、グラハムの法則、フィックの法則、ラプラスの式、ポアズイユの法則などの物理化学の基礎理論が使用されていることが分かる。

そして、本書にはいわゆる呼吸生理の常識が列挙されている。例えば、

p.48　疎通（recruitment）と拡張（distension）、

p.52　有名な図４-８　肺動脈圧、肺胞内圧、肺静脈圧の関係から、肺血流分布の不均等性を説明する模式図（いわゆるウエストの zone 1, 2, 3; p. 54）、

p.54　低酸素性肺血管収縮（ＨＰＶ）、

p.68　低酸素血症の四つの原因、

p.71　図５-２　拡散とシャントにより動脈血 PO_2が低下する様子を示す。大気から組織までの酸素輸送の模式図（別名　O_2 cascade　酸素瀑布）、

p．78　図5‒8　VA/Qラインを示す O_2‒CO_2ダイアグラム、
p．132　図7‒12　管の中の気流パターン、
p．140　ダイナミック・コンプレッション（動的気道圧縮現象）
などである。

これらのことは臨床現場で何年も働いている医師が今更復習する必要はないと思われるかもしれない。しかし、筆者はたまに初期研修医に「低酸素血症の鑑別診断は？」と聞いてみることがある。そうするとほとんど答えは返ってこない。肺胞低換気、換気血流不均衡、拡散障害、シャントと挙げていくと、「そんなのあったかもしれません……」と頼りない返事が返ってくる。

また、こんなこともあった。以前救急部をローテーションしている初期研修医から肋骨骨折で原因不明の低酸素血症の患者がいますと相談されたことがあった。肺挫傷、気胸がなかったので、呼吸器内科にコンサルテーションしたところ、肺塞栓や脂肪塞栓を疑って胸部造影CTを撮影して異常がなかったので原因不明とのことであった。このように相談された筆者は、動脈血ガスを採取して病態生理に従って低酸素血症の鑑別（p．68　低酸素血症の四つの原因）を考えるように指示した。するとこの患者は動脈血ガスでPaCO2が上昇している肺胞低換気であった。そして、その肺胞低換気の原因は肋骨骨折の疼痛による呼吸困難で、肋骨骨折の疼痛コントロールを行っ

たところ低酸素血症は自然に是正された。

画像で異常が見つかる「見える低酸素血症」であれば、診断は難しくない。しかし画像で異常が見つからない「見えない低酸素血症」は病態生理で解明しなければならない。その「見えない低酸素血症」の診断ができるか否かは、本書の内容を身に着けているかどうかである。

実際に著者のウエスト自身が本書の序文でこう述べている。「**もし、集中治療室（ＩＣＵ）でトレーニングを始める呼吸器内科のフェローたちが、本書のガス交換やメカニクスに関するすべての内容を十分に理解できているなら、世の中はもっとよくなるだろう**」。

米国で集中治療、特に内科集中治療は、人工呼吸器を管理するので呼吸器内科専門医が同時に集中治療専門医を取得して管理することが多い。その呼吸生理専門の「ＩＣＵでトレーニングを始める呼吸器内科のフェローたちが、本書のガス交換やメカニクスに関するすべての内容を十分に理解できていない」とウエストは指摘しているのである！

大学レベルの物理化学、解剖学と生理学を基礎とする本書は大学1年生で読破するというのは困難である。しかし、本書は大学3年生で熟読すべき書籍で、１回精読するだけではなく、その後も折に触れて何回も読み返すべき古典なのである。

次に紹介するのが続編である、**JOHN B. WEST, ANDREW M. LUKS 著　桑平一郎・堀江孝**

至訳『ウエスト　呼吸生理学入門　疾患肺編　第2版』メディカル・サイエンス・インターナショナル、2018年（分類：古典・原典、推奨度評価：★★★、推奨時期：医学生〜）である。

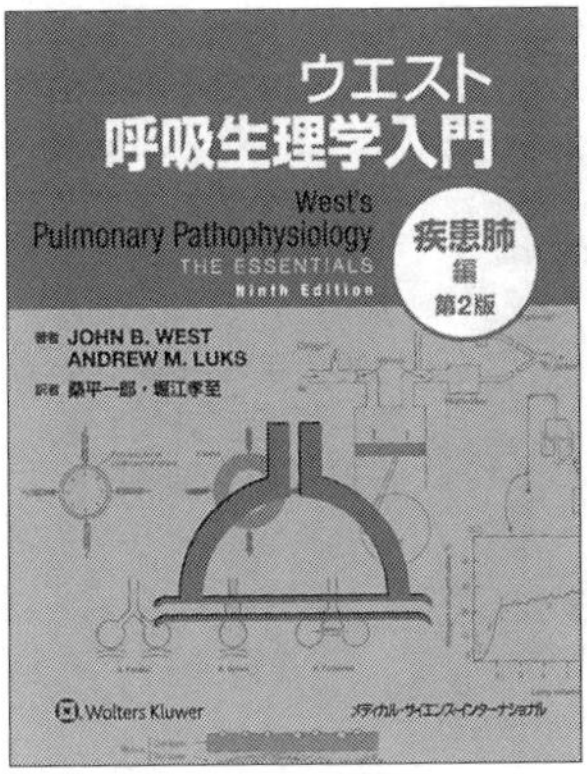

JOHN B. WEST, ANDREW M. LUKS 著　桑平一郎・堀江孝至訳『ウエスト　呼吸生理学入門　疾患肺編　第２版』メディカル・サイエンス・インターナショナル、2018年（分類：古典・原典、推奨度評価：★★★、推奨時期：医学生〜

本書は呼吸器の病態生理の書籍である。構成は至って簡単で、Part 1に呼吸器疾患の分類の基礎となる呼吸機能検査が述べられ、Part 2で基本的な呼吸器疾患である閉塞性疾患、拘束性疾患、血管病変、そして、環境、腫瘍、感染による肺疾患が解説されている。そして、最後にPart 3として呼吸不全とその治療法が述べられている。前述の正常肺編を読破する労力と比較すると、本書を読み通すのは簡単である。サクッと読める。

最後の「10人工換気」は集中治療に従事する者にとっては、多少物足りなさを感じるかもしれない。しかし、集中治療以外の呼吸器疾患の病態生理を理解するには本書は格好の書籍で、大学4年生のときに熟読すべき書籍としてお勧めしたい。

そして、3冊目に紹介するのが同じ著者の**堀江孝至訳**

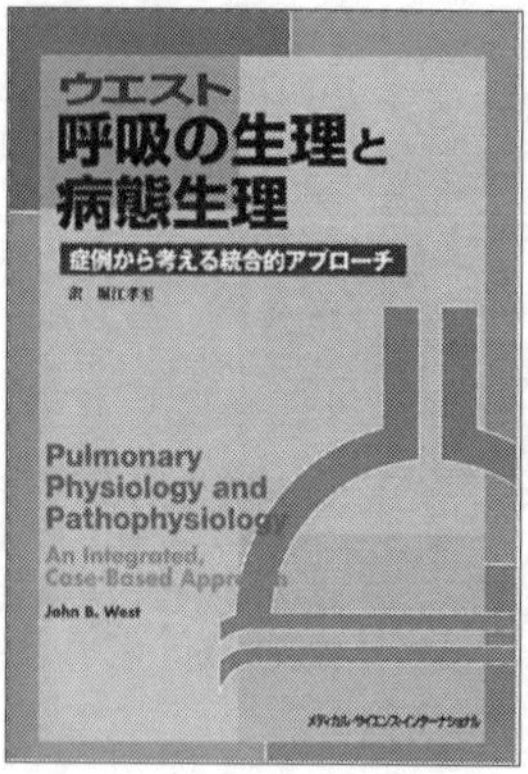

堀江孝至訳『ウエスト 呼吸の生理と病態生理 症例から考える統合的アプローチ』メディカル・サイエンス・インターナショナル、2002年（分類：参考書、推奨度評価：★、推奨時期：指導医～

『ウエスト　呼吸の生理と病態生理　症例から考える統合的アプローチ』メディカル・サイエンス・インターナショナル、２００２年（分類：参考書、推奨度評価：★、推奨時期：指導医～）である

本書は今回紹介している第1冊目の生理学と第2冊目の病態生理学を統合した書籍である。本書は正常の症例2例と病気の症例7例について、その生理学と病態生理を解説することによって、統合的に呼吸器の生理学と病態生理を把握しようと試みて書かれた書籍なのである。

これらの9症例を解説することによって、第1冊目の内容の約90％と第2冊目のPart 2とPart 3の約70％を網羅している。従って、本書を開けば分かる通り、本書の内容はほとんどが第1冊目と第2冊目と同じである。ただ同じ内容を各症例を説明するために並べ替えてあるのである。

ウエストが前述の2冊の執筆だけでなく、その内容を並べ替えた本書を執筆した背景には米国の新しい医学教育の影響がある。米国の新しい医学教育、いわゆる〝new pathway〟では、基礎医学は問題解決的に統合的に、かつ主体的に学習される。より具体的には、学生は少人数のスモール・グループに分かれて教官から与えられた臨床症例についての生理および病態生理をお互いに教え合うことによって、症例問題を解決しながら基礎医学を各科個別にではなく一臓器として統合して主体的に学習するのである。

本書は明らかにこのような新しい医学教育でのスモール・グループで行われるチュートリアルの教科書として執筆されている。米国ではHarvardが最初に開始したとされるこの〝new pathway〟という教育形式だが、「Harvardの優秀な学生であるから可能なのではないか、一般の医学部生にも可能なのか？」という質問がしばしば寄せられるそうである。

筆者もこの〝new pathway〟という教育形式について勉強し、試しに学生に試みたこともある。その結果、筆者は「〝new pathway〟という教育形式は普通の医学生や教官には不向きである」と結論するに至っている。実際に米国で本書を使用して〝new pathway〟に従ってチュートリアルを行ったとしても、大部分の学生は本書よりも先に前述の2冊を読破してから本書を3冊目として使用すると思う。本書を1冊目として勉強して本書だけで呼吸の生理と病態生理を把握するというのは無理がある。

従って、本書の分類は教科書ではなく参考書として、推奨度評価も★一つ、そして、推奨時期は新しい医学教育に興味がある指導医～とした。

1冊目は大学3年目、2冊目は大学4年目の必読図書と言えるかもしれない。

注：1冊目の JOHN B. WEST, ANDREW M. LUKS 著　桑平一郎訳『ウエスト　呼吸生理学入門　正常肺編　第2版』メディカル・サイエンス・インターナショナル、２０１７にはいくつか細かい誤植があるので、出版社のホームページの正誤表をあらかじめ確認することをお勧めする。

尿検査

尿のお勧めDVD
尿検査と糸球体疾患の理解が深まる

今回は「輸液‐電解質‐酸塩基平衡トライアングル」に関するテーマで、なかなか日の目を見ない「尿」についての良書を紹介する。

輸液・電解質・酸塩基平衡の書籍はあまたあるが、尿だけに関する書籍はほとんど見かけない。また、採血や血液ガスのようなメジャーな検査に対して、尿検査はマイナーな検査というイメージを抱きがちだ。筆者自身も尿検査結果について見るのは、比重、潜血・血液、タンパク、糖、白血球反応、亜硝酸塩、沈渣くらいで、その他必要があれば尿中の電解質を見る程度である。ということで今回はこの日陰の「尿検査」についてスポットライトを当てることにした。

実際に「尿検査」だけについての書籍を検索すると、ほとんどが医師向けの書籍というよりは

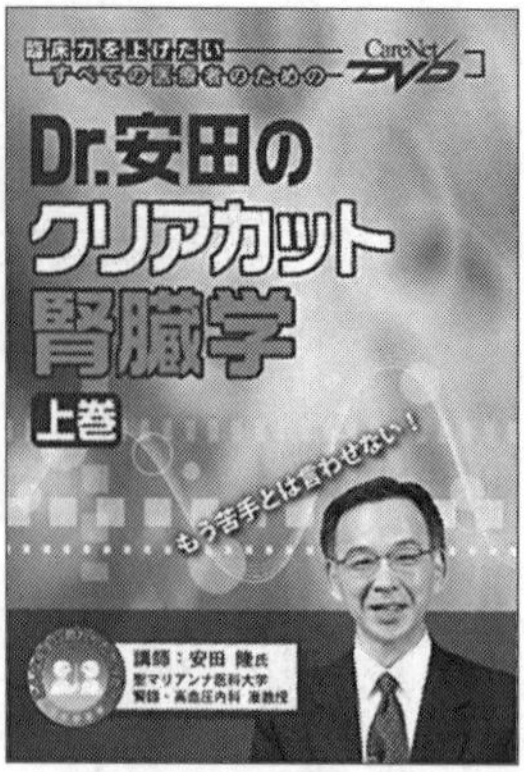

安田隆『Dr. 安田のクリアカット腎臓学』CareNet DVD, 2010年（分類：教科書、推奨度：★★★、推奨時期：医学生〜）

臨床検査技師を主な読者対象にしている書籍であった。検査技師向けの書籍をいきなり若手医師に紹介するのも不自然なので、臨床と関連して尿について解説してある教材をまず紹介することとした。

その臨床と関連して尿について解説してある教材として最も勧めるのが、**安田隆『Dr.安田のクリアカット腎臓学』CareNet DVD、２０１０年（分類：教科書、推奨度：★★★、推奨時期：医学生〜注：ＤＶＤは販売終了、CareNeTVでは配信を閲覧可能）**である。

このＤＶＤに収録されているのは、腎疾患のうち糸球体疾患についての枠組み、すなわち捉え方と考え方について初学者向けに懇切丁寧に解説した講義である。演者が述べているように、本講義は初学者対象なので細かい分類や亜型についてはこだわらず、本当に糸球体疾患についてのエッセンスだけが凝縮されているのが嬉しい。

まず上巻には、第１回「血尿と蛋白尿のとらえ方」、第２回「尿沈渣を理解する!」、第３回

「症候と腎機能から捉える」の3回分が収録されている。

第1回「血尿と蛋白尿のとらえ方」では、血尿の定義と分類、蛋白尿の分類などが解説されている。我々が日常診療で経験する血尿や蛋白尿についてこれほど基本的なことを丁寧に解説してある講義は今まで筆者は聞いたことがない。

第2回「尿沈渣を理解する！」での各種円柱が出現するメカニズムは必見である。円柱はしばしば見つかる所見だが、それができるメカニズムは、なかなか習う機会もないし書籍でも読む機会がない。一口に円柱と言ってもいくつか種類があり、それらが生成するメカニズムは微妙に異なる。何がどのように違うかはこのＤＶＤを見てのお楽しみである。

ちなみに円柱の出現するメカニズムについては、筆者も CareNet DVD『Step By Step! 初期診療アプローチ　第26回　肉眼的血尿』で解説しているが、やはりその道の専門家が解説すると違うということを痛感する。筆者はこのＤＶＤを視聴するまで恥ずかしながら円柱は近位尿細管で生成すると勝手に思っていたが、正しくは集合尿細管だそうである！　その理由もこのＤＶＤで述べられている。今まで筆者が気にもかけていなかった顆粒円柱、蝋様円柱、そして幅広円柱などについてもその生成メカニズムと臨床的意義まで解説している。専門家が尿を見るとここまで読み取れるのかと感銘を受けた。

第３回の「症候と腎機能から捉える」では、主に糸球体疾患の臨床診断での腎機能的分類が解説されている。腎機能検査にはクレアチニン、クレアチニン・クリアランス、そして、ｅＧＦＲがあるがそれらがどのように異なりどのように使い分けるのか、検査値の読み方の基本がここでも丁寧に解説されている。

下巻では、尿検査とは直接関係ない腎生検と病理学について解説されている。腎生検の病理所見は医師国家試験や内科専門医試験で必出の課題である。しかし、この腎生検の病理所見の読み方や解釈方法についての講義やそれを解説してある初学者用の書籍というのは筆者は今まで聞いたことがない。

下巻の腎生検についての講義で最も重要なのは、演者が提示する「糸球体の模式図」、つまり正常解剖のイラストを記憶することである。この「糸球体の模式図」は各自自分で描けるようにすべきである。なぜならば、この「模式図」に糸球体の解剖と病理のエッセンスが凝縮されているからである。

まず最初に糸球体という管内では、糸球体の血管を覆う血管内皮細胞、基底膜、そして、外側から基底膜を覆う糸球体上皮細胞という３層の構造を理解することが大切である。そして、その糸球体を管外ではボーマン嚢とボーマン嚢上皮細胞が包み込んでいる。また、糸球体の血管が他の人体の部位の血管と最も異なる点は、糸球体の血管は全周性に基底膜に覆われているのではなく、一部基底膜がない部分は血管内皮細胞とメサンギウム細胞によって覆われていることである。「糸球体の模式図」を理解して記憶することこそが、血尿や蛋白尿の発症機序を理解することにつながり、ひいては腎臓の病理学的分類病名を理解することにつながる。逆に言うと、糸球体の正常解剖さえ理解していれば、腎臓の病理学的分類病名というのは、細胞と構造物が管内や管外で増殖しているか否かという分類でしかないということがよく分かる。

演者は最後の講義で最終的に糸球体疾患の臨床診断は、症候学的分類病名、腎機能的分類病名、病理学的分類病名、そして、1次性あるいは2次性という四つの多面的な診断が必須であるということを述べている。そして、この最後の講義で講義の冒頭に提示されていた症例の最終診断が解き明かされる。

筆者も学生の時以来、腎疾患の診断には他の臓器と違って臨床的診断と病理的診断の二つがあり、なぜこのような二つの診断が混在しているのか不思議に思っていた。しかし、このＤＶＤを視聴して初めて、腎疾患の診断に臨床的診断と病理的診断の二つが混在しているのは、要は腎疾患を四つの視点から多面的に把握しようとしているのだということが理解できた。

本講義はただ単に聞き流すのではなく、非常に高度な内容が述べられているので、できればメモを取りながら精聴することを筆者は勧める。実際に筆者はこの原稿を書くためという目的もあって本ＤＶＤを３回視聴した。それでもまだ内容に理解できないところが存在する。

また、このＤＶＤを視聴して演者はこの一連の講義の中で糸球体疾患の単なる病態生理を解説するにとどまらず臨床診断上のポイントにも随時触れていることから、単なる腎臓病の研究者ではなく優れた臨床家でもあることが講義を拝聴して伺われる。

本講義はタイトルにあるように本当に「もう苦手とは言わせない！」クリアカットな講義である。この講義をもしも大学４年生のときに聴いていれば、それ以後の尿や糸球体疾患についての理解が天地の差ほど違っていたであろう……。

尿検査の良書

体系的に理解するために、改めて読んでみよう！

前回は尿検査と糸球体疾患について理解が深まるＤＶＤを紹介した。今回は、本題の「尿検査」についての良書を紹介する。

我々医師は、日常診療で当たり前のように尿検査をオーダーしている。しかし、改めて考えてみると、尿検査について体系的に講義を受けたり、尿検査の専門書を読む機会はほとんどなかったように思う。そこで、初心に返って「尿検査」について分かりやすく解説してある書籍を書店に行って探し出した。

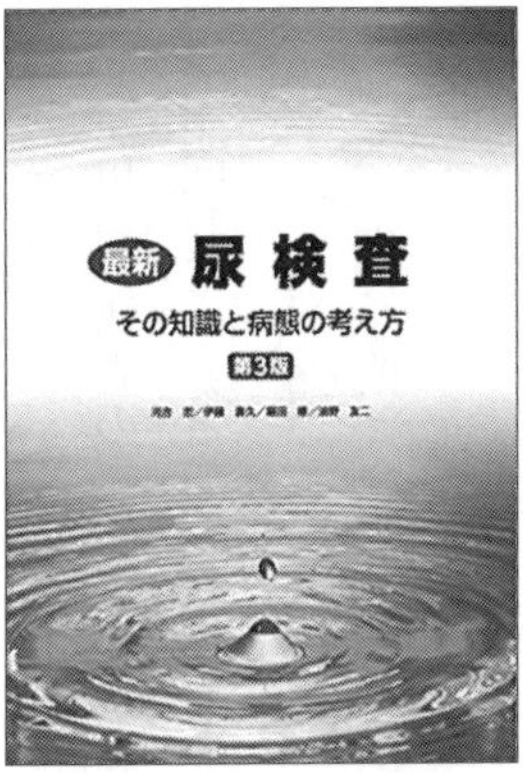

河合忠監修、伊藤喜久、堀田修、油野友二編集『最新　尿検査　その知識と病態の考え方　第３版』メディカル・ジャーナル社、2021年（分類：教科書、推奨度：★★★、推奨時期：医学生〜）

最も勧められる書籍が、**河合忠監修、伊藤喜久、堀田修、油野友二編集『最新　尿検査　その知識と病態の考え方　第2版』メディカル・ジャーナル社、２０１６年（分類：教科書、推奨度：★★★、推奨時期：医学生〜　注：２０２１年に第3版発行）**である。

本書は、初版が出版された１９９２年8月以来、尿検査の入門書として親しまれてきた書籍である。一部の臨床検査学教育機関では、教科書の副読本として採用された歴史もある。最新版は２０１４年に発刊されたが、何と早くも２０１６年には第2版に改訂されていた！

本書の最大の特徴は、分かりやすさである。各項目が数ページ以内に簡潔にまとめられていて、図・写真・イラスト・表などが数多く掲載されている。試薬を用いた検査の手順や各種検査機器も写真で説明されている。検査の原理や手順を長々と文章で説明してある書籍は、読んでもチンプンカンプンなことも多いが、本書はそうした冗長感とは無縁だ。本書を読めば、「尿検査」についての原理・手順・結果とその解釈を体系的に学べる。そして、本書が他と一線を画しているのは、第1章で「尿検査の歴史」が記載されていることである。

歴史を遡れば、ヒポクラテスは既に尿検査の重要性を指摘していたそうだ。当時は尿を肉眼で見て調べるだけなので尿検査はUroscopyと呼ばれていたこと、中世ヨーロッパではコルベン型の尿カップが医師のシンボルとして使われていて尿を検査する専門職はウロスコピストと呼ばれていたこと、19世紀以降に科学的尿検査が始まりuroscopyからurinalysisの時代になり現在に至っていることなどが簡潔に記載されている。

考えてみれば、採血も画像検査もなかった時代には、問診と身体診察の他に尿を観察するくらいしか検査手段はなかったであろう。尿検査の起源を探すと、紀元前２０００年くらいまでたどれるそうなので、尿検査は人類最古の検査と言えそうだ。

次に紹介するのは、**富野康日己監修、金子一成、鈴木祐介編集『尿検査のみかた，考えかた』**

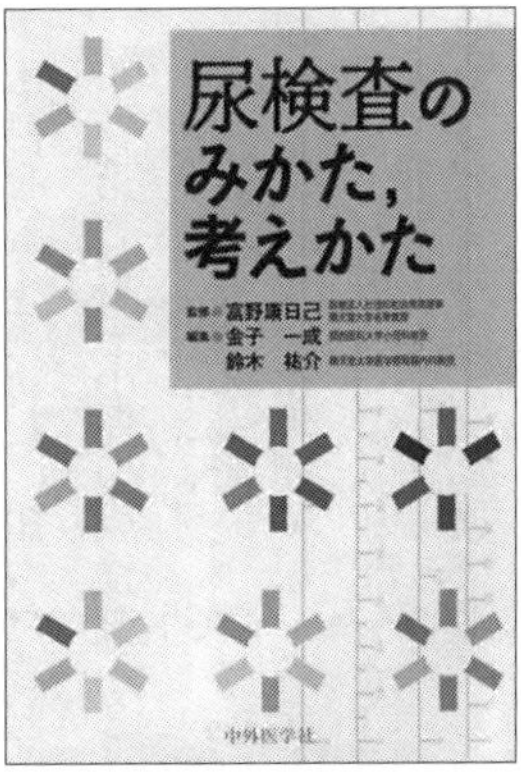

富野康日己監修、金子一成、鈴木祐介編集『尿検査のみかた，考えかた』中外医学社、2018 年（分類：参考書、推奨度：★、推奨時期：後期専攻医〜）

中外医学社、２０１８年（分類：参考書、推奨度：★、推奨時期：後期専攻医〜）である。

本書は尿検査異常をどのように解釈して、そこからどのように診断に結びつけるかを、小児・思春期・成人に分けて解説した書籍である。執筆陣は、腎臓内科医・小児腎臓内科医・泌尿器外科医で、専門的な内容である。本書では、専門医が尿検査の異常を解釈して腎泌尿器疾患の診断につなげるまでの思考形式が記載されている。この思考形式は他の診療科の医師にも非常に有益である。

検診異常へのアプローチ方法、各種尿検査異常および腎疾患の疫学、そして、各種疾患の診断基準などが図表で明示されているのがうれしい。そして、本書で最も有益なのは、非専門医が腎臓内科医に紹介するタイミングが具体的に記載されていることである。従って、本書は日常的に遭遇する血尿や蛋白尿などの診療に非常に役立つ。日常診療での疑問点を検索するために辞書的に使用するのがよいであろう。

本書を読んで新たに知ったことを二つ列記する。

（1）第2章「小児の尿検査　3　学校検尿の意義と実際」

現在日本で普通に行われている学校検尿は、実は学校保健法に基づいて１９７４年に世界に先駆けて導入された集団検尿システムなのだそうである。この集団検尿システムの成果で、１９６８～１９７９年には小児腎不全の原因の49・5％が慢性糸球体腎炎だったものが、１９９８～２００３年では2・3％まで激減したという。また、国際比較で日本の小児末期腎不全患者の割合は米国の１／３であり、小児人口当たりの腎代替療法の導入数は日本は世界で最も少ないそうなのである。

検尿と言うと、朝起きて尿を紙コップや紙袋にとって、それを弁当の醤油の入った容器のようなものに吸って入れるのが面倒だった嫌な思い出しかないが、実際に検尿はこんなに役立っていたのである！

（2）第4章「成人における尿検査　15　糖尿病性腎症の尿所見の特徴とみかた」

糖尿病性腎症の臨床経過については、過去のように段階的に増悪する一元的なモデルではなく、現在では多様なモデルが存在すると理解されている。糖尿病性腎症の病期分類も何と最近改訂されていたことも本書を読んで筆者は初めて知った。

最後に紹介するのが、**北岡建樹著『おしっこのはなし　賢い腎臓の役割を知ろう』ぱーそん書房、２０１４年（分類：通読書、推奨度評価：★、推奨時期：医学生〜）**である。

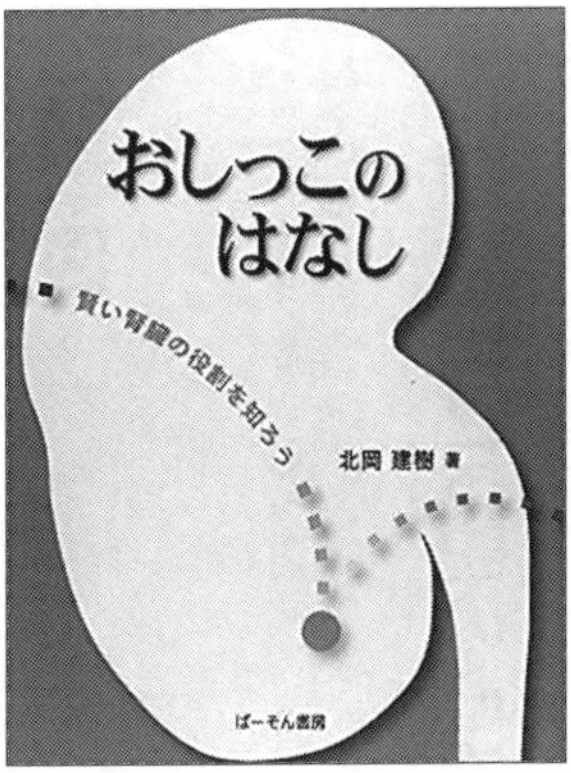

北岡建樹著『おしっこのはなし　賢い腎臓の役割を知ろう』ぱーそん書房、2014 年（分類：通読書、推奨度評価：★、推奨時期：医学生〜）

『おしっこのはなし』という表題から、本書は尿についてのエッセイなのかと想像しながら読み始めたが、実はそうではなかった。本書に記載されている内容は、尿を通して考えられる腎臓の解剖・発生・生理、体液調節機構、酸塩基平衡、尿異常の症候学、排尿障害とそのメカニズム、血尿や蛋白尿などの尿検査異常などについてである。

本書は一般人向けに書かれた書籍でその語り口は平易であるが、書かれている内容はかなり高度である。尿だけでなく腎泌尿器系についてざっくり復習したい方には本書を勧める。

心電図

復刻を願う伝説の心電図バイブル

心電図を読んでそれを解釈する。当たり前に聞こえるかもしれないが、これができるようになるまでには相当な訓練が必要である。心電図の良書を紹介する前に、筆者自身の経験をお話ししよう。

30年ほど前だが、筆者が受けた当時の医学部大学教育では、心電図についてはほとんど習わなかった。３年生の基礎医学でその原理を１コマ（当時１コマ１時間半）学習して、１回午後に実習（確かアイントーベンの三角形を描いて電気軸を計算するようなもの）があった。そして、４年生の臨床医学では１コマ心電図の読み方の授業があった程度だったと記憶している。残念ながらたったこれだけの講義と実習では、心電図を読みこなすことはほぼ不可能である。

当時の友人から心電図を個人的に教授してくれる先生がいることを伝え聞いて、確か3年生頃からその先生の心電図講義に出席するようになった。その先生とは和田敬先生である。和田先生は『心電図のＡＢＣ』という初心者向けの心電図バイブルともいうべき書籍を南山堂から刊行されていて、当時から心電図教育では高名な先生であった。その和田先生に学生が自主的に東京の大学の講義室を借りて、講義をお願いしていたのである。

「和田先生の講義を聞くと心電図が1日で読めるようになる！」という評判なので、筆者も同級生と一緒に日曜日の朝わざわざ、つくばから東京（当時はつくばエクスプレスという鉄道はなかった）まで出向いて参加費を支払って講義を受けた。

面白かった！　心電図の本にありがちな難解な基礎医学の話はなく、ごく単純な原理からだけ心電図を説明してくれた。分かりやすかった！　随所に和田先生オリジナルの比喩を用いて心電図の波形を明解に説明されていた。実用的だった！　何よりも嬉しかったのは、この講義を聞くと1枚の心電図を系統的に読解できるようになったと実感できたことである。楽しかった！　和田先生の特有のアメリカン・ジョークには聴講生一同から爆笑が起こり、そして心電図を通した病態生理の見事な説明には会場から拍手喝采が沸き起こった。当時の筆者は疾患についての知識は十分でなかったが、とにかく講義について行こうとノートを取った。

和田先生は学生用の心電図入門講義以外にも、毎月専門医向けの循環器セミナーも開催しておられ、そちらにも何回か出席した。また、それ以外に和田先生は当時、大船中央病院の顧問をされて、夏季休暇期間に１週間単位で学生実習を受け入れていた。神奈川県の大船まで毎日自宅から通えない学生は病院のそばに自費で宿泊して通っていた。幸い当時筆者の自宅は横浜にあったので、そこから通い参加した。

この短期病院実習では、単なる心電図講義ではなく、聴診・循環器疾患の病態生理などの講義とベッドサイドでの患者回診があった。その講義の中で、和田先生がアメリカ留学していたときの貴重な逸話を聞くこともできた。和田先生は確かカリフォルニア州ロサンゼルスに留学され、Prinzmetal's angina の異名を持つ異型狭心症の論文をPrinzmetal とともに研究・執筆したこと注)、またあるとき何かの機会に当時絶世の美女と言われたハリウッド女優エリザベス・テーラーを診察する機会があり、恐れ多くもその美しい胸を診察する貴重な経験を持ったこと、などなど古き良き時代のアメリカ留学の逸話を通して心電図や循環器疾患の背景まで理解することができた。

ベッドサイドでは、心電図と聴診でのＰ２の亢進、そして、Ｘ線での肺動脈の拡張から、見事に肺塞栓を診断してみせた。また、和田先生が研修した当時は、採血で血漿Na濃度は朝採血して夕方にしか結果が出なかったそうなので、輸液などの治療方針を決定するためにはリアルタイムの血漿Na濃度を身体所見から知る必要があったそうである。そのような事情で、和田先生は患者の口腔粘膜の状態、腋窩の湿潤の程度、そして、皮膚ツルゴールなどの身体所見から患者のリアルタイムの血漿Na濃度を１４３mEq／Lと一の位まで当てて見せたのである。これには一同驚き入るほかはなかった。伊達な蝶ネクタイを着た和田先生はそのような逸話や講義を話す合間には、まるでシャーロック・ホームズのように愛用のパイプで煙草をふかしておられた。愛車はＢＭＷだったそうである。

当時のこれらの和田先生の講義が血となり肉となって、現在でも筆者の心電図などの循環器診療の基礎となっている。また、当時の和田先生の講義のノートが拙著『問題解決型救急初期検査』の心電図の章の基礎となった。そして、貴重な当時のノートは現在でも保管している。筆者は現在まれに学生相手に心電図の講義をすることがあるが、この和田先生の講義は今でも凌駕できない。しかし、それでも少しでも近づこうと努力し続けている。

老婆心からついでにこの機会に言っておくと、この和田先生との貴重な経験から言えることは、『生きた技能は、本から人ではなく、人から人へ伝授するものだ』ということである。この連載で紹介している書籍は、人から人への技能の伝授を単に補助する一つの手段に過ぎない。従って、本当に何か一つの技能を真剣に修得しようと決意したならば、その先生が世界中のどこにいようがその先生のところに自分で赴いて教えを請うべきである。書籍を精読あるいは単に一読しただけで何かの技能を修得したと勘違いしてはならない。その書籍の背後や行間にある考え方や思想まで理解するためには、やはりその書籍を執筆した人自身から学ぶべきである。

現在はインターネットでいろいろな知識に瞬時にアクセスできるし、グーグルのストリートビューなどでは世界中の景色が行きもしないのに見ることができる。このような情報収集の利便性が著しく発展した現在でも、人から人への技能の伝授の価値が低くなった訳ではない。逆に情報収集の利便性が著しく発展した現在だからこそ、実際にその人自身から技能を伝授してもらうべきである。

書籍を読むときに注意しなければならないのは、書籍に記載されている内容は、その著者の言わんとすることの氷山の一角に過ぎないということだ。従って、単にその書籍に記載されている内容を理解するだけでなく、水面下に潜む巨大な氷山があることを知っておくべきである。言い換えると巨大な氷山ほどの技能がない人には、名著という「結晶」は析出しないのである。

前置きが長くなったが、心電図の良書の紹介に戻ろう。書店の医学書コーナーに行くと心電図の本は棚一つを占拠している。そこに行くと心電図の本はこれほどあるのか！　と驚かされる。心電図の見落としは、心筋梗塞などの致死的な疾患の見落としにつながり患者の生死を分ける。

だから心電図は非常に重要な検査である。また、心電図は医師だけでなく看護師や救急救命士にも必要な知識である。このような理由で多くの心電図の書籍が発刊されているのであろう。しかし、筆者のように学生時代に心電図のトレーニングを集中的に受けていればよいが、そうした機会がなかった医師は、心電図に苦手意識を抱きつつ診療に従事することになる。前回まで扱った輸液・電解質・酸塩基平衡も同じである。最初にしっかりとした教育を受けていればその後苦しむことは少ないが、機会を逸すると苦労は長く続くことになる。このことは、医学に限らず、英語・スポーツ・芸術などのすべての習い事に共通する事実なのかもしれない。

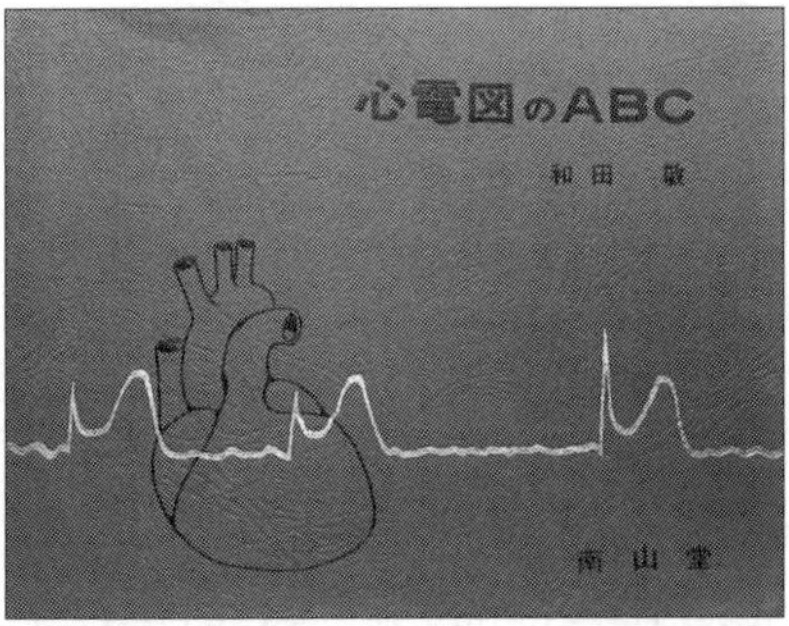

和田敬著『心電図のABC』南山堂、1967年（絶版）（分類：教科書、推奨度評価：★★★、推奨時期：医学生～）

最初に紹介するのは伝説のバイブルとも言うべき、**和田敬著『心電図のＡＢＣ』南山堂、１９６７年（絶版）（分類：教科書、推奨度評価：★★★、推奨時期：医学生～）**である。

学生の時この本で最初に心電図を勉強した懐かしの本である。もう手に入らないかと思ってアマゾンで検索してみると何と中古で出品されていたのでこの機会に再度購入してみた。

初版が１９６７年、つまり、今から実に51年前の書籍である！　本書は和田先生のまえがきにある通り「入門書の入門書のそのまた入門書」で、本当に分かりやすく記載されている。また、「我々の身のまわりの出来事に例えて心電図を述べてみた」とある通り、実際に豊富なイラストを駆使して身近な出来事に例えて心電図が解説されている。

本書60ページの心室の興奮の伝播とそれに伴う胸部誘導の波形は、和田先生オリジナルの両腕のダンスで覚えた。76～78ページの貫壁性と非貫壁性の心筋梗塞を風呂場のガラス窓に例えて説明しているのは、実に分かりやすい。本書では随所で和田先生独自の表現を用いて心電図の波形を見事に説明されている。今思い起こすと学生時代の心電図に対して白紙の状態の筆者は、和田先生のこの分かりやすい例えで心電図の理解が容易になり、かつ、心電図の勉強が好きになったのであろう。これだけ分かりやすい心電図の本はこれからも出版されることはないであろうし、また、世界中探しても見つからないのではなかろうか？

本書は名著であるが、図書館でいまだに蔵書していれば借りるか古本で購入しないと手に入らないのが残念である。復刻版あるいは電子版として再度出版されることを個人的には願うばかりである。

和田先生は本書以外に循環器関連の著作を何冊も執筆されていて、現在でも何冊もアマゾンの中古書に出品されている。自分で書いてふと思い出した。そういえば、和田先生が書かれた英語の本持ってたっけ、と。急いで書棚の奥を探ると、何とそこから**TAKASHI WADA; Basic and Advanced Visual Cardiology. Illustrated Case Report Multi-Media Approach. Lea & Febiger, Philadelphia, 1991（分類：参考書、推奨度評価：★、推奨時期：後期専攻医～）**が発掘された。本書は学生時代に購入して、引っ越すたびに持参してアメリカまで持って帰ってきて現在でも所持しているが、残念ながら未だにほとんど読んでいない。本書は、循環器疾患が疾患別に症例ごとに心音図、心電図、胸部X線写真、心エコー、CTあるいはMRI、心室造影、手術所見などの美しい写真がまとめられている写真集あるいは図鑑のような本である。ぼーっとながめているだけでも循環器疾患の秩序だった美しさが見て取れる。これだけ多くの画像や写真を収集

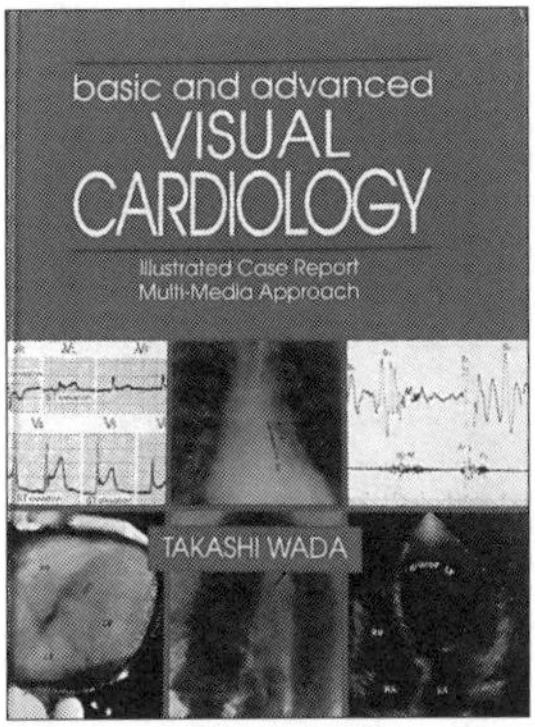

TAKASHI WADA; Basic and Advanced Visual Cardiology. Illustrated Case Report Multi-Media Approach. Lea & Febiger, Philadelphia, 1991（分類：参考書、推奨度評価：★、推奨時期：後期専攻医～）

できたのは、各専門領域に多くの弟子をかかえて信望が厚く、かつ、完璧主義者であった和田先生の人柄によるものであろう。

なつかしの心電図バイブルと書棚から発掘した積読していた和田先生の英書を手に取ってふと思った。和田先生は今一体どうされているのであろうか？　以前出版社の方とお話ししたとき和田先生は引退されて湘南の方に住まわれているというようなことをお聞きしたことがあった。ネット検索すると、残念ながら和田敬先生は２０１６年12月に89歳で他界されたということであった。その和田敬先生の訃報を教えてくれたネット記事は、和田敬先生から薫陶を受けた博多の開業医の先生のブログであった（我が師を語る　和田敬先生 http://www.fukuoka-tounyou.com/2017/12/21/728/)。

以前輸液の入門書として紹介した初版から35年以上読み続けられている『輸液を学ぶ人のために』の著者の和田孝雄先生も他界されていた。筆者は、幸運にも輸液は和田孝雄先生にその著書から教えを受け、心電図を通した臨床循環器学については和田敬先生から直接講義とその著書から教えを受けることができた。この２人の和田先生はおそらく偶然同じ姓で血縁はなかったであろうが、それぞれの分野で輝かしい業績を残された。今となっては知る人も少なくなってしまったであろうが、２人の和田先生の教えは現在でも筆者の中で生き続けている……。

注）Prinzmetal, Myron; Kennamer, Rexford; Merliss, Reuben; Wada, Takashi; Bor, Naci（1959）．"Angina pectoris I. A variant form of angina pectoris". The American Journal of Medicine. 27（3）: 375–88. doi:10.1016/0002-9343（59）90003-8. PMID 14434946

筆者が使用した教科書から

心電図を深く理解するために読みたい本

前回は現在絶版となった伝説の心電図バイブルをご紹介した。今回は、それ以外にも筆者が読んだ心電図の書籍の中から、若手医師にお勧めしたいものを紹介する。

和田敬先生の『心電図のＡＢＣ』は、先生ご自身がまえがきで書かれた通り「入門書の入門書のそのまた入門書」である。分かりやすいがそれだけで知識を網羅するものではない。和田先生ご本人も、「将来循環器内科に進みたいのであれば、学生時代に心電図関連の書籍を10冊は読破しろ！」とおっしゃっていた。心電図を深く理解するためには、最低10冊は読破するくらいの心構えで精進すべし、と励ましてくださったのだろう。

そこで、心電図の2冊目（現在手に入る書籍としては1冊目）として筆者が最も推薦するのが、**デイル・デュービン著、村川裕二訳『図解心電図テキスト』原著第6版、文光堂、2007年（分類：教科書、推奨度評価：★★★、推奨時期：医学生〜）**である

原著の初版は1970年発行なので、本書は和田先生の『心電図のＡＢＣ』が発刊された1967年よりも遅れること3年後に発刊されたことになる。もう49年前に、つまり、約半世紀前！に刊行された世界的な名著であるが、本書は現在でも絶版となることなく刊行され続けている。本書が長年全世界で読み継がれる名著となったのは下記のような理由であると筆者は考えている。

1．イラストや写真を使用して分かりやすく解説している。
2．1ページ1単元で読みやすい。
3．問答形式で読者が理解を確認しながら読み進められる。
4．最低限の心電図読解ができるように系統立てて段階的・発展的に記述されている。
5．1日で読了できる。

筆者は現在でも「心電図で最も勧める書籍は何か？」を聞かれたら迷わずにこの書籍を推薦している。筆者は大学時代に卒業生から、臨床実習に入る前に絶対に読んでおいた方が良い本と聞き、和田先生の『心電図のＡＢＣ』と並行して本書を何回も熟読した。筆者は今でも心電図の判

読は、本書332頁に記載されているデュービンのECG判読法、すなわち、1.心拍数、2.調律、3.電気軸、4.肥大、5.心筋梗塞の順に行っている。そして、本書が和田敬先生の『心電図のABC』よりも優れているのは、ブロックなどの刺激伝導異常や不整脈についても豊富に記載されている点である。

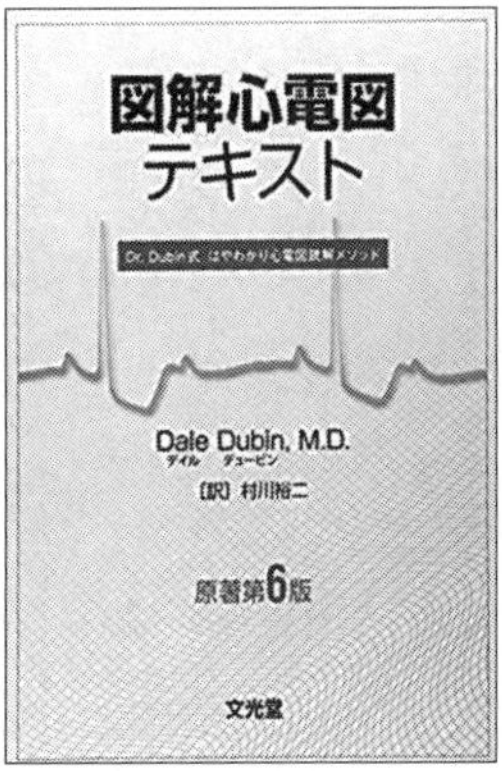

デイル・デュービン著、村川裕二訳『図解心電図テキスト』、原著第6版、文光堂、2007年（分類：教科書、推奨度評価：★★★、推奨時期：医学生〜）

ちなみに、本書の著者のデュービン博士が実は何かの罪で逮捕されたらしく、筆者が米国に留学していた時期にも「デュービン博士の本は読むな！」と言われていた記憶がある。デュービン博士が犯罪を犯してしまったことはともかく、本書自体は傑出した名著であることは間違いない。本書によって何十年も世界中で多くの医療者の心電図に対する理解が深まり、それによって恩恵を受けた患者は計り知れないはずである。デュービン博士のこの名著は、現在でも臨床実習が始まる前までには絶対に読むべき書籍であるとお勧めできる。

筆者はたまに学生や研修医に心電図を教える機会を持

つが、現在の学生や研修医は以前よりも心電図に対する理解が低いのではないのかと感じている。その理由の一つとして、心臓エコー・冠動脈CT・心筋シンチ・心臓カテーテル検査・電気生理学検査など、心電図以外の検査が多くなったために、相対的に教育機会が減っていることが考えられる。顧みると、学生時代に和田敬先生に直接教えを受けられた筆者は本当に幸運だったと思う。

和田敬先生の『心電図のABC』とデュービン博士の『図解心電図テキスト』の2冊のおかげで、当時の筆者は何とか1枚の心電図を読むことができるようになった。しかし、それだけでは、まだ不十分であった。上記の2冊で心電図を読めるようになったというのは、心電図を定性的に読めるようになっただけで、まだ定量的に読めるようにはなっていなかったのである。

実は心電図の判読には、各々の波形の名称や定義のほかに、心房肥大や心室肥大などの数値による客観的な診断基準も把握している必要があるのだ。つまり、心電図を定量的に読むとは、各種心電図所見から読み取れる数値を、客観的な診断基準に当てはめて解釈する作業ができることだ。

このように心電図を定量的に読むための3冊目の教科書として、筆者は村松準・長谷川延広著『新初心者のための心電図の読み方』、新興医学出版社、１９８９年（分類：参考書、推奨度評

価：★、推奨時期：医学生〜） を使用した。古い書籍であるが、現在でも書店に並んでいる。

本書では心電図学での各波形からの心電図所見の数値基準が簡潔に記載されていて、タイトル通り初心者向けである。心電図を読む者は、本書に記載されているような数値基準で定量的に読むことを1回は経験しておくべきだろう。ただし、本書のような定量的心電図判読は循環器内科志望の医師には必要でも、一般の医師は前述の定性的な心電図判読でも日常診療には困らないという意見もあるだろう。その意味で、本書は参考書として、推奨度評価も★一つだけとした。

ここまでで心電図に関する書籍を3冊紹介した。筆者はこれら3冊を読む前に心電図の原理の書籍を1冊読んでいたので、学生時代には結局心電図に関する書籍は合計で4冊しか読むことができなかった。和田先生が掲げた心電図の書籍10冊読破という高い数値目標は半分も達成できなかったのである。

その後、筆者は心電図についての書籍を長い間読むことはなかった。米国でレジデントだったときにも、何冊か当時バイブルであるような書籍を先輩のレジデントから紹介されたが購入することもなかった。筆者が学生時代以降に心電図の書籍を読まなくなった理由は、ほかにも学ぶ必要がある事柄が膨大にあったからだが、研修医時代以降に心電図の読み方で特に大きな支障を感じたことはなかった。言い換えると、上述の3冊を熟読すれば日常診療に困らない心電図の読み方をマスターできるともいえるだろう。

最後に４冊目として、**Andrew R. Houghton, David Gray 著、村川裕二・山下武志訳『ＥＣＧブック　心電図センスを身につける』第3版、メディカル・サイエンス・インターナショナル、２０１０年（分類：通読書、推奨度評価：★、推奨時期：初期研修医〜）**を推薦する。

本書は、筆者が拙著『問題解決型救急初期検査』を執筆する際に、心電図を改めて復習する目的で読んだ書籍である。当時読んだのは第２版で、現在は第３版に改訂されている。書店で様々な心電図の書籍を閲覧して本書を選択した理由は、本書では波形ごとの鑑別診断が示され、各種波形異常を見たときに行う治療も含めた対応が簡潔に記載されていたからであった。

本書の最大の特徴は単に心電図の読み方を説いているのではなく、心電図の所見から何を考えてどうするかまで言及している点である。通常の心電図の教科書は心電図所見から考えられる鑑別診断を列記しているだけであるが、本書では心電図所見に臨床的重要度を考慮して重大な心電図所見を発見した場合の対応まで記載してある。つまり、本書は実際の診療上での心電図の意義を意識して記述されているという点で、従来の心電図の教科書とは一線を画していたのであった。

また心電図の判読方法もデュービンのＥＣＧ判読法である１．心拍数、２．調律、３．電気軸、４．肥大、５．心筋梗塞とは異なる。本書では、１．心拍数、２．調律、３．電気軸までは同じだが、それ以降は、4.P波、5.PR時間、6.Q波、7.QRS、8.ST、9.T波、10.QT時間、11.U波と波形に着目した判読方法が採用されている。現在では、古典的なデュービンのECG判読法よりも、本書のような波形に着目した判読方法の方が主流なのではないだろうか?

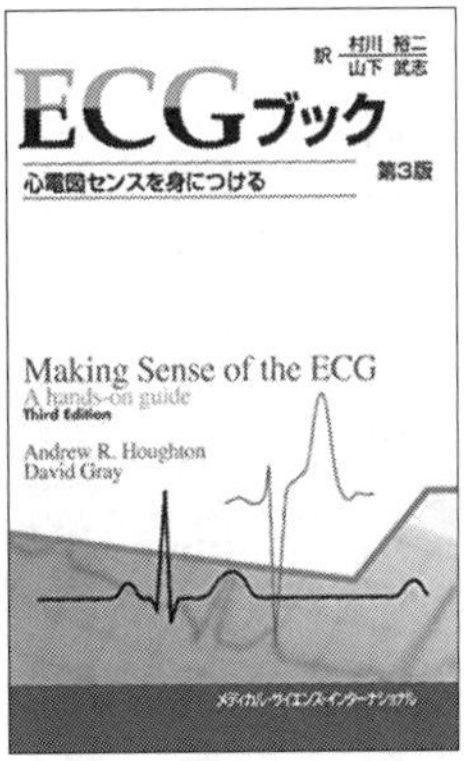

Andrew R. Houghton, David Gray 著、村川裕二・山下武志訳『ECG ブック　心電図センスを身につける』第３版、メディカル・サイエンス・インターナショナル、2010 年（分類：通読書、推奨度評価：★、推奨時期：初期研修医〜）

本書は英国で優れた医学書に与えられるアッシャー賞を1997年に受賞し、翌1998年には英国医学会の推薦図書となった書籍である。実際に英国で表彰されただけあって、確かにポイントが明確に記載されていて、かつスラっと読めるのが嬉しい。

前回紹介した2冊を含めると、筆者が読破した心電図関連の書籍は合計5冊である。結局現時点で筆者が読破した心電図関連の書籍は、和田先生の目標値10冊の半分であった。もう学生時代からはずいぶん時間が経過してしまったが、遅ればせながら心電図関連の書籍をさらに5冊紹介して、最終的には和田先生が目標に示された10冊を達成しようと今更ながら思い立った……。

心電図が分からない理由を教えてくれる教科書

前回は筆者が使用した心電図の教科書を3冊紹介した。そのうち最初の2冊は筆者が学生時代に心電図を勉強したときの書籍である。しかし、筆者が最初に心電図の勉強をしてからかれこれ約30年程時間が経過している。きっと新しい心電図のバイブルがあるに違いないと思い立ち、書店に行って心電図の入門書を何冊か購入して読んでみた。また、つい最近心電図の本を読んだという研修医にもおすすめの書籍を紹介してもらい、実際にその書籍を購入して読んでみた。

今回新たに、合計7冊の心電図の本に眼を通した。そして、現在の心電図のバイブルといえる書籍を探索してみたが、「現在の心電図バイブルは存在しない！」という結論に至った。当たり前だが、どの心電図の書籍も同じ内容が解説してある。異なるのはその説明の仕方だ。それぞれの書籍で、イラストやマンガを用いているものやCD-ROMを用いているものなど説明方法の媒介が異なっていたり、心電図の波形を説明する時の比喩が微妙に異なるだけで、本質的に説明している内容は同じなのである。

イラストやマンガで懇切丁寧に説明された心電図の書籍がたくさんあるのに、なぜ心電図が読めずに苦労している医療従事者が、医師も含めて少なからず存在するのだろうか？　そう考えると、「どうすれば心電図が分かるようになるのか？」という疑問を解決するよりも、逆に「なぜ心電図が分からないのか？」という疑問を解決した方が良いように思えてきた。こうして「心電図がなぜ分からないのか？」という疑問を抱き始めたとき、何と書店で格好の書籍を発見した！

それは、**村川裕二著『あなたが心電図を読めない本当の理由』、『続　あなたが心電図を読めない本当の理由』、『続々　あなたが心電図を読めない本当の理由』、文光堂、２００８年、２００９年、２０１０年（分類：通読書、推奨度評価：★、推奨時期：初期研修医～）**の３部作である。

この３部作を通読して、心電図が分からない理由は三つ存在すると考えた。その三つとは、（１）本質的思考力、（２）実践力、（３）単純化――の欠如である。

（１）本質的思考力

１冊目の**『あなたが心電図を読めない本当の理由』**の最初に、「あなたが心電図を読めない理由」という章があり、そこに努力のわりに効果を上げない心電図の学び方の中に、「数値にこだわる」、「診断基準を必死に覚える」、「常識を活かせない」、「ナマの心電図と教科書の心電図の差を意識していない」と記載されている。この四つの理由は、『本質的思考力の欠如』とまとめることができる。

前回、心電図の判読方法には、波形を図形的に認識する定性的判読法と診断基準という数値から判読する定量的判読法があることを述べた。「数値にこだわる」、「診断基準を必死に覚える」とは、すなわち定量的判読法（数値基準）にこだわりすぎて本質を見失うことである。例えば、『あなたが心電図を読めない本当の理由』の82ページにこういう記載がある。

右心負荷の心電図診断には、〝右側胸部誘導に重みを感じる〟ことが大事です。しかし、「V1のR波とS波の比率が1以上とか、V5、V6のS波が何㎜以上」というような波形の条件を数値で覚えてはいけません。こういうのを覚えようとすると、〝心電図でつまずく〟こと請け合いです。

つまり、右心負荷の本質とは、右側胸部誘導に重みがあると見抜くことで、数値基準は右心に負荷が存在するという本質的な診断を補助するものに過ぎないのである。

また、53ページにはこう記載されている。

高電位や左室肥大の診断基準を覚えようとすると前に進めなくなる。例えば、V5のR波V25㎜で高電位というルール1つでも十分。

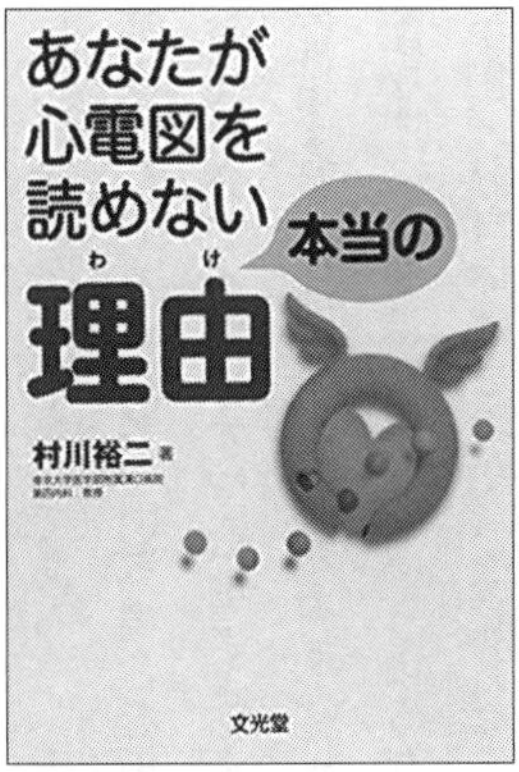

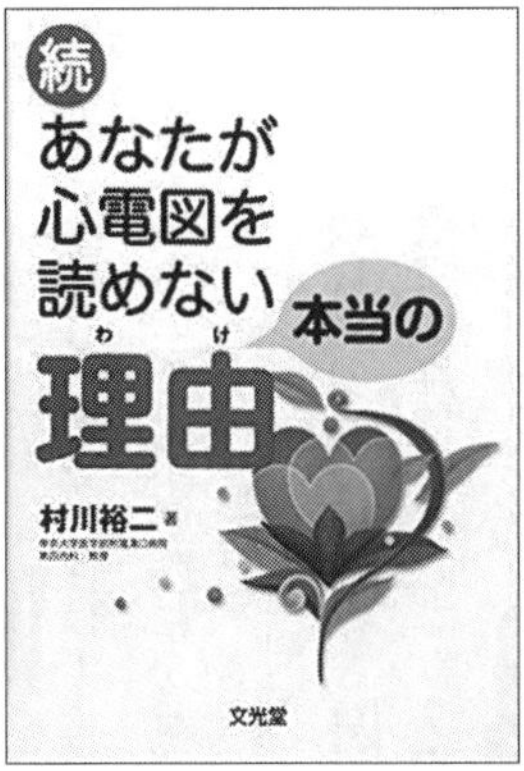

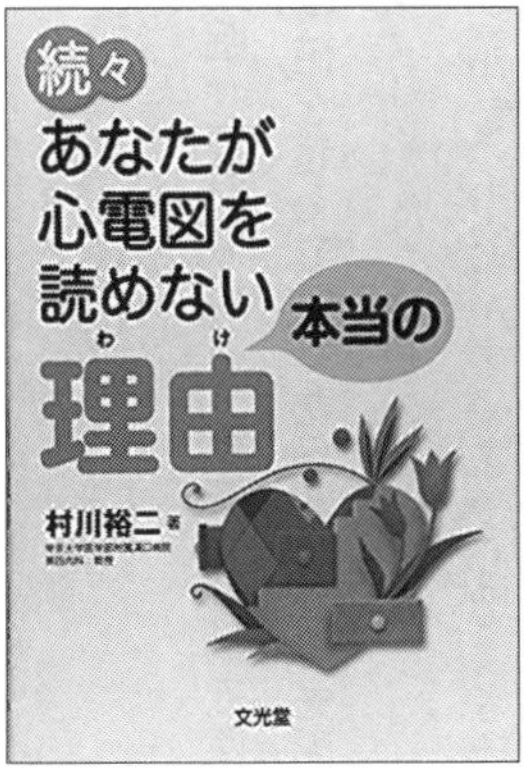

村川裕二著『あなたが心電図を読めない本当の理由』、『続　あなたが心電図を読めない本当の理由』、『続々　あなたが心電図を読めない本当の理由』 文光堂 2008年、2009年、2010年（分類：通読書、推奨度評価：★、推奨時期：初期研修医〜）

左室肥大の診断基準は複数存在するが、左室肥大の本質的診断にはR波＞25㎜という数値基準一つで臨床的には十分と言うのである。

「常識を活かせない」とはどういう場合を指すのか。本書の例を見ると、

〝心拍数が40／分でもすやすや心地よさそうに眠っているので、病的な徐脈ではない〟とか、**〝87歳の男性患者さんのQT時間がわずかに正常値を超えているからといって先天性QT延長症候群の心配をする必要はない〟**というようなかなり初歩的な発想のことです。

心拍数が40／分自体は定義から徐脈となる。しかし、患者がすやすや心地よさそうに眠っているということは、少なくとも重篤な症状を起こしていないので病的な徐脈ではないと判断する。87歳の男性患者さんがもしも先天性QT延長症候群だったとしても、少なくともこの患者さんは87年間生きてきているので、不整脈による突然死はさほど心配する必要はないという常識的な判断である。

「ナマの心電図と教科書の心電図の差を意識していない」とはどういうことか。

本当は現場の心電図は難しいのです。クイズを解くようには行きません。答えがないことが多いのです。ナマの心電図がワンランク難しいのは普通だと思ってください。

教科書の心電図は、疾患の典型例を提示することが多い。しかし、現場の心電図は典型例ばか

りではない。英会話でもＢＢＣのアナウンサーのような正統派のクイーンズイングリッシュを話す人ばかりでなく、地域によるなまりや癖があったり、スラングが使われたりする。ちょっと考えてみれば当たり前である。すべて常識＝本質的思考力である。

(2) 実践力

本書では心電図が読めない理由を、英会話やダイエットができない理由に例えている。我々日本人は英会話を、完璧に身につけてから外国人と話すもの、あるいは完璧に身につけないと外国人とは話せない、と勝手に思い込んでいる節がある。しかし、実際に外国に行くと英会話や英文法をまったく習ったことがない移民の人でも、堂々と英語でコミュニケーションしている場面に遭遇する。彼らは生活するために英語を話しているのである。だから、もちろん発音とか文法は不正確であるが、英会話の目的であるコミュニケーションは何とか達成している。

心電図も同じである。心電図判読の究極的な目的は患者の診断と治療であって、心電図の判読自体ではない。だから、ある程度の心電図判読を学んだら心電図判読を実践すべきである。いつまでも英会話教室に通って全く英会話ができないのは、実際に英語の世界に飛び込んで英語を使わないからである。心電図判読の基本を学んだら、臨床の世界に飛び込むべきである。

（3）単純化

『続　あなたが心電図を読めない本当の理由』の1ページにこう記載されている。

本書における一貫したメッセージとは〝思考回路の単純さ〟です。我々が心電図を読めない理由の一つは、単純に考えられないことである。

『あなたが心電図を読めない本当の理由』21ページでは、「左脚ブロックはリスクがあって、右脚ブロックは問題ない」と割り切って考えるという記載がある。また、『**続々　あなたが心電図を読めない本当の理由**』の70ページには、

トレッドミル負荷試験→〝虚血性心疾患を見つける〟ための検査

マスター負荷試験→〝虚血ではないという証拠を残す〟ための検査

と記載されている。

これらのことは循環器内科医にとっては当たり前のことかもしれない。しかし、なかなか書籍にはここまで割り切って記載されていない。

我々には、単純に考えることは見落としにつながりやすいとか、単純に考えるよりも複雑に考える方が優れているという先入観がある。しかし、頭のよい人と話しているとその人の思考回路が驚くほど単純であることに驚かされることがある。一方、それとは逆に物事を複雑に考えすぎ

て思考や行動が進まない人もいる。頭のよい人は、単純に考えるというよりはむしろ複雑な事象を単純に説明できる能力があると表現した方が的確であろう。

アインシュタインの名言に、「6歳の子供に説明できなければ、理解したとはいえない」という言葉がある。つまり、深く理解しているならば、6歳の子供が聞いても理解できるように説明する能力があるはずだという意味だ。

今回紹介した3部作の著者である村川裕二先生には、伝説の心電図バイブルの著者である和田敬先生と同様に6歳の子供が聞いても理解できるような説明能力があるのである。

以上のように心電図が分からない理由を考える中で、(1) 本質的思考力、(2) 実践力、(3) 単純化――の欠如、という問題点が見えてきた。しかし、それだけでは筆者は心電図が分からない理由が完全に納得できない。他にも理由があるような気がする。そして、心電図が分からないという人にはもっと根本的なことが分かっていないような気がするのだ。その理由が一体何なのか長い間腑に落ちないでいた。

ところが、筆者はあるとき看護師さんと心電図の話をしていたときにこう言われたことがあった。「ベクトルが分からない」と。そう聞いた時には「ベクトルって高校の時に習っているはずだけど……」と思っただけであった。しかし、後からよくよく考えてみると、ベクトルなどの立体空間図形の認識は、得意な人と不得意な人がいる。循環器内科を志望する医師は、立体空間図形認識能力に優れた人が多いので、心電図の学習に困難を覚えることは少ないのかもしれない。しかし、一部の医師やコメディカルの中には、立体空間図形認識が苦手な人もいるという当たり前の事実を再認識した。そう考えると、心電図を教えるときに、相手は立体空間図形認識が得意だという前提で教えてはならない場合があることを気づかされたのであった！

それでは、立体空間図形認識が得意でない人に心電図を効果的に教えるにはどうすればよいのか？　そう考えた時に思い出したのが「ベクトル心電図」である。

昔、和田敬先生に心電図を教えていただいていた時に、和田先生が「現在の12誘導心電図は心筋の興奮ベクトルを記録したものであるが、その心筋の興奮ベクトルを直接表現したベクトル心電図が後に開発されたが実用的でないので普及しなかった」というようなことをおっしゃっていた。実際に和田先生は心室の興奮の伝播というベクトルを両腕のダンスにして教えられていた。

それを思い出すと、和田先生が心電図ベクトルを両腕のダンスで表現して聴衆の理解を促していたように、心電図を学ぶために実際に「ベクトル心電図」を見せた方が立体空間図形認識能力に長けていない人にとっては分かりやすいかもしれない、と思うようになった。しかし、筆者は実際に「ベクトル心電図」なるものは見たことがなかった。そこで、「ベクトル心電図」の書籍をアマゾンで検索して最安値の古本を購入してみた。**真島三郎訳、H. Harold Friedman著『第2版　診断のための心電図とベクトル心電図』廣川書店、1980年（分類：古典、推奨度評価：★、推奨時期：指導医～）**である。

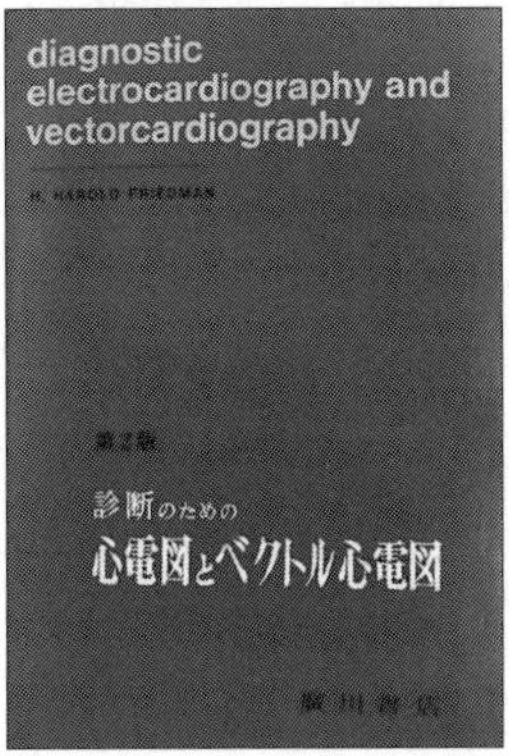

真島三郎訳、H. Harold Friedman 著『第 2 版 診断のための心電図とベクトル心電図』廣川書店、1980 年（分類：古典、推奨度評価：★、推奨時期：指導医～）

心臓の立体模型を取り囲むような、立方体を想像してほしい。洞結節から始まる興奮の電位変化は、心房、房室結節、心室、脱分極と立体的に伝わっていく。ベクトル心電図では、3次元の心筋興奮の伝導を、立方体の正面・左側面・水平面の3方向から見た変化として記録する方法のようだ。どの方向からみても輪のような形を描き、次の心拍が始まるとほぼ同じ形の輪が重なる。心房の興奮であるP環、心室の興奮であるQRS環、そして、心室の脱分極であるT環を、それぞれ3方向で記録するのである（書籍写真参照）。

そして、本書には心室肥大、ブロック、心筋梗塞などの異常ベクトル心電図のQRS環のループが掲載されて

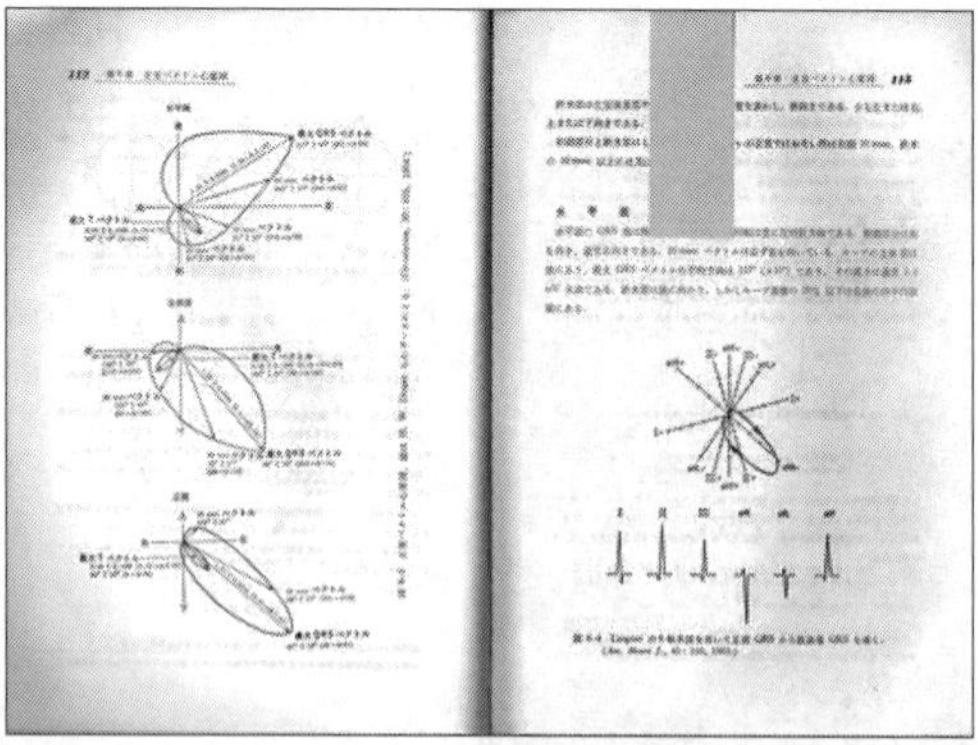

診断のための心電図とベクトル心電図第２版より

いた。試しに異常ベクトル心電図を読んでみると、例えば前壁の心筋梗塞のベクトル心電図では、前壁の電気的活動がなくなるので前壁のＱＲＳループがつぶれて後方に変位していた。ベクトル心電図は心筋の興奮ベクトルを直接記録しているので、心筋梗塞の場合その部位の心筋の興奮がなくなり、ベクトル心電図のループは病変部分は消失してループが逆向きに変位するのである。つまり、ベクトル心電図は心筋梗塞の場合病変とは逆向きに動くのである。12誘導心電図ではＳＴ上昇の電極部位がそのまま病変部位であるのを考えると、ベクトル心電図は病変が逆向きになるので分かりにくく普及しなかった理由が理解できた。また、ベクトル心電図も3方向の2次元のループから3次元のループを想像しなければならないので、より深く理解するためには結局立体空間図形認識能力が必要となる。つまり、結局のところベクトル心電図を持ち出しても立体空間図形認識能力に長けていない人には心電図を説明するのは困難なのである今回、心電図が分からない理由を考えて、心電図が簡単に分かるようになる秘薬を見つけようとしたが、やはりそのような秘薬はなかったようである。英会話やピアノがすぐに上達できる方法がないように、心電図もすぐに読めるような方法はない。残念ながら、学問に王道がないように心電図判読にも王道はないという結論となった。

心電図を1枚の画像として認識する

瞬間的心電図判読方法の良書

前回は「心電図が分からない理由を教えてくれる心電図の教科書」を紹介して、残念ながら学問に王道がないように心電図判読にも王道はないという結論となった。心電図判読に王道がないならば、より効率的な方法はないのか考えた時に格好の書籍を発見した。

今回紹介するのが、**山下武志著『3秒で心電図を読む本』**メディカルサイエンス社、**2010年（分類：通読書、推奨度評価：★★★、推奨時期：後期専攻医〜）**である。

本書の特徴を一言で言うと「実践的心電図判読方法の提唱」ということであろう。「筆者が使

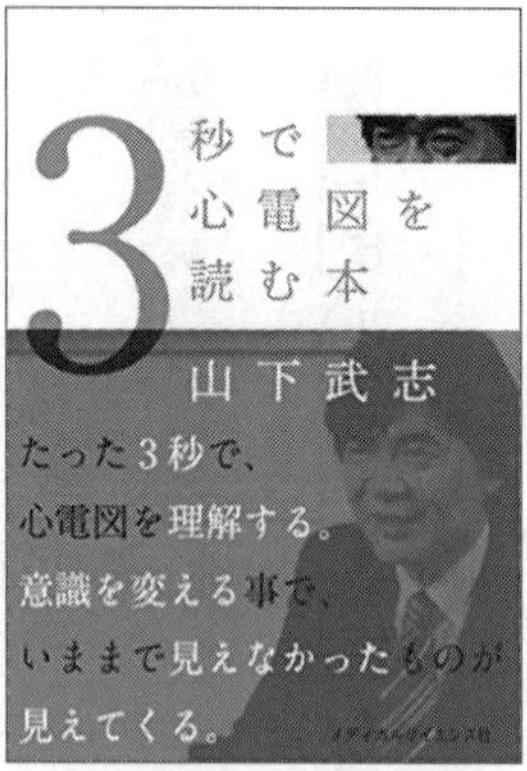

山下武志著『3秒で心電図を読む本』メディカルサイエンス社、2010年（分類：通読書、推奨度評価：★★★、推奨時期：後期専攻医〜）

用した教科書から　心電図を深く理解するために読みたい本」の回で説明したように古典的な心電図判読方法では、脈拍・リズム・軸・心房肥大・心室肥大・虚血・その他という順序で心電図を判読する。また、波形に着目した方法では、リズム・電気軸・P波・PQ時間・QRS波・ST部分・T波（＋U波）・心電図所見の記入・総合的診断の順序となる。

これらの古典的心電図判読方法は、初学者が見落としがないように所見を取って、かつその所見を解釈して正確な診断にたどり着くためには非常に有効な方法である。しかし、難点は1枚の心電図判読に時間がかかることだ。実際にタイムを計りながら、これらの古典的心電図判読方法で心電図を読むと、正常な場合でも1枚に約30秒ほどかかった。このペースであれば、仮に心電図を１００枚読むとすると、最低50分は必要になる。

筆者が初期研修医の頃には、病院で記録した心電図はすべて検査室に集められて、その心電図を循環器内科医が判読してレポートを記載していた。毎日検査室に病院中で記録した膨大な数の心電図が送られてくるのだが、最初にとりあえず正常な心電図だけより分けるのが研修医の仕事であった。それらの大量の心電図を読む時に、学生時代に和田敬先生からご教授いただいた古典的な心電図判読方法を1枚1枚に励行するには、あまりにも時間がかかり過ぎたため、つい端折りたくなったのを覚えている。

ちょうどその頃、循環器以外の疾患で入院していた受け持ち患者さんに、怪しい心電図変化があるのを発見したため、その患者さんの心電図を循環器内科の先生に診てもらうことにした。ところが、うっかりして、同じ「松」で始まる苗字の別の患者さんの心電図を見せてしまった。すると、その循環器内科の先生は即座に「これMＩの患者さんだよね？」とおっしゃったのである。筆者が心電図を取り違えた方の患者さんは、やはり循環器以外の疾患で入院していたのだが、同時に無症候性心筋梗塞を合併していたのだ。そして、筆者がもともと心電図を見てもらおうと考えていた患者さんの心電図変化は、臨床的には深い意味がなかったのだった。無症候性心筋梗塞が見つかった患者さんは、その後心臓カテーテル検査を受けることとなったのは言うまでもない。

ケガの功名のようなエピソードだが、その時に筆者は思った。循環器内科医は心電図を1枚の画像として認識しているのではないかと。すなわち、12誘導心電図を一目で見て、私たちが系統的な古典的心電図判読法で認識する脈拍・リズム・軸・心房肥大・心室肥大・虚血・その他の所見を一瞬で認識しているらしいのである。

『３秒で心電図を読む本』という本書のタイトルを聞くと、第一印象で怪しいと思ってしまう。英会話の本でよく「〇〇時間で英語がペラペラになる本」というタイトルや宣伝文句の書籍がある。昔そんな魔法のような方法があるのかと思って似たような本を何冊か読んでみたことがあった。しかし、一向に魔法はかからなかった……。同じような経験をされた人は多いと多う。同じ失敗は繰り返したくないので、このようなタイトルの本は書店でも手に取る気がしなくなった。

この連載で心電図の特集をしていなかったら、おそらく本書と出合うことはなかっただろう。しかし、実際に読んでみると「３秒で心電図を読む」ということがまんざら嘘ではないことが分かった。本書によると心電図は３ステップ、すなわち、３回眼を動かすだけで読むことができるというのである。

筆者が心電図を読む時には、今まで和田敬先生からご教授いただいた古典的心電図判読法を固守してきたが、本書の瞬間的心電図判読方法とでも呼ぶべき方法に変えようと考えている。本書は２０１０年に発刊されたが２０１８年10月20日に第23刷！　が刊行されている。これだけ売れるということは、誰もが心電図の簡単な判読方法を望んでいたに違いない。多くの医師が「心電図はこれだけ読めばいいんだよ」と確証をもって循環器内科の先生に言ってほしかったのだと思う。

それならば，「心電図の判読方法は，この新しい瞬間的心電図判読方法だけ学習すればよいのではないか，従来の古典的心電図判読方法は果たして必要なのか，という疑問が湧いてくる。また，初学者が心電図を学ぶときには，瞬間的心電図判読方法を最初に学んでそれから古典的心電図判読方法を学ぶのか，それとも，従来通り古典的心電図判読方法を学んでから瞬間的心電図判読方法を学んだ方がよいのであろうか？

筆者は，初学者が心電図を学ぶならば，従来通り古典的心電図判読方法を学んだ後に，この新しい瞬間的心電図判読方法を学ぶべきだと考えている。その理由は，第1に瞬間的心電図判読法は，本書の著者も述べているように，心電図を読んで，自信を持って放置する，自分で治療する，専門医に紹介する，という判断を決めるための読み方だからである。それ以上のことは他の検査も含めて総合的に判断することになるため，瞬間的心電図判読方法で疑問がある時には，古典的心電図判読方法を用いて詳しく読むことになる。第2の理由は，最初に正統的な方法を学んでおき，後から簡略的な方法を学んだ方が楽だからである。最初に楽な簡略的な方法を学んでしまうと，なかなか後から正統的な方法を学ぶ気にはなれないものだ。

心電図だけでなく神経学的診察手技も同様のことがいえる。「身に付けておきたい手技を学ぶ神経学的診察手技の良書」の回で筆者は古典的正統的な神経診察の良書と実践的で簡略的な神経診察の良書の2冊を推薦した。実際に我々は神経学的所見でも最初に正統的で詳細な神経学的診察方法を学習した後に、実際の現場では簡略に的を絞った神経診察を行っている。神経学的診察も超多忙な臨床の現場で、煩雑な系統的神経診察を必要以上に行うのには無理があるのである。

以上のような理由で本書を読むのは古典的心電図判読方法を修得してからにして欲しいと筆者は考えているので、推奨時期は後期専攻医～とした。

次に同じ著者が心電図判読法を解説したＤＶＤである**山下武志著『もう迷わない！　好きになる心電図　上巻・下巻』CareNet DVD、２００５年、２００６年（分類：教科書、推奨度評価：★★★、推奨時期：医学生～）**を紹介する。

発刊年で言うとこちらのＤＶＤが先なので、最初に紹介した書籍はこのＤＶＤの書籍版ということになる。ＤＶＤの上巻では不整脈の読み方が、そして下巻の第5、6、7回で12誘導心電図の読み方が解説されている。

このＤＶＤで著者が一貫して説いているのは、心電図を画像的に読むことである。すなわち、12誘導心電図を1枚の画像としてどこを見ないか、そして、どこを見るべきかを解説している。

一連の講義で数値基準が出てくるのは、不整脈でのQRS幅3mmと心室高電位のV5でのR波26mmだけである。本DVDと前出の書籍が画期的なのは、「心電図判読は数値基準にとらわれずに画像的に読んでよいのだ」ということに循環器内科医の立場でお墨付きを与えてくれたことだ。

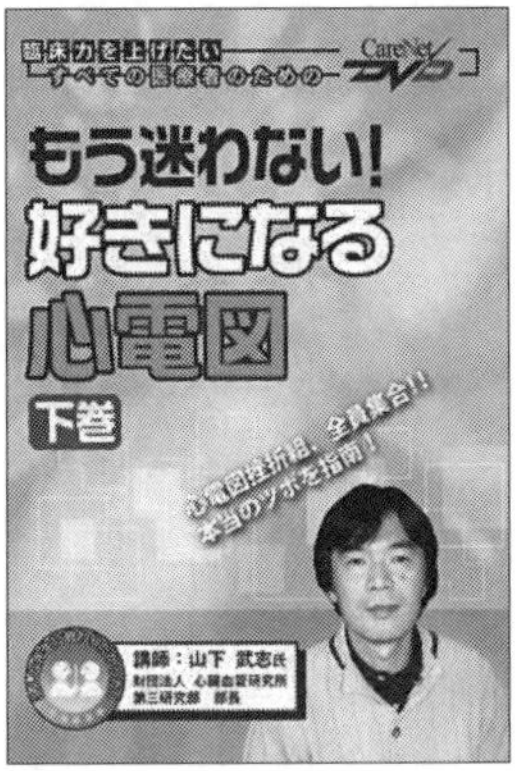

山下武志著『もう迷わない！　好きになる心電図　上巻・下巻』CareNet DVD、2005年、2006年（分類：教科書、推奨度評価：★★★、推奨時期：医学生〜）

このDVDを見たり、書籍を読んだ非循環器内科医は、古典的心電図判読方法や数値基準による心電図判読方法の呪縛から解放されたのである。

以前筆者は「輸液の入門書　初版から35年後も古びない初学者向けの決定版」の回で「輸液」についての教科書を紹介したことがあった。その回で『輸液を学ぶ人のために　第3版』の著者である和田孝雄先生によって、「輸液＝腎臓内科医の領域」という呪縛が解かれたことを説明したが、心電図の領域で同様のことを行ったのが今回紹介する書籍の著者である。

おそらく循環器内科医に限らず多くの医師が、日常自分なりの方法で心電図を1枚の画像として読んでいると思う。実際に筆者も、最初にパッと心電図全体を眺めて何か異常があって怪しそうだったら、見構えて古典的心電図判読法で改めて心電図を読んでいる。誰もが何となく無意識に行っているとりあえずの心電図の画像的判読方法を、本DVDの著者が初めて体系化したと言える。

前出の書籍は推奨時期を後期専攻医～としたが、このDVDの視聴は前出の書籍と同内容であるが心電図学習のとっかかりとしては医学生のとき見ても差し支えないと考えたので、DVDの推奨時期はあえて医学生～とした。

実力を磨く心電図集中トレーニングの良書

心電図400本ノックを試してみた！

前回は心電図を1枚の画像として認識する瞬間的心電図判読方法の良書を紹介した。これで、見落としがないように順序立てて丁寧に読んでいく古典的判読法と、典型的な波形を瞬間的に見つける心電図判読法の両方を学ぶ機会を得たことになる。今回は、両者をうまく使い分けて日常診療に活かすことができるかどうか、心電図の実例を数多く収録した書籍で、実力を試してみることにしよう。

前回の連載では、筆者が初期研修医の頃、病院で記録した心電図がすべて検査室に集められ、その大量の心電図を正常な心電図とそうでない心電図に振り分けるのが初期研修医の仕事だったことを紹介した。この振り分け作業以外にも、初期研修医はCCUをローテーションするときに、循環器内科の先生と1対1で心電図を判読することが義務付けられていた。初期研修医に心電図が与えられて、読み取れる所見を述べさせられる。その後で、心電図所見から考えられる鑑別診断などが問われるというものだった。しかも、判読する心電図は1枚ではなく、一定の時間に読めるだけ何枚も読むのである。

この1対1の判読は、将来循環器内科を志す初期研修医だけでなく、外科系志望者も含むすべての初期研修医に対して行われていた。グループではないので逃げようがなく、自分の実力が露呈されてしまう。しかも担当する循環器内科の先生は、その病院では神様のような存在で、心電図判読には非常に厳しいことで有名であった。そのため、心電図が苦手な初期研修医にとっては、まるで「拷問」のような時間に感じられたものである。

筆者は学生時代に和田敬先生の薫陶を受けていたおかげで、何とかこの「拷問」の時間をくぐり抜けることができた。後からある先輩から聞いた話だが、心電図が提示されてから約30秒間何も言えない研修医がいると、「帰れ！」とおっしゃって、その初期研修医を出身大学に帰らせたという逸話があったそうだ。医師たるもの循環器内科が専門でなくても、心電図を読めなければならないという信念をお持ちだったのだろう。

この循環器内科の先生は、恐らく心電図の判読を間違えると患者の生死に直結する可能性があることを考えて、初期研修医に対しても厳しく指導されたのだろうと思う。しかし、現在の心電計には心電図の自動解析装置が内蔵されていて、波形記録とほとんど同時に、解析結果や疑い病名が表示される時代となった。今でも当時ほど厳しい指導が必要かと言われると、やや疑問である。

本題から脱線するのはここまでにして、心電図判読を練習するために格好な書籍を見つけたので今回は紹介する。それは、岩瀬三紀監訳、マトゥー／ブラディ著『判読　ＥＲ心電図　実際の症例で鍛える　Ⅰ　基本編』西村書店、２０１０年（分類：参考書、推奨度評価：★、推奨時期：初期研修医～）および岩瀬三紀／佐藤直樹／長谷部直幸監訳、マトゥー／ブラディ著『判読　ＥＲ心電図　実際の症例で鍛える　Ⅱ　応用編』西村書店、２０１１年（分類：参考書、推奨度評価：★、推奨時期：初期研修医～）の2部作である。

学校の数学や物理の授業では、単に定理や原理を学ぶだけでなく、その後に練習問題を何問も解かせられた。当時の筆者には、なぜそんな作業が必要なのか疑問だった。しかし、後になって、定理や原理を学んだだけでは、理解したつもりになってもうまく使いこなせないから、問題を解くことで使いこなす練習をする意味があるのだと分かってきた。

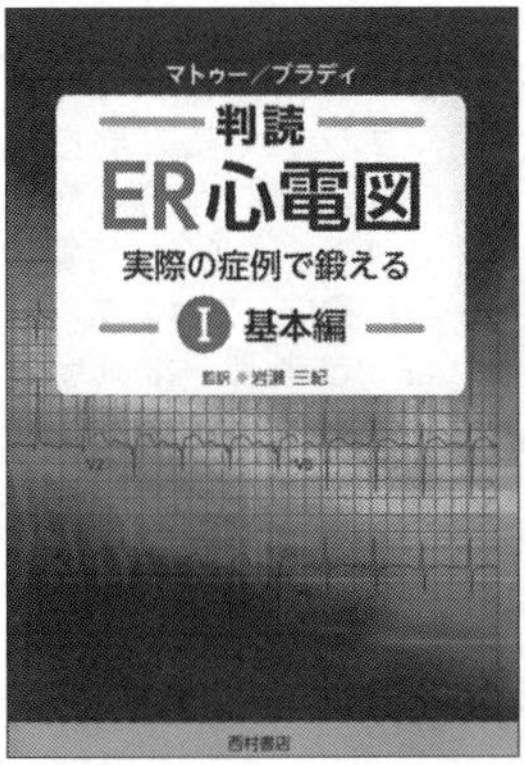

岩瀬三紀監訳、マトゥー／ブラディ著『判読 ER心電図 実際の症例で鍛える Ⅰ 基本編』西村書店、2010年（分類：参考書、推奨度評価：★、推奨時期：初期研修医～）

心電図も同じである。今まで紹介した書籍で心電図の原理や読み方を学んでも、実際の患者の心電図を読んで、診療に生かすためにはそれだけでは不十分である。心電図の所見が取れて、その所見に対して患者の病歴・診察所見・検査所見などを考慮して総合的に評価できるようになり、かつ、その後の検査計画や治療方針が立てられるようになる必要がある。

そう考えると、心電図を集中的に読むトレーニングを経験するに越したことはない。筆者は初期研修医時代の「拷問」の時間以外には、心電図100本ノックのような講習を受けたことはなかった。一方、臨床の現場に出ればどうせ毎日何枚も心電図を読むことになるし、自動

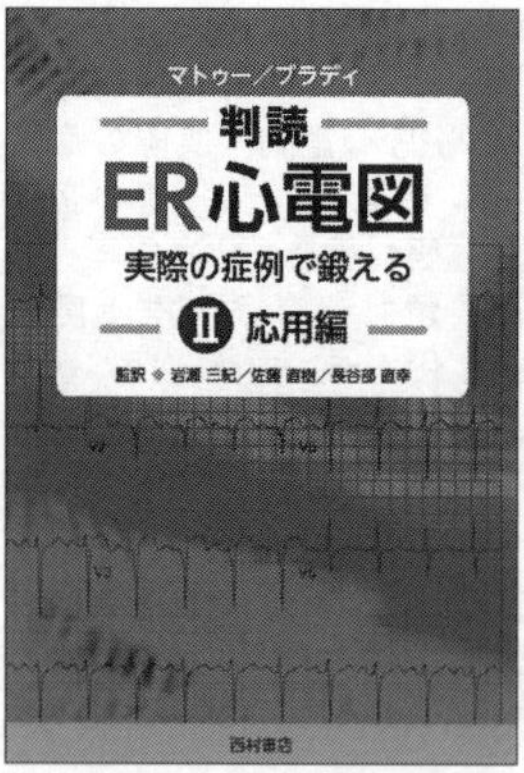

岩瀬三紀／佐藤直樹／長谷部直幸監訳、マトゥー／ブラディ著『判読ER心電図　実際の症例で鍛える　Ⅱ　応用編』西村書店、2011年（分類：参考書、推奨度評価：★、推奨時期：初期研修医〜）

心電計の解析結果も使えるので、集中的なトレーニングなど必要ないという意見の人もいるかもしれない。以前は筆者もそう考えていた。そこで、果たして心電図を判読する集中トレーニングは必要か否か、自分自身で今回紹介する２部作に挑戦してみることにした！

ということで、今回この２冊合計４００枚の心電図の判読に挑戦した。正直に言うときつかった。本書は基本編と応用編の２冊に分かれているが、レベルはほとんど同じで応用編がやや難しい程度であろう。

全般的な感想をまず記す。本書には救急室で本当に遭遇した心電図が掲載されているので、臨床的に確定診断できないような心電図も含まれている。救急の現場では、非定型的な波形ですぐには確定診断できないこともあり、実践的なトレーニングになる。また、本書を執筆した著者は循環器内科医ではなく救急医である点も特徴だ。救急医は１枚の心電図からできるだけ疾患をピックアップしなければならない。従って、ＳＴ上昇も１㎜以上ではなく、

0・8㎜程度のかすかな上昇も読んでいる。合計400枚にも上る心電図の1枚1枚から、これだけ所見を取るのかというくらい読んでいる。この著者は駆け出しの循環器内科医よりも心電図が読めるのではなかろうか？

次に、本書2冊を読破して明らかになった自分の心電図判読の課題を列挙する。

●軸の判読をほとんどしていない。したがって、ヘミブロックを読み落としている。
●房室解離と3度ブロックの違いを知らなかった。
●右心電図を取らずに12誘導心電図から右室梗塞を診断する方法を知らなかった。
●後壁梗塞を結構見過ごしている。
●I誘導とaVLでのseptal Qを判読できていないので、肥大型心筋症を診断できていない。
●広範な誘導でST-T異常を認めた場合に、頭蓋内出血を疑うことができなかった。
●左冠動脈主幹病変の読み方を知らなかった。
●V1に高いR波がない場合に肺塞栓を疑う所見を知らなかった。

などなど。

このように自分が分かっているつもりで知らなかったことがボロボロ出てきたのであった！以上2部作400枚の心電図を読んでみて、「果たして心電図を判読する集中トレーニングは必要か否か」という問いに対する筆者自身の回答は、「やはりトレーニングは必要だった」である。

考えてみれば当たり前である。学校の数学や物理の授業で単に定理や原理を学ぶだけでなく、その後に問題を何問も解かないと定理や原理は身につけられない。ピアノも好きな曲だけ練習していても駄目である。バイエルのあとにチェルニー１００番、30番と練習曲をこなさなければならなかった。すなわち、つまらない・つらい・あきる練習曲を数多くこなすことによって初めて、後からどんな課題曲にも対応できるような実力が付くのである。

心電図も同じである。原理や判読方法を学んでさえいればどんな症例にも対応できると考えたくなるのは、自分の怠惰な心のなせる業であることを痛感した。心電図の判読方法を身に着けるためにも、やはり王道はなかったのである。そう考えると、今回紹介した2部作は臨床の現場に出る前の学生時代に読破すべき書籍なのかもしれない。しかし、学生時代は心電図だけ勉強すればよいわけではなく実際には無理なので、推奨度評価は★一つとして推奨時期は初期研修医〜とした。

心臓の異常部位によって、各誘導にはどんな波形の変化が予想されるか？

心電図の波形を理解するための良書

前回まで5回にわたって心電図判読方法についての良書を紹介してきた。今回からは心電図の波形を理解する良書を紹介したい。

筆者は大学3年生のときに生理学で心臓の生理学を学習した際に、直接授業とは関係なかったが心電図の原理の本を1冊読んだ。この心電図の原理の本は特に教科書として指定されていたわけではなかったが、大学生協の書籍部で「ハーバード医学校の教科書」と書籍の帯に記載されているのを見て、ハーバードの教科書なら読んでみようかという軽い気持ちで読んだのであった。

この本はおそらく現在では絶版で、もう書店で見ることはできないと思われる。この書籍には、心筋の電気生理の原理から、活動電位がどのように伝わり、その結果として心電図の波形にどう現れるのか、詳細に解説されていた。率直に言って読破するのはつらかった。この本はあくまで心電図波形を電気生理学的に解説した書籍で、読破したからといってすぐに心電図が読めるようになるわけではなかった。筆者はその頃に、和田敬先生の書籍と授業に出会い実践的な心電図判読方法を学んだので、それ以降はこの書籍のように心電図の波形を電気生理学的に詳細に解釈しなくても困ることはなかった。それはちょうど、輸液・電解質・酸塩基平衡を考えるのに、腎臓の尿細管各部位でのイオンの輸送をいちいち考えなくても困らないのと同じである。

しかし、心電図を単に「機械的に」判読するだけではなく、「理解して」判読するためには、どうしても心電図波形の成り立ちをある程度理解している必要がある。以前に、心電図を判読するためには、立体空間図形認識能力が必要であることを記載した。この回では言及しなかったが、12誘導心電図を立体的に解釈するために知っておかなければならない事柄として、「reciprocal change（別名 mirror change：鏡像変化）＊1」と呼ばれる原理がある。筆者はこの原理を和田敬先生の授業から習って以来、現在でも使用している。しかし、この原理は書籍にほとんど記載されていないようなのだ。和田敬先生の著書『心電図のＡＢＣ』でもこの「reciprocal change」という用語が出てくるのは、p.71「心筋傷害とこぶ」の1カ所だけである。

この「reciprocal change」という原理は、教えられればごくごく当たり前なのでわざわざ書籍に記載されることはほとんどなかった。しかし、筆者が留学していた当時の米国の医学生であれば現場で必ず習っていた事柄であった。実際に筆者も大学6年生の時に、米国マサチューセッツ総合病院の循環器内科で実習を行ったが、そこでも毎日回診で当たり前に「reciprocal change」を用いて心電図の判読が行われていた。

この原理を用いて心電図を読むと、心筋の傷害部位が明確に判別できる。つまり、心筋の傷害が虚血性変化によるものか、それ以外の非虚血性変化が原因なのか、もしも虚血性変化ならばその傷害部位はどこか、心筋の傷害部位は貫壁性か非貫壁性か、といった情報が読み取れるのだ。そして、この「reciprocal change」を用いた心電図の判読に冠動脈の走行の解剖学的知識を重ねることによって、冠動脈の責任病変部位の推定が可能になる。

「reciprocal change」とは、心電図で水平方向の基線に関する線対称変化である反転変化である。別名 mirror change とも呼ばれていて、こちらの名称の方が有名かもしれない。しかし、mirror change とはもともと垂直方向の垂線に関する線対称変化を意味する用語なので、心電図とは基線の方向が違う。だから、この用語は使用すべきではないと和田敬先生から教えていただいた。それ以来、筆者は mirror change ではなく「reciprocal change」と言い続けている。以前「輸液の教科書」の回でスクリブナーの輸液と電解質の神秘を解き明かす魔法の言葉を紹介したが、これに対して「reciprocal change」は12誘導心電図を立体的に解き明かす魔法であるといえる。

この「reciprocal change」を含めて、心電図の波形を臨床医向けにより実践的に解説してある書籍はないだろうか？　そこで思い出したのが次の書籍である。

今回紹介するのは、吉利和、宮下英夫訳、Mervin J. Goldman, M. D. 著『図解心電図学―心電図の読み方のコツ―』金芳堂、１９８７年、改訂第12版（絶版）（分類：古典、推奨度評価：★、推奨時期：医学生〜）である。筆者は研修医時代から存在は知っていたが、読んだことはなかった。今回アマゾンの古本で購入して読んでみた。

本書の「著者の序」にこう記されている。

電気生理学の基本原則についての知識は心電図の理解には必須である。この原則は本書を通じて強調されており、心電図学の解釈においては機械的暗記よりも理解力を養成することである。このことは心電図解釈をより理論的に有意義なものとするであろう。

スカラー誘導の心電図パターンの理解を高めるために、主眼はベクトル的アプローチに置いた。ベクトル的解釈はより伝統的な単極誘導解釈と一致しており、後者は前者を表現したものである。

この「著者の序」から分かる通り本書の目的は、機械的暗記による心電図解釈ではなく理解による心電図解釈である。このように本書では、心電図の波形の成り立ちを理解して心電図を解釈することが目標となっている。

本書の1〜7章では、心電図の基礎知識を解剖学的な模式図と共に解説している。8〜18章では心臓に異常がある場合の心電図を取り扱っている。様々な疾患により心臓のどの部位に傷害が起こって、そのために前頭面や水平面での正常な場合と異なる電気的興奮ベクトルを模式図で示し、それらを記録している各誘導の心電図波形にどのような変化が表れるかを説明している。そして、20章の「空間ベクトル心電図への手引き」では、ベクトル心電図と12誘導心電図の波形の対応が解説されている。

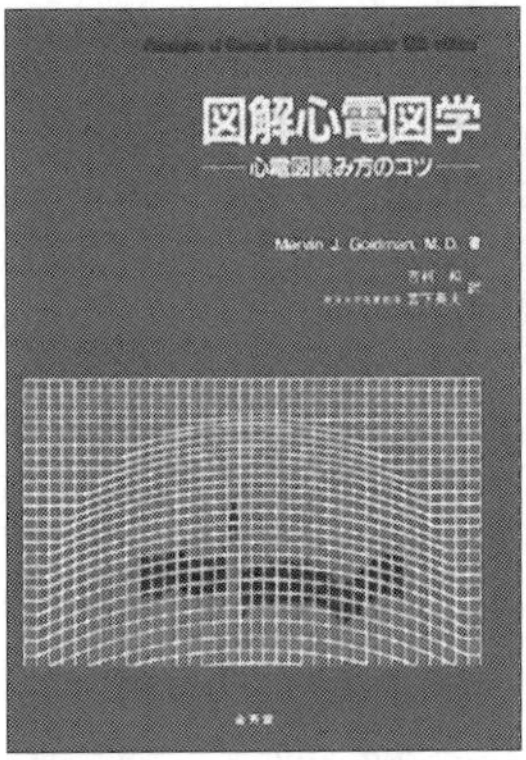

吉利和、宮下英夫訳、Mervin J. Goldman, M.D. 著『図解心電図学—心電図の読み方のコツ—』金芳堂、1987年、改訂第12版（絶版）（分類：古典、推奨度評価：★、推奨時期：医学生～）

主な心疾患で発生する心臓の前頭面や水平面での電気的興奮ベクトルの図と、それを観察記録している各誘導の心電図波形は一度は理解しておいた方がよい。言い換えると、心臓のどの部位に伝導障害が起こると、それぞれの誘導にこんな波形の変化が表れるはずだとイメージできることこそが、心電図波形を「理解」していることになるのである。

例えば、完全右脚ブロックと完全左脚ブロックの心電図波形を例に取ろう。機械的暗記では、完全右脚ブロックではV1誘導でQRS波が「M」型で、一方完全左脚ブロックではV6誘導でQRS波が「M」型であると覚えればよい。しかし、これらの波形の成り立ちを理解しようと思うと、本書のような心臓の電気的興奮ベクトルの図とそれを観察記録している各誘導の心電図波形の対応を「理解」しないといけない。このように心電図波形を「理解」すると、完全右脚ブロックではＶ１誘導でＱＲＳ波が「Ｍ」型であるだけではなく、その後に深いＳ波が通常存在することが「理解」できる。こうして完全右脚ブロックの波形を「理解」していると、完全右脚ブロックを伴う前壁梗塞の心電図波形の場合に、Ｖ１誘導でＱＲＳ波に最初のＲ波が消失してその代わりに abnormal Q 波が存在し、かつ、通常の深いＳ波の部分でＳＴが上昇していることが「理解」可能となる。

様々な病態での心電図波形の成因を懇切丁寧に解説した本書は確かに名著である。しかし、この名著にも「reciprocal change」自体の解説は記載されておらず、心電図波形の解説で当たり前に「鏡像的変化」という説明が数カ所で見受けられただけである。本書は教科書として読むよりも、疑問に思った病態の波形だけ辞書的に検索するのに便利であろう。従って、推奨度評価は★とした。

１枚の心電図を系統的に判読するだけでなく心電図の波形を理解して判読できるようになると、心電図判読は初心者レベルから中級者レベルになったといえるのではないであろうか？

＊1　reciprocal changeについての詳細は、『問題解決型救急初期検査　第2版』、医学書院、p.346-348、2019、田中和豊：第6部　心電図1　基本事項7　reciprocal changeを参照のこと。

心電図の波形を理解するための良書　その2

心電図自動診断はどこまで信用できるか？

前回は心電図波形の成り立ちを理解するための良書を紹介した。そして、1枚の心電図を系統的に判読するだけでなく、心電図の波形を理解して判読できるようになると、心電図判読は初心者レベルから中級者レベルになったといえることを述べた。今回もまた、心電図の波形を理解するための良書を紹介する。

心電図判読とは、結局は心電図波形の解析である。以前に紹介したデュービンの『図解心電図テキスト』の1．心拍数、2．調律、3．電気軸、4．肥大、5．心筋梗塞という系統的判読方法も、『3秒で心電図を読む本』の瞬間的心電図判読方法も、方法は異なるが波形を解読している。そ

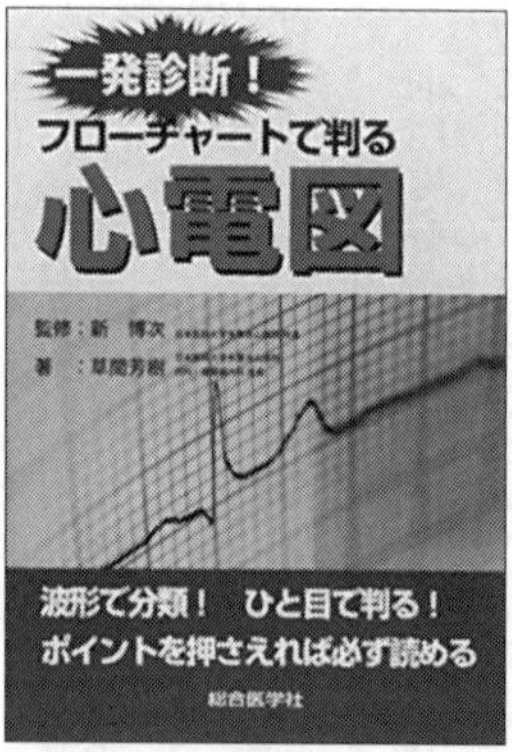

新博次監修、草間芳樹著『一発診断！ フローチャートで判る心電図』、総合医学社、2014年（分類：参考書、推奨度評価：★★★、推奨時期：医学生～）

れならば、波形自体にもっと着目して心電図を読むアプローチがあってもよいのではないか？

そう考えた時に、うってつけの書籍を発見した。**新博次監修、草間芳樹著『一発診断！ フローチャートで判る心電図』、総合医学社、２０１４年（分類：参考書、推奨度評価：★★★、推奨時期：医学生～）**である。

本書の最大の特徴は、心電図の波形解析をフローチャート化したことである。まず最初に、それぞれの誘導が示す波形について、どんな事柄をチェックしなければならないのかが示されている。さらにそれぞれの波形の異常について、その後の各章で詳細なフローチャートに従って鑑別していき、読み進むと診断にたどりつくことができる構成となっている。その上、定性的な波形解析だけではなく、定量的な波形基準も記載されている。

本書のように波形解析がフローチャート化されていると、熟練した医師が心電図診断を行う場合の思考形式が可視化されたことになり、心電図初心者にも理解しやすくなる。従って、本書の内容は医師だけではなく、看護師・臨床工学技士・救急救命士などのコメディカルと共有すると、チーム医療がより円滑に進むであろう。一方、定量的な波形基準の説明は、医師にも十分役立つ内容だ。

心電図の参考書には難しい原理を記載した書籍もあるが、本書の内容がだいたい理解できれば、多くの医療従事者は日常診療で困らないだろう。本書はそれを1冊の書籍でコンパクトにまとめた優れものなのだ。

本書に記載されているような、心電図波形のフローチャートによる所見と診断をつきつめると、心電図自動診断に行きつくのであろう。現在の心電計には自動診断装置が内蔵されていて、心電図の記録とほぼ同時に自動診断が記載される。この心電図自動診断装置は心電計のメーカーによって異なるらしいが、多かれ少なかれ本書のようなフローチャートのアルゴリズムによって決定されていると考えられる。

ところで、心電図の波形分析といえば、「ミネソタコード」が有名だ。これは具体的に何を規定しているコードなのか？　例によって「ミネソタコード」の書籍を探し、アマゾンでヒットした古本を購入してみた。それが、**渡辺孝著『ミネソタコードと臨床　異常心電図　心電図自動診**

断の正しい解釈　改訂第5版』日本メディカルセンター、2003年（分類：参考書、推奨度評価：★、推奨時期：指導医～）である。

　本書によると、「ミネソタコードとは、ミネソタ大学のBlackburnらにより発案されたもので、疫学調査を目的とした成人の心電図の統一分類法である。その後1968年に改訂され、1982年にミネソタコードの再改訂がなされ、これが現在広く使用されている」そうである。

　そして、「ミネソタコード（1968）は、いかなる所見もすべて定められた範疇に適合するよう客観的分類基準が確立されており、さらにこれがWHOの心臓血管調査方式（1968）に採用されているだけに、ドイツ学派を除いては唯一の国際的共通基準として広く使用された」とある。

　つまり、「ミネソタコードは、もともと疫学調査目的に発案され、現在ではほぼ世界基準となっ

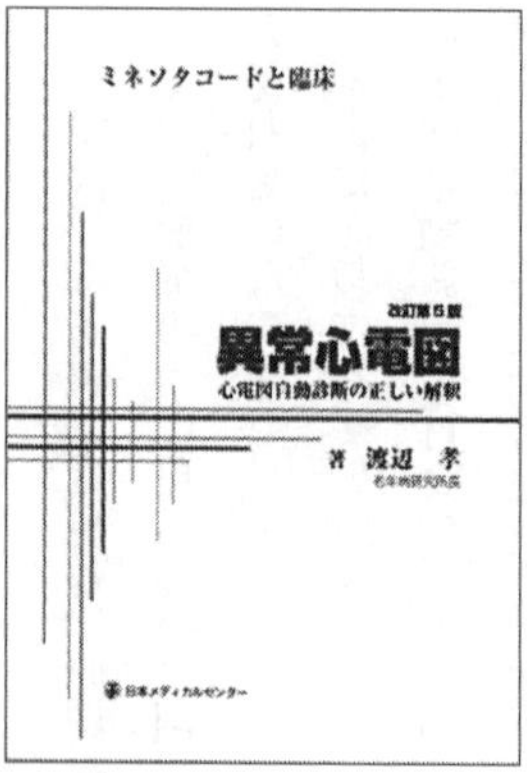

渡辺孝著『ミネソタコードと臨床　異常心電図　心電図自動診断の正しい解釈　改訂第５版』日本メディカルセンター、2003年（分類：参考書、推奨度評価：★、推奨時期：指導医～）

ている成人心電図の定量的な分類法ということらしい。実際に本書によると、心電図所見は、1.QおよびQS型、2.QRS軸偏位、3.高振幅R波、4.ST接合部（J）およびST部下降、5.T波の項、6.房室伝導障害、7.心室内伝導障害、8.不整脈、9.ST部上昇（9―2）とそれ以外の所見、というような大項目で分類されている。そして、それぞれの大項目がさらに詳細な数値基準によって分類されている。例えば、1.QおよびQS型では、I誘導またはV6誘導でQ／R≧1/3、かつQ≧0.03秒であれば、1―1―1という分類となる。実際に現在の心電図の自動診断の上の方に、1―1―1のような3つあるいは2つの数字が記載されている。これがその心電図のミネソタコードなのである。

そして、本書によるともともと疫学調査目的に作成されたミネソタコードが、心電図の自動解析アルゴリズム作成に利用されて、メーカー各社が心電図自動解析プログラムを搭載した機種を製品化したようだ。この心電図自動診断は、確認のために参考程度に参照するものだと筆者は考えていた。実際に、筆者は心電図波形から心電図を判読していて、自動診断の結果はほとんど見ていない。ところが、中には心電図波形を全く見ずに最後の「自動診断」だけで診療を行っている医師も存在する！　ということをつい最近知った。

この心電図自動診断だが、少し自分で心電図を読めるようになれば、「結構あてにならない」、

「あまり役に立たない」と感じるようになるはずである。それもそのはず、この心電図自動診断には、患者の病歴・身体診察・バイタルサイン・臨床検査値・胸部X線読影所見などの臨床情報が全く加味されていない。患者が正常な時からの経時的変化も考慮していない。いわば、検査前確率が低い状態に、心電図の情報だけを追加しているので、診断確定にも除外にも至らず、他の臨床情報と合わせて判断しないと診断に到達しなくても不思議ではない。心電図自動診断は参考にはできても、「臨床診断」として頼るわけにはいかないのだ。

そう考えると、この心電図自動診断機能は何のためにあるのか？　という疑問が浮かぶ。心電図に重要な臨床的意義がない時に、自動診断で異常がなければ、それ以上の精査は必要ないと考えてよいだろう。逆に、心電図に重要な臨床的意義がある疾患が疑われるのに、自動診断で異常がないという記載があれば、その自動診断を安易に信じるわけにはいかない。この場合、もしも自分の心電図判読よりも心電図自動診断を信じてしまうと、それ以上、必要な検査や治療が行われなくなり不幸な結果が起こりかねない。それならいっそのこと、心電図自動診断機能はなくしてもよいのではないか？

そんなことを考えていたら、日本不整脈心電学会の役員および役員経験者からなる世話人を中心に「心電図自動診断を考える会」なる会が２０１５年から活動していることを最近知った。この会は、心電図自動診断の今後の方向性、改善を必要とする点や、臨床応用の推進などに関して適切な提言を行うことを目的としているそうである。

個人的には心電図自動解析装置は「心電図所見」だけ記載すればよいと考えている。確かに、典型的なST上昇心筋梗塞のように、心電図所見だけで診断が可能なこともあるが、「心電図自動診断」という用語を使うと、あたかも「臨床診断」であるかのような誤解を招いているのではないだろうか?

ここまで考えたところで、以前に「現在の心電計には心電図の自動解析装置が内蔵されていて、波形記録とほとんど同時に、解析結果や疑い病名が表示される時代となった。今でも当時ほど厳しい指導が必要かと言われると、やや疑問である」と記載してしまったが、この言葉は撤回したいと思う。

心電図自動診断はあくまで心電図の波形を「機械的に」判読しているのであって、「理解して」判読はしていない。心電図を「理解して」判読しようと思うとやはり必然的にそれなりのトレーニングが必要となる。危うく「心電図自動診断」という甘～い誘惑に負けてしまうところであった。

今回紹介した2冊目の渡辺孝：著『ミネソタコードと臨床　異常心電図　心電図自動診断の正

しい解釈　改訂第5版』、日本メディカルセンター、２００３年は、お気づきの通りかなり専門的な書籍である。従って、（分類：参考書、推奨度評価：★、推奨時期：指導医〜）とした。

参考文献

心電図自動診断を考える会世話人：エキスパートコンセンサステートメント　心電図自動診断の精度評価ならびに有用性向上へのアプローチ　第1報：心電図自動診断に用いられる診断名・所見名の検討　心電図　Vol. 39　No. 1　２０１９

波形を理解するための良書3

心電図の新たな名著になるかもしれない書籍

前回は心電図の波形解析をフロー・チャート化した書籍を紹介した。しかし、もっと簡潔に心電図の波形を解説した書籍を発見した。それが、杉浦哲朗監修、土居忠文、宮尾恵示著『心電図ドリル』ベクトル・コア、２０１３年（分類：教科書、推奨度評価：★★★、推奨時期：医学生

〜注：総合医学社から２０２０年に新装版発行）である。

　本書の特徴は、まず第1に医師ではなく検査技師さんによって執筆された書籍であることだ。医師の間には、心電図の講義、あるいは書籍の執筆は循環器内科医の独壇場というイメージがあるのではないか。他の診療科目の医師が心電図についての講義を行ったり、心電図に関する記事や書籍を執筆する場面は想像しにくい。ところが、本書は循環器内科医でもなく、医師でもない、検査技師さんによって執筆された心電図の書籍である。書籍と言っても「ドリル」というタイトルからも分かる通りの小冊子に近い。

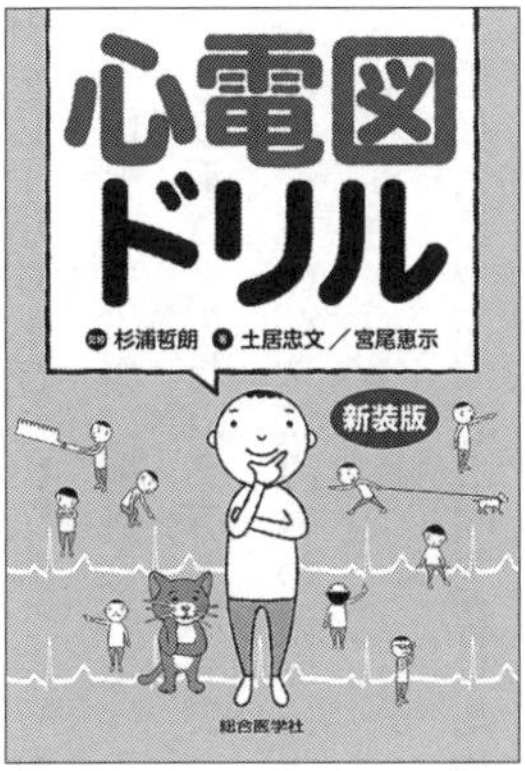

杉浦哲朗監修、土居忠文、宮尾恵示著『心電図ドリル　新装版』総合医学社、2020年（分類：教科書、推奨度評価：★★★、推奨時期：医学生〜）

　第2の特徴は、可能な限りポイントを絞り込んだ書籍だということである。本書を手に取れば分かる通り、記載は非常に簡潔だ。イラストが多く、文字が少なく、ページごとに内容が分かれている。恐らく、本書を手に取った医師の多くが、心電図の書籍としては解説が少なすぎるという印象を受けることだろう。もちろん、心電図をしっかり学びたい医師から見れば、本書の内容だけでは物足りないであろう。しかし、最初の１冊として本書は最適なのではないかと考えた。故・和田敬先生の『心電図のＡＢＣ』は絶版でもう手に入らない。デイル・デュービン著、村川裕二訳『図解心電図テキスト』原著第６版は分かりやすいが、読み終わるのに１日はかかる。一方、本書はほとんど誰もが数時間で読破可能であろう。

「１stステップ　心電図を読むための基本を確認しましょう」で、心電図についての最低限の知識を記載している。その次の「２ndステップ　不整脈の心電図診断にチャレンジしましょう」では、いきなり心電図の症例問題となる。そして、「３rdステップ　波形異常の心電図診断にチャレンジしましょう」では、基本的な波形異常がここでも症例問題の形で挙げられている。本連載では様々な心電図の書籍や心電図波形の原理に関する書籍15冊とＤＶＤを２本紹介してきたが、これほどまでに簡潔に記載した書籍はない。もしかして世界で最も簡単な心電図の書籍かもしれない！

医師の執筆した書籍では、なかなかここまで思い切った情報の絞り込みはできないであろう。豊富な症例経験がある医師ほど、典型的な症例だけではなく、非典型的な症例や例外についても解説したいと考えるのが自然な発想だからだ。このように簡潔な書籍が執筆できたのは、多忙な業務の中で検査技師さんが「最低限の心電図知識を、同じ職種の新人に教育したい」という現場の切実なニーズに迫られていたからではなかろうかと推察している。ベテラン医師には物足りなくても、医学生が心電図の理解について最初の骨組みをつくるためには本書は最適かもしれない。実際に本書の問題を初期研修医に解かせてみても、すべての問題は正解にはならないと思う。初期研修医の達成目標として本書の問題完答を目指してもよいであろう。

そして本書には、もう一つ特筆すべき点がある。それが「付録　波形をなぞって覚えましょう」である。この付録では、典型的な不整脈の波形を「なぞる」のである。この「なぞる」という発想は他書にはないものだ。12誘導心電図の各波形や各種不整脈の波形は見慣れている医師でも、それぞれの波形を実際に自分の手で描いたことがある人は何人いるだろうか？　この波形を「なぞる」あるいは波形を実際にフリーハンドで描く作業を通じて、我々は心電図波形の「質感」を感じ取ることができるのである。

例えば、心房細動の心房の揺れの細かさ、心房粗動のノコギリ波の波形のギコギコした感じ、モビッツ2型の脈拍が抜けた感じ、完全房室ブロックのP波とQRS波の連続性がない違和感、心室期外収縮の突発感などが、手の感触を通じて波形の特性を感じることができるのである。恐らく患者が「動悸」を訴えて受診した時に感じている違和感に通じるものがあるのではないだろうか。心電図波形を実際に自分の手で描いてみることは、心電図波形の細かな変化を感じ取る手段として有効だと思われる。本書は心電図波形を手で感じ取ることの大切さを教えてくれた。

心電図波形の異常を感じることができ、異常所見を認識できるようになると、それぞれの異常波形にはどんな意味があって、鑑別診断には何があるのかを辞書的に調べてみたくなることがある。鑑別診断の辞書のような書籍としてお薦めなのが、**渡辺重行・山口巖編『心電図の読み方パーフェクトマニュアル　理論と波形パターンで徹底トレーニング！』羊土社、２００６年（分類：教科書、推奨度評価：★★★、推奨時期：医学生〜）**である。本書の帯に、「基本をすべて網羅した大定番書！　先輩たちが推薦する！　20刷の超ロングセラー！」とある。２００６年の初版以来14年で何と20刷まで売れているのである。

実際に手に取って本書を開いてみると、そこまで売れる理由がよく分かる。各項が見開き数ページで構成されていて、かつポイントがまとまって分かりやすく簡潔に記載されている。本連載で様々な書籍を読んできたこともあり、筆者は売れる書籍には鉄則があると感じている。それは、売れる書籍は単純明快な書籍だということである。実際に自分で書籍用の原稿を執筆すると、この単純明快に書くということがいかに難しいかを実感することだろう。単純明快に書くためには、文章技術の問題もないがしろにはできないが、大前提として書き手が歯切れ良く単純明快に説明できるほど理解を深めていなければならないからだ。

本書が類書と異なるもう一つの特徴は、心電図波形で見るべきポイントに赤線で印をつけて解説してあることだ。通常の心電図の書籍は、12誘導心電図を提示してそれについての解説を言葉だけで表現している。しかし、文章と波形を見比べても、どの波形のどこの異常を説明しているのか、キョロキョロ見比べながら理解するまでに時間がかかる場合が少なくない。一方、本書のように心電図波形に赤線を入れて解説してあると、どの波形に注目して、その波形のどこが異常なのか、12誘導心電図上でどのように視線を動かすのかが読者に一目瞭然に伝わる。これも本書が売れている理由であろう。

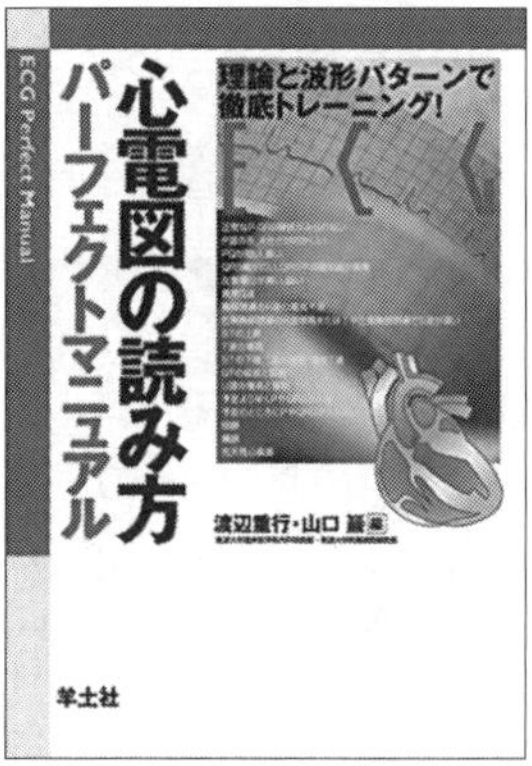

渡辺重行・山口巖編『心電図の読み方パーフェクトマニュアル 理論と波形パターンで徹底トレーニング！』羊土社、2006年（分類：教科書、推奨度評価：★★★、推奨時期：医学生〜）

例えば、168ページにあるST上昇の12誘導心電図では、前壁で異常Q波の出現を伴う超急性期T波とST上昇、側壁でのST上昇、そして下壁でのreciprocalなST下降という3つの異常所見が認められる。循環器内科医はこの３つの変化を同時に見て、瞬時に「前下降枝近位の閉塞による急性心筋梗塞」と診断する。本書ではこの循環器内科医の瞬時の視線の動きと思考回路が、赤線と対応する解説によって追体験できるのである。

実際に本書の序に下記のような記載がある。

本書編集に当たっての基本的な考え方を以下に示します。

1．循環器内科専門医が心電図をもとに、どのようなポイントに注目し、思考過程を経て診断に到るかを簡潔、明快に示す。

2．理論的背景の把握により、読者の応用力を引き出す。

3．トレーニング問題でなるべく多くの実践的判断を養う。

4．構成は、心電図所見から入るproblem-orientedな分類からなっているが、診断名による見出しを作ると同時に索引から用語、波形、所見による検索もできるようにしたので、実際の心電図判読への手がかりとしても活用できる。

また、本書では各章の終わりにLet's tryというチェック問題があり、その章で理解すべきポイントが確認できるようになっている。確認問題と解説を追加することによって、執筆者から読者への一方的な講義にならないように試みていることも売れる理由の一つだと思われる。

なお、本書の執筆者のリストを拝見すると、筆者が学生実習の時にお世話になった筑波大学関係者の諸先輩方のお名前が並んでいる。その先輩方も筆者と同様に学生時代から東京まで出向いて故・和田敬先生から心電図の手ほどきを受けた方々である。実際に本書を読んでいると、故・和田敬先生が講義で描かれた図をほうふつさせるイラストが何枚もある。そして、本書では故・和田敬先生の教え通り鏡像変化は mirror change とは書かずに reciprocal change と書いている。最初に、心電図の波形の鑑別診断を調べるために辞書的に読む書籍として紹介したが、本書は教科書としてもお薦めできる。従って、本書の分類は参考書とはせずに教科書とし推奨時期も医学生～とした。故・和田敬先生の名著『心電図のＡＢＣ』が絶版となった現在、本書が幻の名著の伝統を現代に受け継ぐ新たな名著になるのかもしれない

心電図の世界的名著1

画期的な名著を残した医師と世紀の誤診事件

心電図の書籍には、以前に紹介した『**図解心電図テキスト**』の他にも世界的名著が数多く存在

する。今回から、筆者が知る心電図の世界的名著を紹介したい。

まず第一に紹介するのは、Gilbert H. Mudge, Jr., M. D. 著『Manual of Electrocardiography Second Edition』Spiral Manual, A Little, Brown 1986（分類：教科書、推奨度評価：★★★、**推奨時期：初期研修医〜**）である。この通称「Mudge の心電図マニュアル」は、筆者が初期研修医であった１９９０年代前半の頃、若手医師の間で必読の書とされていた。時間にゆとりができたら書店に買いに行って読むつもりだったが、あまりの忙しさについ後回しになり、そのまま時は過ぎ去り現在では絶版となってしまったそうだ。

今回はアマゾンの古本で運良く見つけたので購入した。しかし、商品の取り違えが起こったらしく、誤って医学書でも何でもない一般書が送付されてきたのだ。クレームを付けて、紆余曲折（うよきょくせつ）した経緯で数カ月後にやっと本書を手に入れることができたのであった。

筆者が初期研修医の頃には、現在のように臨床研修のマニュアルは多く存在しなかった。特に日本で書かれた臨床研修のマニュアルは、聖路加国際病院の『内科レジデントマニュアル』や『外科レジデントマニュアル』など数冊しかなかったのである。臨床研修で使用する実践的なマニュアルといえば、アメリカのマニュアルと決まっていた。その中でも最も有名であったのが、この A Little, Brown の Spiral Manual シリーズであった。

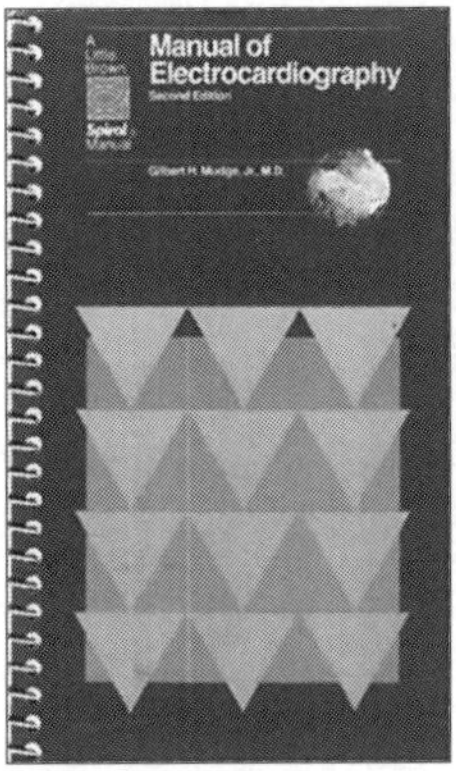

Gilbert H. Mudge, Jr., M. D. 著『Manual of Electrocardiography Second Edition』Spiral Manual, A Little, Brown 1986（分類：教科書、推奨度評価：★★★、推奨時期：初期研修医〜）

Spiral Manualシリーズとは、写真のように書籍の背をらせん状の針金でとじたマニュアル本の愛称である。ページを折り返しながら読み進むことができる。本書は臨床現場で働くレジデントが白衣のポケットに入れながら研修の合間に読み進めることができるように意図されていたのだ。当時はスマートフォンもインターネットもなかったので、病棟では本書のようなマニュアルが唯一の頼みの綱だったのである。

このシリーズはアメリカで研修するレジデントを対象にして、ほぼ全科のマニュアルがそろっていた。有名な『ワシントン・マニュアル』も元々本シリーズの一つであった。Manual of Medical Therapeutics というタイトルで Washington University Department of Medicine が執筆していたために、通称ワシントン・マニュアルと呼ばれている。現在でも出版社が変更になって出版が続けられている。当時救急医学の分野では、日本語で記載された実践的なマニュアルはなかったので、筆者も研修医のときに救急のローテーションでは、このSpiral Manual シリーズのManual of Emergency Medicine を使用していた。

本来なら25年ほど前に読まなければならなかった本書を、幸運にもやっと手に入れることができたので、せっかくだから最初から読むこととした。実際に読んでみると、読むのに苦労しないほど分かりやすい。心電図の波形の原理や読解のポイントが明確に記載されている。逆に言えば、これくらい単純明快に記載されていないと、超多忙な臨床現場で研修医が隙間時間に読破するのは難しい。

心電図の基本原理に始まり、正常心電図、心房・心室肥大、心室内変行伝導とヘミブロック、心筋梗塞と薬剤・電解質の効果が系統的に説明されている。また、それだけで1冊の本となり得る不整脈についても1章を割いて臨床現場で最低限必要な知識がコンパクトにまとめられている。そして、不整脈以外に臨床的に重要なテーマである早期興奮症候群（ＷＰＷ症候群）についても1章割いて解説されている。このように心電図の基本事項を全部で何と8章約１５０ページだけで解説しているのである！

単純明快に説明できるのは、その人が深く理解しているからこそだということは以前にも指摘した。心電図の理解が深まれば深まるほど、細かい知識を記載したくなってしまうが、本書の1

～8章の解説は、心電図のエッセンスが見事に150ページに凝縮されたいわば「心電図学の結晶」である。

さらに本書が優れているのは、この心電図の解説の後ろに最後の1章として50題の心電図波形の演習が添付されていることだ。心電図波形をマスターするためには心電図判読の演習が必須であることは既に述べた。本書は単なる心電図解説だけではなく、最後に50題の心電図波形判読演習をすることによって読者が自分の心電図理解をチェックできるような構成となっているのだ。判読する心電図の数も50題とちょうどよい。上級者には100題くらいあった方がよいと思うが、心電図初心者には50題の判読問題を解くのがやっとであろう。

このように、単純明快でコンパクトな心電図解説と50題の心電図判読演習で構成された本書が、当時世界的なベストセラーであったのはよく理解できる。

本書の著者であるGilbert H. Mudge, Jr. は、ハーバード大学の関連病院であるBrigham and Women's Hospital の高名な循環器内科医である。もう御年80歳くらいになるであろうが、ネット検索すると現在でもフルタイムで外来診療をしているようである。また、本書の第4章「診療記録」で紹介する『**Fundamentals of Clinical Medicine, 4th Edition**』（**臨床医学の基礎**）は、もともとは1984年にこのGilbert H. Mudge, Jr. の指導の下、2人のハーバードの医学生が執筆したことに始まる書籍である。このような名著を世に輩出するということは、医学教育にも造詣が深かったことがうかがえる。

今回紹介する「Mudge の心電図マニュアル」と上述の臨床医学の基礎という入門書で世界的に高名な同氏であるが、同時にもう一つのある「事件」で、医学界だけでなくスポーツ界や一般人にも有名である。その事件とは、ボストン・セルティックスというバスケットボール・チームのスター選手であったレジー・ルイスの死亡事件である。

レジー・ルイスは、１９９０年代前半に貧困な家庭からＮＢＡ（北米プロバスケットボール連盟）の名門チームであるボストン・セルティックスのキャプテンとなった黒人スター選手であった。彼は１９９３年4月29日のボストン・ガーデンでの試合中に突然「失神発作」を起こし、試合を欠場することとなった。翌日以降に近隣の病院に入院して精密検査を受け、その検査結果からボストン周辺の高名な循環器内科医13人で結成された「（循環器内科医の）ドリーム・チーム」が診断を下した。「限局的心筋症による心室性不整脈」という診断で、「選手生活を続けることは断念しなければならない」という過酷な結論であった。

選手生活の絶頂期に突然選手生命の終焉（しゅうえん）を宣告されたレジー・ルイスは、その診断に不服を覚え、セカンド・オピニオン目的に再度入院したのがボストンのハーバード系病院であるBrigham病院（Brigham and Women's Hospitalの前身となった病院の一つ）であった。このBrigham病院でレジー・ルイスの主治医に任命されたのが、Mudge医師だったのだ。再度精査を行った結果、同年5月10日に記者会見を開き、「ルイスの病気は心臓神経症であり、生命に危険はない。何の問題もなく選手生活を続けることができる」と発表したのだった。

この高名なMudge医師の判断の下に、レジー・ルイスは再度バスケットボールの練習を開始した。しかし、同年7月27日午後5時頃に、ボストン郊外の体育館で練習中に突然心肺停止状態となり、近隣の救急病院に搬入された。そこで、必死の蘇生措置が行われたが、その甲斐むなしく午後8時30分に死亡確認された。これが「レジー・ルイス事件」の顛末（てんまつ）である。

この事件によってMudge医師には、ボストン・セルティックスのスター選手レジー・ルイスを、予防できたはずの突然死で死なせた「殺人犯」というレッテルが貼られてしまったのである。事件の直後に同医師は殺害の脅迫を受けたため、一時期自宅では警察官が警護していたそうである。現在でもネット上での医師としての評価の一つには、「彼こそが、他の医師が競技不可と診断したのにも関わらず、レジー・ルイスを正常な心臓で競技可能であると診断した知ったかぶり医師である。彼がなぜ今でも医師を続けていられるのか分からない」というような内容の書き込みもあった。

「レジー・ルイス事件」は当時全米の注目の的となった事件の一つだったようである。この事件で騒然としていた１９９３年4月から7月のボストンに、実は筆者も偶然滞在していた。本書の巻末に収録した特別付録「アメリカ臨床留学　今昔物語　第5回　医学生のうちに米国式臨床実習を経験する」で述べたように、筆者は大学6年生の1学期に、アメリカのボストンの同じくハーバード系列のマサチューセッツ総合病院（ＭＧＨ）で3カ月間臨床実習を行った。このＭＧＨは、Mudge 医師が勤務する Brigham and Women's Hospital とは地下鉄で数駅隔てたチャールズ川沿いにある総合病院である。ここで筆者は１９９３年４月からＣＣＵで４週間、Cardiology Consult として4週間、そして最後に Thoracic Surgery で4週間の臨床実習を行った。

当時の筆者は日本の平凡な大学6年生だった。その分際で、無謀にも天下のハーバードの循環器内科で合計8週間実習を行おうと考えたのは、和田敬先生から薫陶を受けた循環器病学が世界のトップレベルでどれくらい通用するのか自分の眼で確かめたかったこと、そして、いずれはアメリカでレジデンシー教育を受けるつもりだったので、学生実習をアメリカでのレジデンシーへの踏み台にしようと考えたことからであった。

天下のハーバードの臨床現場では、過酷な競争を勝ち抜いたハーバードの医師だけにしかできないような、何か特別な、一部の天才にしかできない魔法のような医術を持ち合わせているのではないかと筆者はひそかに期待して見学に赴いたものである。しかし実際の臨床現場には、そのような魔法は一切存在しなかった。ハーバードで目撃したことは、ごく教科書的な単純で当たり前な医療が冷徹に実践されていたという事実であった。すなわち、CCUでのレジデントのプレゼンテーションは、主訴・現病歴・既往歴・家族歴・社会歴・薬物歴などの病歴が系統的に述べられて、その後に身体診察もバイタルサインから始まって身体の上から下へこれまた系統的にプレゼンテーションされていた。そして、心電図や胸部X線写真も愚直なまでに系統的に1枚1枚読んでいた。つまり、ハーバードにも近道はなかったのであった。

3カ月間の病院実習を終了した時点でのアメリカ医療の感想は、「天下のハーバードといえども、当たり前のことを当たり前にやっているだけでたいしたことはなかった」というのが筆者の率直な実感であった。しかし、日本で長年アメリカのような臨床研修教育を行おうと努力してきたが、病歴のプレゼンテーションもまともにできないし心電図や胸部X線も系統的に読めない研修医が少なからず存在する事実を目の当たりにすると、全てのレジデントがそれらのスキルを身に付けているアメリカの医療レベルの高さに、改めて驚嘆させられる。

これは医学に限らずスポーツ・音楽・美術といった分野にも共通点があるようだ。レアル・マドリードのサッカー選手は、見た目に派手なオーバーヘッドキックという高度技術が優れているだけではなく、リフティングやトラップなどの正確無比な基本技術を身につけている。ピカソのような、素人にはハチャメチャと思われるような画家も、実は基礎的なデッサン力で他を寄せ付けないほど優れている。つまり、真の技能は、高度な技能というよりも基本的技能のレベルの高さに裏付けられているようなのだ。

さて、話を元に戻すと、筆者が１９９３年の4月と5月にＭＧＨで2カ月間ローテートしている期間に、レジー・ルイスが試合中に失神発作を起こし試合を欠場し、その後 Brigham 病院に入院して Mudge 医師の診察を受けて、5月10日に記者会見を開いて選手生活を続けられることを発表していたのであった。しかし、当時の筆者はレジー・ルイスというバスケットボール選手の存在を知らなかったし、研修でボストンに滞在していただけなので新聞を読まなかったしテレビも見ていなかった。もちろん当時インターネットはなかった。循環器内科をローテートしていたので、レジー・ルイス事件が話題にのぼっていたに違いないであろうが、全く記憶になかった。このような大事件がその当時リアルタイムで進行していたとは、全く知らないままでいたのであった。

筆者がこの「レジー・ルイス事件」を初めて知ったのは、翌年に大学を卒業して横須賀米軍病院のインターンになってから、neurology の講義で「失神」について教わったときであった。その講義の中で、脳神経内科の先生はこの「レジー・ルイス事件」を引き合いに出して「心室性不整脈による失神」を解説したのである。その先生は、レジー・ルイスのように健康が優れていると思われるスポーツ選手でも、心電図や心エコーで発見できないような肥大型心筋症が潜んでいることがあるので注意しなければならないと力説されていた。そして、「レジー・ルイス事件」の詳細な経緯を書籍で読み知ったのは、それからまた何年かたって参考文献1を読んだときであった。

『Fundamentals of Clinical Medicine』で基本的臨床技能を記載し、『Manual of Electrocardiography』で心電図学の結晶を描いて見せるほど臨床技能が卓越していたはずの Mudge 医師でも、「レジー・ルイス事件」という痛恨の〝世紀の臨床診断ミス〟を起こしてしまったのであった。事の真偽はともかく、参考文献2によると当時の Mudge 医師は「この件に私は自分の名声を懸けている」と発言していたそうである。臨床技能が完璧な医師であっても、国民的スター選手に対して1人の主治医が全責任を持つというプレッシャーはあまりにも過酷であったのかもしれない……。

参考文献

1）李啓充　番外「スター選手の死」『市場原理に揺れるアメリカの医療』（医学書院、1998）p．1

65–80
2）Was it really 25 years ago today? The death of Reggie Lewis http://www.celticslife.com/2018/07/was-it-really-25-years-ago-today-death.html
3）田中和豊　学生のページ　マサチューセッツ総合病院での臨床実習から見たわが国の医学と医療　医学教育　1994；25（1）：49–52。

マサチューセッツ総合病院で遭遇したもう1つの逸話

循環器内科のスター医師が停職に!?

「心電図の世界的名著とその著者にまつわる世紀の誤診事件を紹介した際に、偶然同時期に筆者はマサチューセッツ総合病院で学生実習していたことをお話しした。今回は番外編として、当時のマサチューセッツ総合病院でのもう一つの逸話をご紹介したい。それは、「Valentin Fuster 停職事件」である。

Valentin Fuster 氏は、スペイン系アメリカ人循環器内科医で、現在Journal of American College of Cardiology の Editor-in-Chief である。Wikipedia によると、彼は1943年にスペ

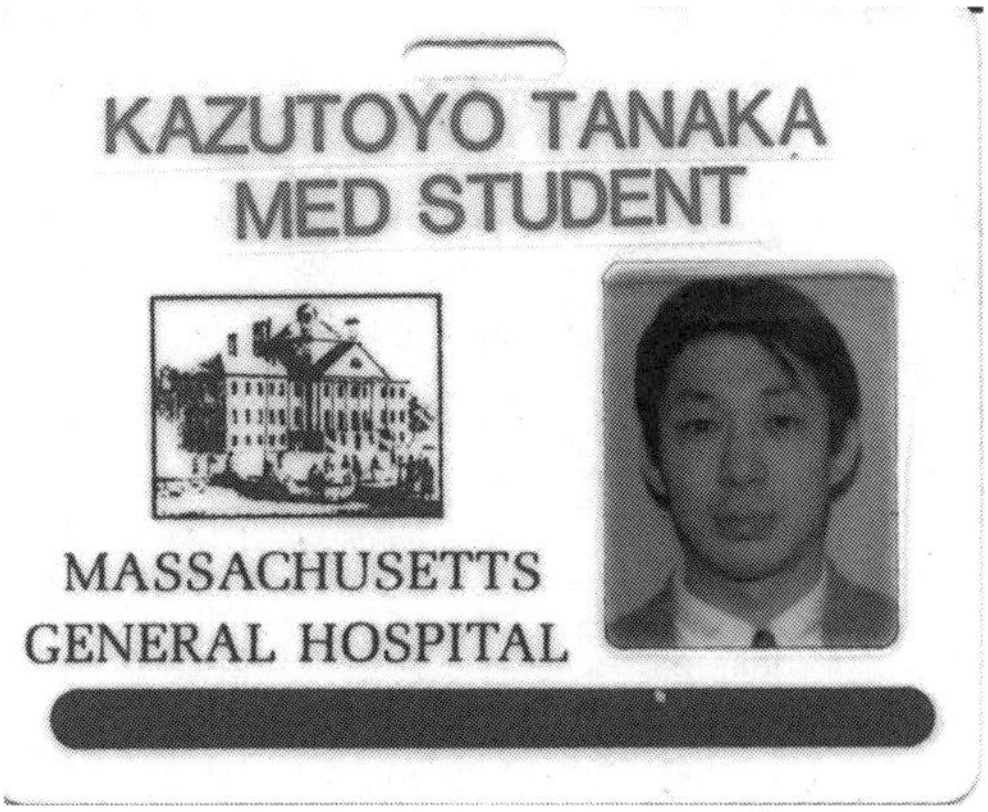

学生実習のときの身分証明書

インのバルセロナで出生。1967年バルセロナ大学を卒業後、イギリスのエジンバラ大学医学部で心筋梗塞における血小板の役割について研究し、医学博士の学位を取得した。彼が医師それも循環器内科医を志した動機は、テニスを通じて知り合った医師のPedro Farrerasが45歳のときに心臓発作を患ったため、彼から循環器内科の道を志すように勧められたからだそうである。その後彼はアメリカのMayo Clinicで研さんを積み、1981年にニューヨークのMount Sinai School of Medicineの循環器内科の部長に就任した。そこで10年間勤務した後、彼は1991年からは筆者が1993年に学生実習することとなったマサチューセッツ総合病院の循環器内科の主任部長として勤務していたのであった。

そのFuster氏は、筆者が実習した1993年4

月のＣＣＵおよび５月の Cardiology Consult における様々な Cardiology Conference にも出席して意見を述べていた。外見は俳優のロバート・デ・ニーロそっくりなラテン系のハンサムな顔立ちであった。話す言葉には強いスペイン語なまりがあり、特に英語の「r」はスペイン語特有の巻き舌の「r」の発音であった。

一連のカンファレンスや回診の中で最も印象的だったのは、確か木曜日の朝７時頃から行われていた「聴診回診」であった。この「聴診回診」では循環器内科の後期専攻医（fellow）が選んだ患者について、事前に一切情報がない状態で Fuster 氏が聴診する。その後で所見を述べて、聴診だけで患者の診断を当てるというものであった。つまり、教育を受ける側の後期専攻医（fellow）が指導する側の Fuster 氏の診断能力を試すようなもので、常識とは正反対の回診なのであった！「聴診回診」がこのような形式を取っていたのは、部長としての Fuster 氏の意向か否かは定かではなかったが、同氏は聴診所見からだけで見事に患者の診断を当てていたのであった！

このFuster 氏であるが、循環器内科領域では１９９２年の New England Journal of Medicine に掲載された、２本の「Acute Coronary Syndrome」という新しい概念を提唱した論文（参考文献２、３）の筆頭著者として非常に高名である。この論文は、それまで急性心筋梗塞は冠動脈の

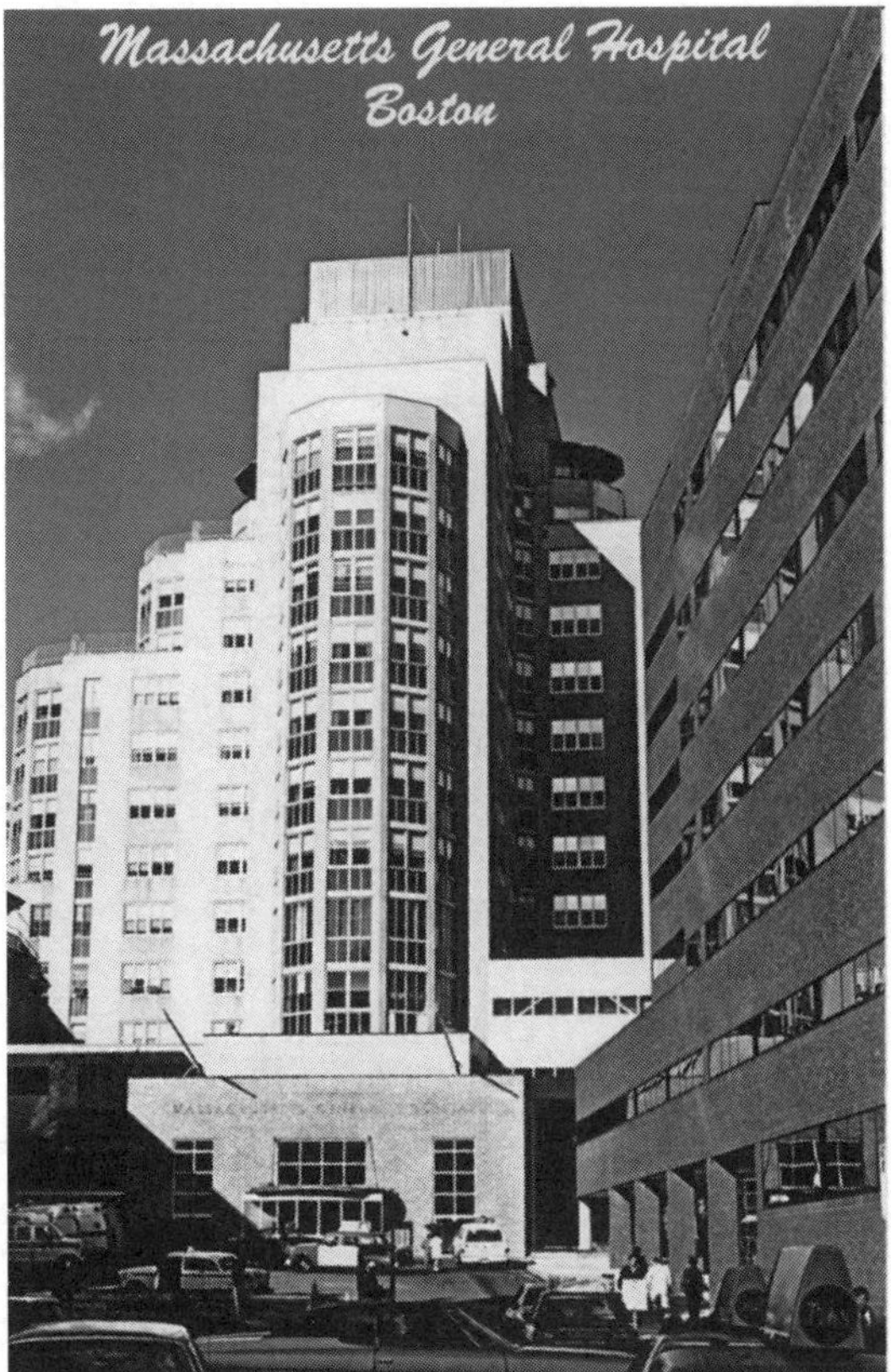

Massachusetts General Hosiptal：MGH 正面の White Building（当時の絵はがき）

粥状硬化が連続的に増悪して、最終的に完全閉塞することによって発症すると理解されていたものを、通説を覆して冠動脈内の不安定プラークが突然破裂して、そこに血栓が形成され冠動脈が閉塞した結果発症するのが心筋梗塞であることを指摘したエポックメーキングな論文なのであった。そして、彼らは心筋梗塞のメカニズムの理解が根本的に変革したので、その名称も「Acute Coronary Syndrome」に変更することを提唱したのであった。この論文の成果に、同氏が医学博士の学位を取得したエジンバラ大学医学部での研究（心筋梗塞における血小板の役割）が貢献したことは言うまでもない。

このようにValentin Fuster氏は、研究・臨床・教育の三位一体を具現した、循環器内科医のお手本のような存在だった。サッカー選手に例えるとバルセロナのメッシのようなスーパースターで、前年にはNew England Journal of Medicineの2本の「Acute Coronary Syndrome」という革命的な論文を執筆して飛ぶ鳥を落とす勢いだったのである。ところが、そのFuster氏が、何とある日突然「停職」になったという。

マサチューセッツ総合病院では、この件について内科レジデントに対する説明会が内科の昼食時の教育カンファレンスであるnoon conference時に急ぎ設けられた。その説明によると、事の発端はFuster氏が循環器内科を内科から独立させたいと一般内科の主任部長に要望したことだったそうである。今現在はどうか知らないが、当時の循環器内科は他の専門内科と同じく「一般内科」に所属する1つの専門科なので、組織上循環器内科の主任部長の上司は「一般内科」の主任部長となっていた。循環器内科の主任部長であるValentin Fuster氏は、自分の上司である一般内科の主任部長に「循環器内科を一般内科から独立させたい」と懇願したのである。これが組織への不服表明あるいは反逆と理解されたのか、Fuster氏は上司である一般内科の主任部長から「停職処分」にされたという話であった。

ニューヨークのMount Sinai School of Medicineから恐らくヘッド・ハンティングされてボストンのHarvardに来て、前年には「Acute Coronary Syndrome」という革命的な論文を執筆し、その業績が頂点に達したかに思えたFuster氏は、巨大化した循環器内科の組織のかじ取りを自分の自由に行いたかったのかもしれない。しかし、そのスーパースターの懇願に対して上司である一般内科の主任部長は、「循環器内科はあくまで内科の一部である」と判決したのであった。

その後1カ月ほど経過してValentin Fuster氏はHarvardに「復職」することとなった。その経緯も聞いたところによると、停職期間にFuster氏はヨーロッパの循環器内科学会誌数誌に、自分はアメリカで外国人として（？）不当な扱いを受けて停職処分にされているというような内容の手紙を書いて、ヨーロッパの循環器内科医から賛同とHarvardへの非難を集め、Harvard

に圧力をかけて「復職」となったそうである。

その Valentin Fuster 氏が復職後に、筆者はたまたま同氏に自己紹介してご挨拶する機会に恵まれた。筆者が「日本から来ている医学生です」と自己紹介すると、見ず知らずの外国人医学生の筆者に Fuster 氏は「将来アメリカに来るなら、私が推薦状を書くから言ってくれ」という言葉をかけてくれたのである。「まさか！」と耳を疑った。カンファレンスで患者のプレゼンテーションをしたわけでもなく、一緒に働いたわけでもなく、筆者の人となりも全くご存じないはずだ。それなのに、循環器内科のスーパースターが、まだ医学生の筆者に推薦状を書いてくれるなど、通常ではあり得ない。

しかし、その年の帰国後に横須賀米海軍病院の面接を受ける予定で、さらに将来的にはニューヨークのベス・イスラエル・メディカル・センターで内科レジデントの選考面接を受けようと考えていた筆者は、「ここでスーパースターの Valentin Fuster 氏から推薦状をもらえたら、他の日本人候補者と圧倒的な差を付けられるだろう。ほぼ将来の経歴を確約する『切符』を手に入れられるかもしれない」というよこしまな考えが一瞬脳裏をよぎった……。

「やはり、やめておこう。単なる社交辞令だろう……」そう思って、筆者は「復職おめでとうございます」と言った。すると Fuster 氏は何も言わずに苦笑いされていた。その顔貌は映画『ディア・ハンター』で見たロバート・デ・ニーロにそっくりであった。

スーパースターの Valentin Fuster 氏にお会いして握手しただけでも光栄であった。また、筆者は別の機会に cardiology fellow conference で、かの有名な循環器内科の神ともいえる Eugene Braunwald 氏にもお会いして自己紹介し、握手する機会にも恵まれた。

この「停職事件」と関係するかどうか分からないが、Valentin Fuster 氏は翌1994年に Harvard のあるボストンを離れて、ニューヨークの Mount Sinai School of Medicine に「復職」して現在に至っている。本年御年80歳でいまだ現役である。

Fuster 氏らが提唱した「Acute Coronary Syndrome」という当時新しい概念は、医学生であった筆者はそのとき知る由もなかった。「Acute Coronary Syndrome」を知ったのは、それから4年以上経過して、筆者がニューヨークのベス・イスラエル・メディカル・センターでの内科レジデント時代に、General Medicine で Dr. Graney の講義を聴いた時であった。恥ずかしながら筆者は Dr. Graney の講義を聴くまで、心筋梗塞は冠動脈の粥状硬化が連続的に増悪して最終的に完全閉塞することによって発症すると理解していたのであった。

ちなみに、1993年6月に筆者は同じくマサチューセッツ総合病院の胸部外科で実習を行った。そのとき、挨拶した外科の主任部長は Dr. W. Gerald Austen であった。この方は心臓外科医で、実は１９７５年のアメリカ心臓協会による冠動脈番号付けの論文（参考文献４）の筆頭執筆者であったことをつい最近知った。

Harvard は世界の最先端を行くという自負があるのか、カンファレンスの内容も争うように世界最先端の話題であった。例えば、筆者が４月にローテーションしたＣＣＵの論文抄読会である Journal Club では、ＣＣＵをローテーションしていた将来放射線科志望の内科インターンが、前の月の New England Journal of Medicine に２週連続で Review Article となった Medical Progress Magnetic Resonance Imaging（参考文献５、６）を読んで発表していた。その中で、彼はこの論文の中では数行しか述べられていない、当時としては常識はずれであった「心臓のＭＲＩ検査」について熱く語っていた。

当時、ＭＲＩはスキャンに時間がかかるので、心臓のように動く臓器は撮影できないと考えられていた。ところが、心臓の鼓動に同期してＭＲＩをスキャンすれば、理論的に心臓のＭＲＩの画像撮影が可能となるというのである。しかし、この放射線科志望の内科インターンによると、心臓のＭＲＩ撮影などという最終的に実用化できるかどうか分からない技術に投資できる余剰資金力があるのは General Electric 社のような巨大企業しかないのだそうであった。その時、彼は心臓ＭＲＩが実現されれば心臓組織がより鮮明に画像化されて、よりよい医療が可能となると興奮して語っていた。

その発表を聴いた当時の筆者は「へえ〜、そんな夢物語みたいなことがあるのかな〜？」と思っていた。しかし、あれから27年経過した現在、果たして心臓MRIは実用化されて、心臓MRIによって虚血性心疾患では心内膜下梗塞と貫壁性梗塞が可視化され、そして、非虚血性心疾患に至っては心筋症・サルコイドーシス・アミロイドーシスなどの疾患の鑑別が可能となっているのである。

このように筆者が見学したマサチューセッツ総合病院の日々は、エキサイティングな日々の連続であった。そして、筆者が遭遇したマサチューセッツ総合病院での「Valentin Fuster 停職事件」とほぼ同時期に、近隣の同じくHarvard系のBrigham and Women's Hospital では以前に紹介したDr. Mudge の「レジー・ルイス事件」が偶然起こっていたのであった！ そう考えると筆者が見学した世界に冠たるHarvard の循環器内科は、学術的な話題に限らずゴシップまでもが、健常人にも動悸を起こさせるようなホットな話題に事欠かなかったようであった……。

番外編の最後に、読者のためにHarvard Medical School とその関連病院について整理しておく。Harvard 大学自体はボストンのケンブリッジという場所にあるが、医学大学院であるMedical School はケンブリッジとはチャールズ川を挟んで反対側のLongwood Medical Area にある。そ

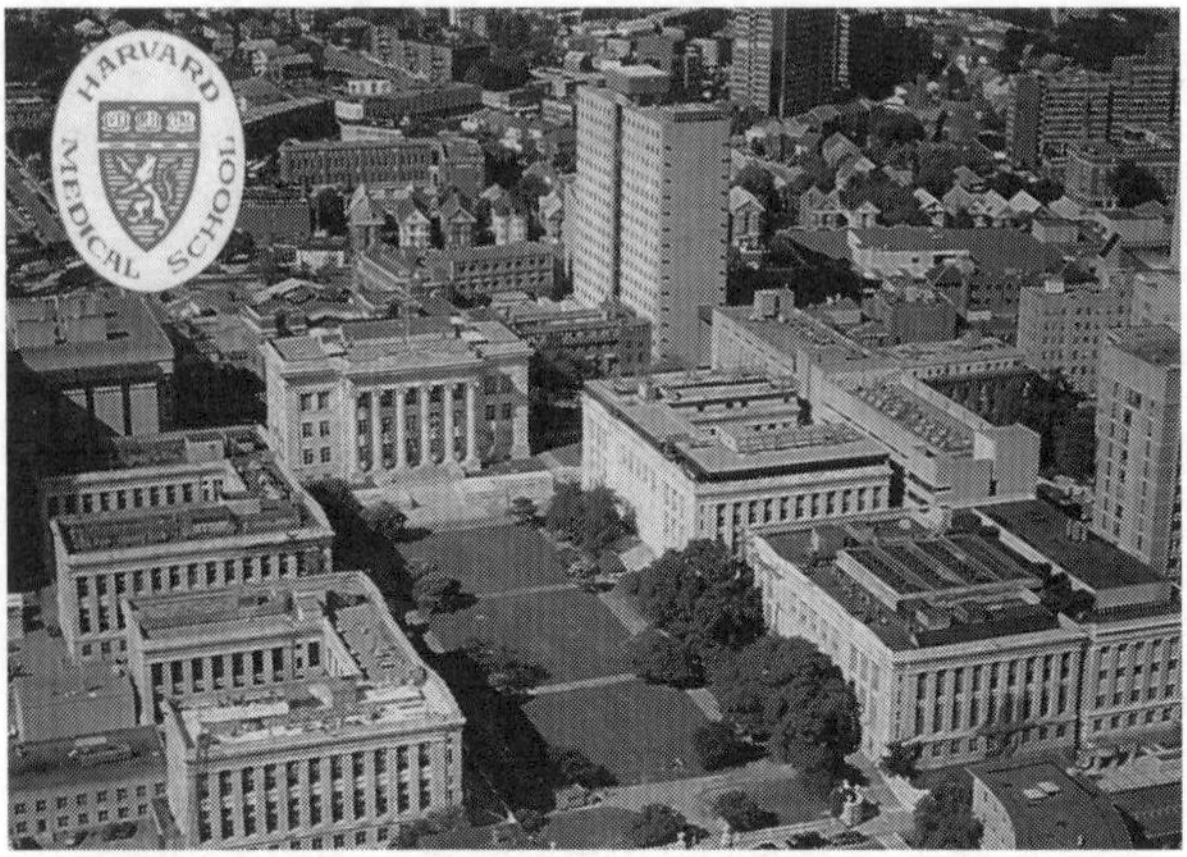

Longwood Medical Area にある Harvard Medical School（当時の絵はがき）

の周辺にはHarvardの関連病院であるBeth Israel Deaconess Medical Center（当時よく間違われたが、このBeth Israel Deaconess Medical Centerは筆者が内科レジデンシーを受けたニューヨークの旧Beth Israel Medical Centerとは別のユダヤ系病院である）や、Brigham and Women's Hospital、Children's Hospital Boston、Dana-Farber Cancer Center、Joslin Diabetes Centerなどの世界的に有名な病院が林立している地域だ。ちなみに、このHarvard Medical Schoolを舞台にした小説に、日本語題名『ある愛の詩　love story』で有名な、エリック・シーガル著『ドクターズ』がある。

なお、筆者が実習したマサチューセッツ総合病院　Massachusetts General Hospital（ＭＧ

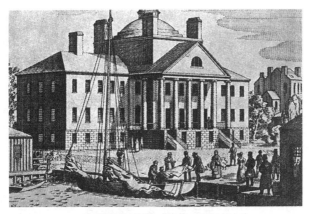

Bulfinch building　建設当時の画（当時の絵はがき）

この建物の最上階のドームで 1846 年 10 月 16 日　歯科医　ウイリアム・トーマス・グリーン・モートンによってエーテル麻酔の公開実演が行われたために、このドームは「エーテル・ドーム」と呼ばれている。

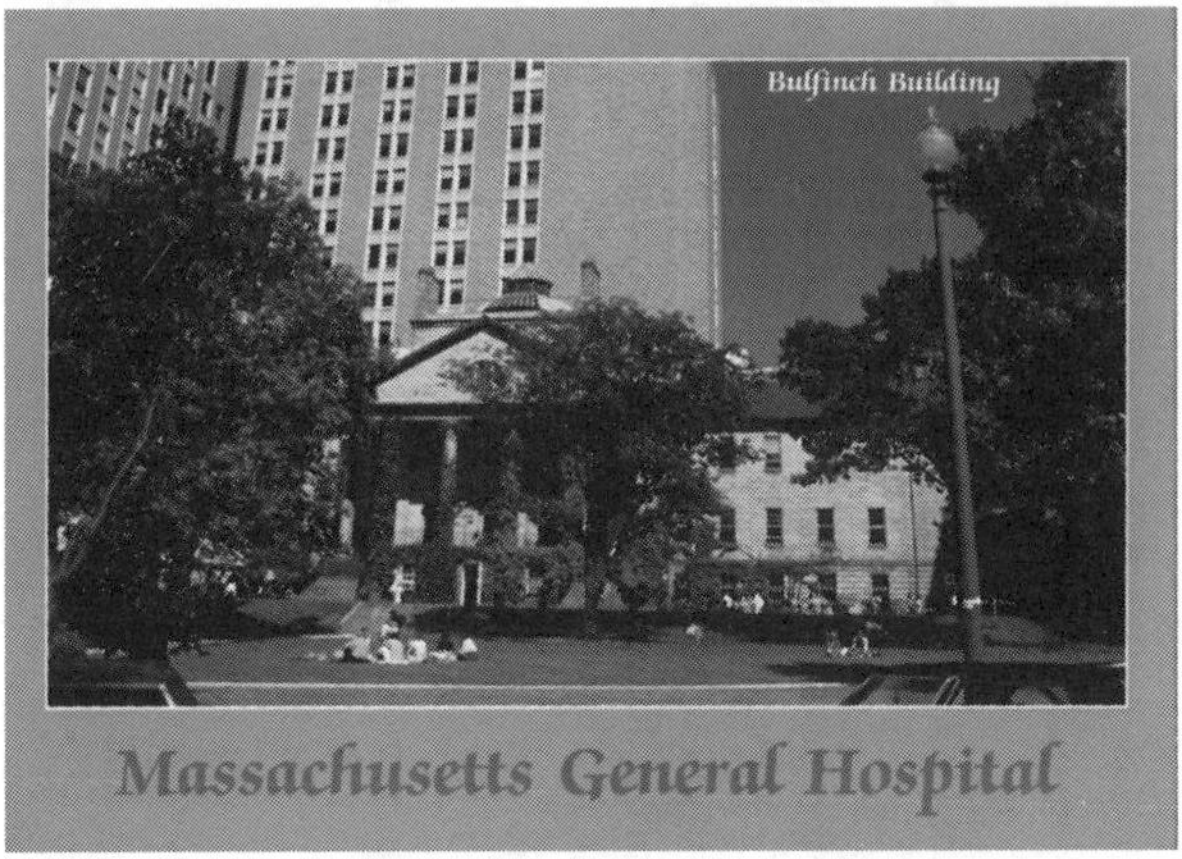

保存されていた Bulfinch building（前景）と当時の病院のビル（当時の絵はがき）

H）は、このLongwood Medical Areaから少し離れたチャールズ川沿いに、Massachusetts Eye and Ear InfirmaryやShriner's Hospitalとともにある。

参考文献

1. https://en.wikipedia.org/wiki/Valentin_Fuster
2. Fuster V, Badimon L, Chesebro JH, et al: The pathogenesis of coronary artery disease and the ACS（1）. N Engl J Med. 1992;326:242–250.
3. Fuster V, Badimon L, Chesebro JH, et al: The pathogenesis of coronary artery disease and the ACS（2）. N Engl J Med. 1992;326:310–318.
4. Austen W. Gerald, Edwards JE, Frye RL, et al: AHA Committee Report A Reporting System on Patients Evaluated for Coronary Artery Disease Report of the Ad Hoc Committee for Grading of Coronary Artery Disease, Council on Cardiovascular Surgery, American Heart Association
5. Edelman RR, Warach S: Medical Progress Magnetic Resonance Imaging（First of Two Parts）. N Engl J Med. 1993;328:708–716.
6. Edelman RR, Warach S: Medical Progress Magnetic Resonance Imaging（Second of Two Parts）. N Engl J Med. 1993;328:785–791.
7. 田中和豊：学生のページ　マサチューセッツ総合病院での臨床実習から見たわが国の医学と医療　医学教育　25（１）；49-52、１９９４年２月

再び番外編1　和田敬先生をしのんで

30年ぶりに見る心電図の恩師の講演映像

今回は書籍そのものの紹介ではなく、番外編をお届けする。「心電図の書籍を10冊以上読破する」という挑戦テーマについて、改めて思い出させていただいた故・和田敬先生にまつわるエピソードを取り上げたい。

最初に心電図の書籍を扱った記事で、筆者の恩師である和田先生のことをブログで紹介していた開業医の先生がいたことを記した。実は、2020年7月29日にその開業医の先生を訪問する機会に恵まれ、和田先生のことをお尋ねすることができたのだ。その方とは、博多で山本診療所を開業している山本哲郎先生である。山本先生は、和田先生が亡くなる直前まで親交がおありだったという。

山本先生のお話によれば、今から4年前の2016年10月22日に、当時89歳だった和田先生が福岡に講演に来られていたそうだ。山本先生が世話人を務めている「臨床心臓病学研究会」という勉強会に講師として招かれ、「見逃しやすい三つの心臓病」というタイトルで講演されていた。

後日、その講演のＤＶＤを送っていただき、和田先生の貴重なお姿を拝見できた。

筆者が和田先生から直接教えを受けたのは大学3年生の時（１９９０年）だったので、映像を通して実に30年ぶりの再会であった。スタイルは昔と同じく蝶ネクタイにダブルのスーツで、左胸のポケットにハンカチ、両袖にはカフスボタンというダンディーないでたちである。30年経つと、さすがに黒髪は白髪となって、お体は昔よりきゃしゃになられていたが、マイクなしで約2時間の講演を行っているお姿からは、89歳とは思えない昔ながらの体力と気力の充実ぶりがうかがえた。残念ながらＤＶＤの録音状態が悪く、音声なしの動画に近い映像だったのが惜しまれる。

和田先生は、昔と同じで長い両手を使ったジェスチャーを交えて話す独特の話し方であった。講演の後には、参加者からの質問の時間も設けられていて、実際に会場からの質問には昔ながらに黒板ならぬ白板（ホワイトボード）に板書したり、小道具を使って説明したりするなど丁寧に答えられていた。そして、最後には会場の聴衆を交えて楽しく談話するように終了していった。講演の冒頭で和田先生がおっしゃっていたが、先生はこの講演の1年前の２０１５年10月29日にも福岡で講演されていたのであった。

講演タイトルには「見逃しやすい三つの心臓病」とあったが、主に胸心膜欠損症とEbstein病の二つの先天性心疾患を取り上げておられた。講演で使用したスライドは、先生が実際にご経験された症例で、筆者にも何となく見覚えがあるような気がした。もしやと思って、「TAKASHI WADA; Basic and Advanced Visual Cardiology. Illustrated Case Report Multi-Media Approach. Lea & Febiger, Philadelphia, 1991」（分類：参考書、推奨度評価：★、推奨時期：後期専攻医〜）を見返した。するとやはり、スライドの心電図や胸部X線写真は、この書籍に収録された症例と同じものであった。

しかし、講演で取り上げた疾患があまりにもマニアック過ぎる。「胸心膜欠損症」などという先天的疾患については、筆者は今まで見たことも聞いたこともない。Ebstein病も和田先生はＷＰＷ症候群と関連することを講義で教えられていたが、今まで筆者はＷＰＷ症候群の患者で基礎疾患としてEbstein病が発見された患者は経験したことがない。残念ながら、数少ない貴重な症例も経験している循環器内科専門医でなければついて行けそうにない内容であった。

30年ぶりに和田先生のお姿を拝見して、ふと思った。和田先生のダンディーないでたちはどこかで見たことがある、と。「そうだ！　ハンフリー・ボガートだ！」そう思ってもう一度映画の『カサブランカ』を見た。やっぱりそうだった！　和田先生のファッションはカサブランカのハンフリー・ボガートと全く同じだったのである！　蝶ネクタイにダブルのスーツで、左胸のポケットにハンカチ、両袖にはカフスボタン。異なっていたのは、ハンフリー・ボガートは白のスーツだったが、和田先生はさすがに白のスーツではなかったことくらいだ。

ちなみにこの『カサブランカ』という映画、何で北アフリカのモロッコ最大の都市であるカサブランカが舞台なのか、映画の冒頭に説明があった。第2次世界大戦中、パリがナチス・ドイツに占領されると、フランス人はフランス南部のビシー政府領のマルセイユから船に乗り、地中海対岸のアルジェリアのオランに渡り、そこから陸路を使ってフランス領モロッコのカサブランカへ移動し、さらに空路でポルトガルのリスボンに渡ってから米国に亡命する脱出経路があったそうだ。カサブランカはこのフランス人のパリから米国への逃亡経路の中継点で、多くの人々がポルトガル出国のビザ待ちで足止めを食らっていた町なのだそうである。

ハンフリー・ボガートとイングリッド・バーグマンの主演で有名になったこの映画『カサブランカ』は、ポルトガル出国のビザ待ちでカサブランカに足止めを食らった人々に関する物語なのである。ちなみに、フランスの隣国のスペインは第2次世界大戦中はナチス・ドイツ寄りであったので、おそらくフランスから直接スペイン経由でポルトガルには出国できなかったために、わざわざこのような遠回りの脱出経路になったのであろう。

また、この逃亡経路にあるアルジェリアのオランという都市は、新型コロナウイルス感染症で再度注目を浴びることになったフランス人ノーベル文学賞受賞作家アルベール・カミュの『ペスト』の舞台である。作者のカミュ自身、フランス領アルジェリアで生まれて、パリのナチス・ドイツ占領時代にパリからこのオランに逃避して私立学校で教鞭をとっていたそうである。

ひょんなことからフランスとアフリカ植民地の話題に飛んだが、余談はさておき、和田敬先生はこの福岡の講演の約2カ月後、残念ながら急激に体調を崩されて最期は家族に看取られて12月21日にお亡くなりになったとのことであった。もしもこの講演を筆者が耳にして聴講することができていたなら、迷わず和田先生にご挨拶していたはずだ。和田先生が、26年前に大勢いた教え子の中の一医学生にすぎなかった筆者のことを覚えていてくださったかどうかは分からないが、お目にかかれていたら絶対にこう言ったであろう。「先生にお教えいただいた心電図の読み方を、今でも毎日愚直に続けています」と。

ハンフリー・ボガートのように最期まで自己の信念を貫き通し、それでいて、時の過ぎゆくままに時代の流れに逆らおうとせずに自分の人生を全うされたのが和田敬先生だった。教え子の1人としてご冥福をお祈りする。

番外編その2　Dr. Thomas Killip の教え

プレゼンが完璧でないと後期研修に進めない!?

前回は心電図に関する番外編として和田敬先生について書かせていただいた。今回は番外編その2として、循環器領域でもう1人、筆者が直接指導を受けた高名な医師についてご紹介したい。それはあのKillip分類で有名なDr. Thomas Killipである。ご存じの通り、Killip分類とは、他覚的な身体所見を用いた重症度評価で、急性心筋梗塞の予後を予測できるというものだ。すなわち、心不全なし（I群）、心不全（II群）、重症心不全（III群）、心原性ショック（IV群）と、死亡率の増加が見事に相関することを示した。1967年に発表されて以来、世界的に頻用されるようになった臨床分類である。[1)]

このDr. Thomas Killipが、筆者がレジデンシーを受けたBeth Israel Medical Center（現在はMount Sinai Beth Israel）に指導医として勤務していたのであった。彼に限らず全ての内科指導医は1年に1カ月間は病棟指導医を行う義務があった。当時既に高齢だったDr. Killipも例外ではなく、1カ月間の病棟指導医の職務をこなしていた。その1年に1カ月間しかない貴重なDr.

Killip の病棟指導医の期間と、幸運！　にも筆者が循環器病棟をレジデントとして勤務する期間が重なったのであった。ちなみに、２０１９年に筆者が約20年ぶりに Beth Israel Medical Center（現在は Mount Sinai Beth Israel）を来訪したところ[2)]、現在勤務するレジデントによると Dr. Killip は何と今でも現役だそうである！

Killip 分類の論文が１９６７年に発表されたことからも分かる通り、Dr. Killip は古き良き時代の循環器内科医であった。病棟の回診でレジデントが Dr. Killip に症例プレゼンテーションするときには、破ってはならない絶対的な鉄則があった。その鉄則とは、プレゼンテーションを完璧に行うことである。具体的には病歴と身体診察の情報を何一つ見逃さずにプレゼンできるよう準備する必要があったのだ。

病歴では、例えば胸痛が主訴の患者ならば、現病歴に胸痛のＯＰＱＲＳＴ（Onset など適切な情報収集ポイントの頭文字による記憶法）が絶対に入っていなければならなかった。既往歴は、内科的疾患のみならず手術などの外科的疾患も全て網羅していなければならない。また、薬物は商品名で述べることは許されず、必ず一般名にして、1回の用量や1日何回どのように服用するかなども正確に述べる必要があった。

身体診察では、完璧なレベルの循環器的な診察が要求された。こう書くと読者は「完璧な聴診」というイメージを連想されるかもしれない。しかし、聴診の前に行う身体診察が抜けてはならない。まず最初に視診である。循環器だから最初に胸を診るかと思うとそれは大間違いで、最初に首を診る。内頸静脈が怒張しているか？　怒張しているならば胸骨角から何cmの高さまでか？　次に、怒張した内頸静脈のａ波やｖ波の振幅が増高しているかどうかなどの所見を述べなければならない。その次が胸部視診である。胸郭に変形はないか？　心尖部拍動が見えるか？　心尖部拍動が見えるとしたら、それはどこにあって、鎖骨中線から内側かそれとも外側か？　などを事細かに説明しなければならない。

視診がやっと終わったので、聴診に行くかと思うとそうではない。その前にまだすることがある。それは触診である。心尖部拍動を手で触れるのである。この心尖部拍動がventricular heaveとして触れれば、その触れ方が叩くように触れるか、それとも内側から外側にこするように触れるか？　などについて言及しなければならない。これら一連の視診と触診が終わってからやっとメインの聴診所見に移るのである。

聴診所見は教科書通りに述べなければならない。正常心音であるⅠ音・Ⅱ音について、Ⅱ音の分裂が呼吸性に変動するのか？　過剰心音であるⅢ音・Ⅳ音・クリック音・スナップ音などがあるか？　次に心雑音では、時相・最強点・伝播方向・持続時間・高さ・音色・経時的変化を述べて、心雑音の強度については Levine 分類で表記する。これだけでも面倒なのに、心雑音があった場合にはこれでは終わらない。その後、Hand grip や Valsalva maneuver などの負荷試験で心雑音が増強するか減弱するかを述べなければならない。

Dr. Killip のような古き良き時代の循環器内科医が、レジデントに完璧な病歴と身体診察のプレゼンテーションを要求するには理由があった。それは、完璧なプレゼンテーションができない者には、心エコーを使わせない、いわんや心臓カテーテル検査などの侵襲的な手技は絶対にさせないという暗黙の不文律があったからである。

心エコーなどの非侵襲的な検査ならともかく、心臓カテーテル検査のような侵襲的な検査ではその検査を行うこと自体で、場合によってはコレステロール塞栓症や脳梗塞などの偶発的な合併症を起こし得る。従って、侵襲的な検査の最善の「適応」を判断するためには、その患者の病歴と身体診察情報を完璧に把握していなければならない。その患者のプレゼンテーションをうまくできない者は、患者の病態を完全に把握しているはずがないとみなされる。従って、その患者の最適な検査方法も判断できるはずがないと考えられていたのである。

当時の米国では心筋梗塞を見逃すと必ず訴訟になって敗訴するので、胸痛を訴える患者はほとんど全員入院となって、8時間ごとに最低24時間心筋梗塞を否定するために心筋逸脱酵素を測定していた。このため、循環器病棟は入院ラッシュであった。

循環器病棟を回ると、15時から21時までのロング・コール勤務で、およそ10人の入院患者を受け入れた。ほとんど全ての患者が、同じような年齢（中高年）で、既往歴も糖尿病・高血圧・脂質異常症は当たり前、中には心筋梗塞の既往が何度もあって、何回も冠動脈にインターベンションを受けている患者もいた。常用薬も皆同じようなものだった。

患者が英語を話す米国人ならよいが、中には英語を全く話さないスペイン系・ロシア系・中国系の患者もいた。そのような場合には、その患者の母国語を話す病院内の守衛などのパラメディックの人を自分で探し出して、通訳をお願いして病歴を取らなければならなかった……。スペイン系の患者には、Hernandez とか Fernandez とか似た姓名の患者もいたし、Rivera Carmen などという名前の患者は平気で同じ病棟に2人いた。このような状況下で入院患者すべての病歴と身体診察を完璧に行って、かつプレゼンテーションしろというのである。若手医師にとっては、まさに「ミッション・インポッシブル」なのであった。

今でも思う「米国流の研修を受けてよかった」

心エコーや心臓カテーテル検査などの循環器内科専門医の手技・検査は、このような一般内科の病歴・身体診察・プレゼンテーションという「ミッション・インポッシブル」を完遂した後に、専門内科課程に進んで初めて行える手技・検査なのであった。医師であれば誰もが気軽にやる手技・検査ではないのである。

循環器内科は当時も現在でも、米国では人気があり競争率が高い専門領域なので、一般内科から循環器内科に進むのは狭き門である。一般内科の上のサブスペシャルティである専門内科は、それぞれ定員があり、特に人気があるサブスペシャルティは競争が激しくなかなか進むことができない。

そして、実際に一般内科の課程を修了した後に、その後3〜4年間の循環器内科のサブスペシャルティに進むと、1カ月ごとに心エコー室・負荷心電図・心臓カテーテル室・CCU・循環器内科コンサルテーションなど、一つひとつの検査や領域を徹底的に習得しながら研修するのである。このように米国の研修システムは、段階的に必要な手技・検査を徹底的に習得するプログラムとなっている。

これに対して日本の研修システムはどうであろうか？　初期研修医が循環器内科をローテーションすると、患者の病歴・身体診察・プレゼンテーションもろくにできないのに、いきなり心臓カテーテル検査につかされる。また、後期の循環器内科専攻医は、アメリカのように1カ月ごとに各領域を徹底的に習得する方法ではなく、これらを同時に行いながら研修している。はたしてこのような研修でよいのであろうか？

以前に紹介した香坂俊著：『もしも心電図が小学校の必修科目だったら』、医学書院、２０１３年（分類：通読書、推奨度評価：★、推奨時期：後期専攻医～）では、外科系の医師の心電図の読み方で心電図波形を読まずに心電図の自動判定の結果だけ見る読み方が記載されていた。外科医系の医師は心電図を読むときにいちいち心電図の波形を読んで解釈などしていられない。だから、手っ取り早く心電図の自動判定の結果だけを見ているのである。ところが、現在の初期研修医の中には「将来、循環器内科専門医志望」と言っておきながら、心電図の波形を読まずにこの外科系の医師の心電図の読み方をしていると思われる人が見受けられるようになってきている！

この問題を突き詰めると、臨床研修はどのように行えばよいのかという問題になる。これ以上議論することは本連載の趣旨から大きく外れるのでここでは見送ることとする。しかし、筆者は一個人として、日本流の研修よりも米国流の研修を受けて、当時から20年経過した今でもよかったと思っている。病歴・身体診察・プレゼンテーションを完璧にしてから手技・検査に進む米国流の研修を受けたので、現在でも心エコーも含めて腹部エコーも手を付けていないままである。心臓カテーテル検査など雲の上の話である。

日本では手技や検査ができない医師は何もできない医師と思われがちだが、筆者はそれでもよいと思っている。高度な手技や検査ができなくても、基本的臨床技能で十分に診療できる患者は大勢いるからである。

そこでふと思った。どうせできない医師だから一層のことせめて「経歴」だけでも強調しようかと思って、下記のような経歴を思い付いた。リストの弟子のピアニストとか、パガニーニの弟子のバイオリニスト、というだけで一目置かれる音楽家のような発想だ。

和田敬先生師事（心電図学）、Valentine Fuster 師事（回診に参加して挨拶・握手して、「米国に来るなら推薦状を書くから私に言ってくれ」という身に余るお言葉を頂いただけ）、Eugene Braunwald 師事（1時間ほどのレクチャー参加時に挨拶して握手しただけ）、Thomas Killip 師事（1カ月間の循環器病棟で指導を受けた）。

[参考文献]

1）T Killip 3rd, J T Kimball: Treatment of Myocardial Infarction in a Coronary Care Unit. A Two year Experience with 250 Patients. Am J Cardiol. 1967 Oct; 20（4）: 457–64.

2）アメリカ臨床留学今昔物語　日経メディカルオンライン

心電図の世界的名著　その２

心電図教科書の完全決定版になり得る名著

前回は心電図の世界的名著とその著者にまつわる世紀の誤診事件を紹介した。今回も心電図の世界的名著を紹介する。今回の名著は、Surawicz, Knilans著『Chou's Electrocardiography in Clinical Practice Adult and Pediatric Sixth Edition』Saunders Elsevier、２００８年（分類：参考書、推奨度評価：★、推奨時期：指導医～）である。

本書を最初に見たのは筆者が研修医の頃で、１９９１年の第3版だったと記憶している。茶色の表紙で、記載されている著者名はDr. Te-Chuan Chouお一人だったので、恐らく１９７９年の初版からしばらくは単独著書だったのだろう。

著者のDr. Te-Chuan Chouが一体どんな方なのか、ネット検索したが残念ながらヒットすることができず未知のままである。ただ、Dr. Te-Chuan Chouは１９６７年にClinical Vector-cardiographyという著書も記されている。１９６０～70年代という、ベクトル心電図および12誘導心電図の最盛期ともいえる時代に名著を執筆されていることを考えると、もしもご存命であればかなりご高齢のはずである。

本書の初版は実に41年前になり、最新版のこの第6版も２００８年出版で既に12年の歳月が経過している。第6版の本書は、Chou'sとDr. Te-Chuan Chouの名前が付けられているが、執筆者は別人である。

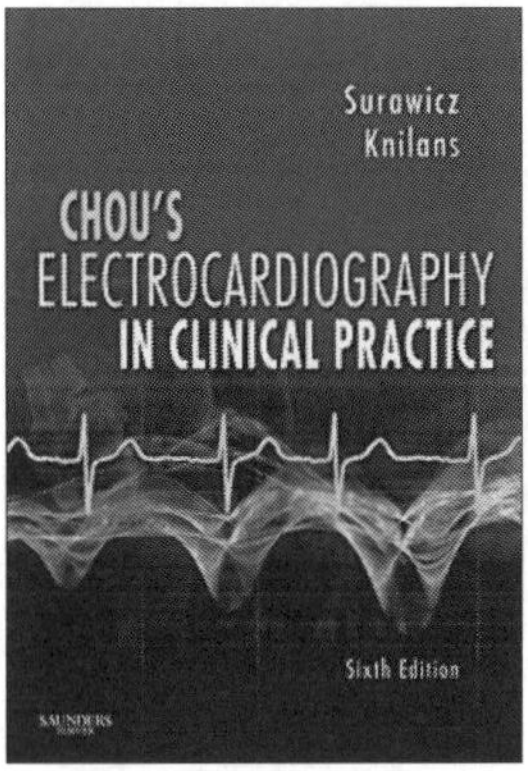

Surawicz, Knilans 著『Chou's Electrocardiography in Clinical Practice Adult and Pediatric Sixth Edition』Saunders Elsevier、2008年（分類：参考書、推奨度評価：★、推奨時期：指導医〜）

本書の特徴を一言で述べると、「心電図完全決定版」ということである。本書には、心電図の波形の原理、様々な波形の特徴と波形基準、実際の心電図の波形例、それぞれの波形基準の臨床的意義の感度・特異度などの知見がほとんどすべて余すところなく掲載されている。

正常心電図から始まって、心房異常、心室拡大、左脚ブロック、右脚ブロックなどが記述されて、その後虚血性心疾患と心筋梗塞の心電図波形が記載されている。さらに、運動負荷心電図、不整脈、心電図への薬剤効果、電解質・体温・中枢神経疾患の心電図への影響、心電図のリードの取り違えとアーチファクト、ペースメーカーまでもが記述されている。そして、本書が他書と決定的に異なるのは、Section II に小児心電図までもが記載されていることである。

つまり、心電図についての知見は本書にすべて掲載されているとみなしてよいので、下手な書籍やネットを検索するよりは、分からなければ素直に本書で探せばよいということである。従って、心電図を愛する医師は本書を必ず書棚に置くべきで、心電図に疑問を覚えるたびに本書を検索すべきであるといえる。

他書にない優れた解説の例として、例えば前下行枝の閉塞部位の相違による心電図の波形変化の相違についての解説（p．１３３–１３４）がある。ここでは、前下行枝で中隔枝と第1対角枝の分岐の上流で閉塞する場合（Figure 7–11）、第1対角枝と中隔枝の分岐の中間で閉塞する場合（Figure 7–12）、そして、中隔枝と第1対角枝の分岐の下流で閉塞する場合（Figure 7–13）のそれぞれについての心電図波形の特徴が解説されている。これら3つの場合の心電図波形の相違は reciprocal change の原理を知っていれば自明であるが、わざわざ波形の違いが具体的に記述されている書籍を筆者は今まで見たことはなかった。言い換えると、これらの心電図波形の相違が正確に判読できれば、冠動脈の閉塞部位が前下行枝で中隔枝と第1対角枝の分岐部に対してどこにあるのか、そして、前下行枝で中隔枝と第1対角枝の分岐のどちらが先に分岐するのかさえも、心臓カテーテル検査を行う前に予測可能になるのである。

また、もう一つ本書で特徴的なのは、25章で「リードの付け間違いと心電計のアーチファクト」が解説してあることだ。本書では、右腕と左腕のリード、左腕と左足のリード、右腕と右足のリード、右腕と左足のリード、右腕と右足および左腕と左足のリード、前胸部誘導のリードについて、それぞれの取り違えの心電図が例示されている。そして、アーチファクトについては四肢誘導のリードがつながれた四肢の振戦によるアーチファクトが例示されている。

他書では、心電図のリードの取り違え波形は、通常心電図の波形解読問題の最初に頭の体操のような感じでご挨拶のように提示される程度である。つまり、心電図のリードの取り違え波形は正常心電図波形を理解しているかどうかをチェックする問題に使われることが多い。心電図波形解読問題の王道は、最初に…第1問に…本当に「正常」な心電図波形を「正常」と判定させるボーナス問題が来る。その次に、「正常」のようだが何か変な、心電図のリードの取り違えの波形の問題が第2問あたりに来る。その次の第3問が小児正常心電図だったりする。これはすなわち、異常心電図波形を判読する前に、正常の心電図波形の次に正常の「亜型」の心電図を判読するという趣旨なのである。

筆者が今までこの連載で紹介した心電図のどの書籍でも、「リードの付け間違いと心電計のアーチファクト」について1章割いて解説してあった書籍はなかった。本書は心電図の百科事典なので、当然「リードの付け間違いと心電計のアーチファクト」についても記載すべきであるという考えもある。とはいえ、こんなどうでもよいことを何で丁寧に解説してあるのか不思議に思うかもしれない。

しかし、臨床を行う医師であれば、現場ではいかに「リードの付け間違いと心電計のアーチファクト」が重要であるかは身に染みて知っているはずである。臨床の現場では、心電図は研修医や看護師が、そして、アメリカでは看護助手が波形を記録する。上級医は心電図の「波形」しか見ないのである。この手渡される、あるいは、電子カルテの中の心電図波形は、リードは正常に付けられていてリードの付け間違いがないという「大前提」で記録されている。しかしここで、心電図を見た上級医がリードの取り違えを見抜けないと、その心電図波形変化から患者に不必要な侵襲的な手技が施されてしまったり、あるいは、逆に緊急性がある病態が見逃されてしまう事態が起こりかねない。従って、医師には「この心電図はリードを付け間違って取られたかもしれないので、もう1回心電図を取り直してほしい」と決断できる能力が絶対に必要なのである。

「1枚の心電図が患者の生死を分ける事態が起こり得る」ので、筆者は必要なときにはいまだに自分自身でリードを付けて心電図を取っている。また、緊急時に心電図のリードの付け間違いを防ぐために、救急室では心電図を使用した後には、心電計のリードの絡みを解いて心電計を片付けることが慣例となっているはずである。

アーチファクトも同じである。以前、心室細動が原因で脳血流が低下して痙攣発作を起こしたＩＣＵの患者を経験したことがあった。その時、患者は発作を起こし全身が痙攣していたが、複数の看護師さんに手足を押さえてもらって四肢のアーチファクトを最小限にして、患者の四肢誘導が四肢ではなく体幹に付けられているのを確認した。それでもモニター上の心電図波形は心室細動様であったので、この波形は「アーチファクト」ではなく「心室細動」であると確信し除細動を行ったところ患者は洞調律に復帰して痙攣も治まった。つまり、手足が震えることによるアーチファクトで心室細動様の心電図波形を呈していたのではなく、心室細動が原因で脳血流が低下した結果全身痙攣を起こしていたのであった。痙攣が原因と考えていたら、あやうく患者にホリゾンを筋注するところであった。

当たり前のように治療したが、この瞬間的な判断も心電図波形のアーチファクトの理解があったから可能となったのである。心電図の理解がこのような瞬間的な判断にも影響を及ぼすことを考えると、やはり心電図は十二分に習得すべきである。

総じて本書は「心電図完全決定版」で心電図の聖典とでもいうべき書籍であろう。しかし、本書は循環器内科医のレベルで非専門医にはいささか雲の上の話も多くあるので、分類は参考書で推奨度評価は★1つとして、推奨時期は指導医～とさせていただいた。

心電図　最後の1冊

20冊の書籍を読み通して改めて気づいた自分の先入観

この連載では、既に多くの心電図の書籍を紹介してきた。実は筆者の個人的な興味からすると、まだまだ読んでみたい心電図の書籍が存在する。

洋書で言うと、Marriot や Goldberger の心電図の書籍である。Marriot の書籍は、筆者がアメリカで臨床研修をしていた時代に、デュービンの『図解心電図テキスト』の次に読めと言われていたが、いまだに読破していないからだ。この原稿執筆中に読もうと考えていたが、現在改訂作業中のようで手に入らなかった。Goldberger の書籍を読みたい理由は、『図解心電図学』の著者である Goldman と名前が似ているので、単純に比べてみよう思った次第である。和書で言うと、最近では若い先生方による新しい心電図の書籍が何冊も発刊されている。また、日本不整脈心電学会からは心電図検定の書籍まで出版されている。

筆者がこの連載で多くの心電図の書籍を紹介した目的は、筆者が心電図を教わった故・和田敬先生から「将来循環器内科に進みたいのであれば、学生時代に心電図関連の書籍を10冊は読破しろ！」と言われたことを思い出し、遅ればせながらこの目標を達成しようと試みたからである。前回までに精読と通読を含めて19冊に目を通したので、この辺で良かろうと考えている。従って、心電図の書籍を紹介するのは今回で最後にしようと思う。

さて、本題に入る前に興味深い日経メディカルの下記の記事を紹介したい。医師4358人に聞いた「どの検査法、診察法をスキルアップしたい？」

この記事によると、医師4358人に「自身の診断力向上のために、さらにスキルアップしたいと思う検査や診察方法」を聞いたところ、「心電図」と答えた人が1727人でトップになったそうだ。1位の「心電図」に続いて、2位「胸部X線写真」1482人、3位「頭部CT／MRI」1379人となっていた。自由意見欄には、「きちんと学べていないと実感することがあるため」「自動解析を超えたい」「心電図と胸部X線は、いくら勉強してもし過ぎということはありません。多分一生勉強が続くでしょう」などというコメントが寄せられていた。

このアンケートに示されているように、実際に心電図判読に関して自信がない現役医師は多数に上ると推測される。その証拠に「心電図」と名の付く書籍は売れ行きがいいらしい。心電図に対する不安感を払拭するためには、筆者は個人的には医学部教育で学生が臨床実習に入る前に集中的に心電図を教育するプログラムが有効だと考えている。それは社会人になってから英会話の重要性に気づいて、習得しようと努力を始めても、学生のうちから英会話の訓練をしていた人に、なかなか追いつけないのに似ている。

以前、ある循環器内科の先生に、医学部教育における心電図教育プログラムのようなものを創る必要があるのではないかと提言したことがあったが、「そんなもの自分で勉強すればいい」と瞬時に却下されたことがあった。確かに循環器内科志望の学生は黙っていても心電図を勉強するであろう。しかし、それ以外の分野を志望する多くの学生が、将来他の診療科目の医師となって心電図に接するのである。そして重要なのは、専門医以外の医師が心電図判読に自信を持てないでいるらしいことだ。

そう考えていた筆者にうって付けの心電図の書籍を発見した。それが、香坂俊著『もしも心電図が小学校の必修科目だったら』、医学書院、２０１３年（分類：通読書、推奨度評価：★、推奨時期：後期専攻医〜注：「もしも心電図で循環器を語るなら」と改題して２０２１年に第２版発行）である。本書籍はそのタイトルから分かるように、心電図が医学部の必修科目どころか、小学校の必修科目だったらというのである。
　今までの約2年間におよぶ連載でも分かるとおり、心電図を原理から理解しようと思うと、ベクトルなどの数学や、電気生理学などの物理の知識が必須である。ところが、まだ数学や物理を習っていない小学生の必修科目だったらというのだから、一目見て「何事か？」と思うタイトルである。その挑戦的なタイトルを見て、これは「読むしかない！」と思わされたものだ。

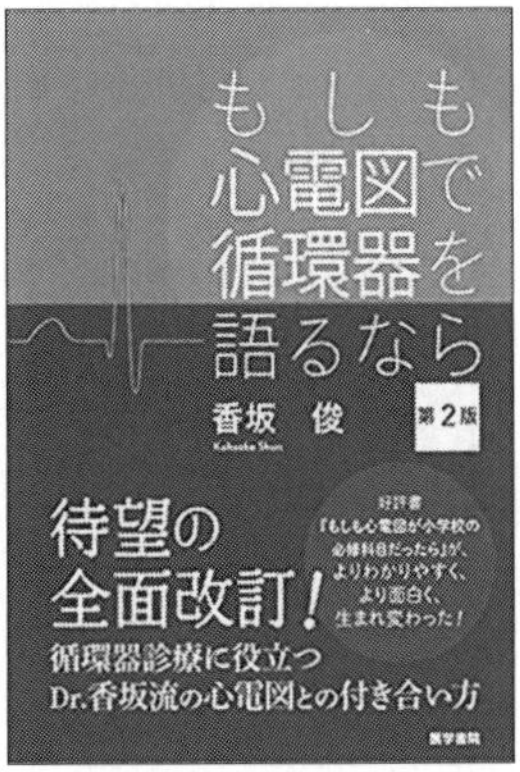

香坂俊著『もしも心電図で循環器を語るなら』医学書院、2021年（分類：通読書、推奨度評価：★、推奨時期：後期専攻医〜）

　本書の趣旨がまえがきに記載されている。本書は「不可思議な電気生理のメカニズムから六法全書のような各種の心電図所見の定義まで、すべてを網羅するような体系的な教科書」ではない。「心電図が苦手なりに、そのエッセンスを使った**臨床の現場の荒波の乗り切り方**のノウハウ」を書いた書籍である。「理屈はさておき役に立てば何でもよいというドラスティックな考え方」に基づいて、「電気生理の基本に立ち返ったり、心電図所見の数値パラメーターを丸暗記するのではなく、紙面をぜいたくに使って臨場感たっぷりに心電図の読みから循環器内科医の思考回路を追って行こう」としたのである。つまり、理論一辺倒の書籍ではなく実用的な書籍を目指したことが分かる。

そして、本書が特徴的なのは、昔懐かしい小学校の「科目別」に心電図の各領域をなぞらえた構成になっていることである。

1時間目の「国語」では、心電図を「心拍数・電気軸・調律・QRS波・心室肥大・STの上下・QT時間」の各項目について「声に出して読む」ように読んでいくことの重要性が述べられている。確かに、「声に出して読めば古典でも身近に感じられる」ように心電図も身近になるだろう。

以下、2時間目の「体育」では、運動負荷心電図と蘇生法における胸骨圧迫やチームワークなど心電図の体育的側面が述べられている。3時間目の「音楽」では、調律が存在する心電図の音楽的側面と不協和音としての不整脈について述べられている。4時間目の「社会」では、脚ブロックの話題から心電図によるスクリーニングという社会的問題にまで触れている。5時間目の「英語」では、「英語」の授業というよりは心電図を通して循環器疾患についての日米間の文化の違いが述べられている。6時間目の「理科」では、虚血性心疾患の心電図変化と電気生理という文字通りの「理科」の授業である。７時間目の「数学」では、小学校の「算数」の教養講座として心電図波形の数学的解析が述べられている。

本書で著者が意図したことは、難解でとっつきにくい心電図も小学校の必修科目だと思って眺めてみれば、循環器内科の最先端のトピックまで理解できるようになるということであろう。まえがきにあるように、心電図の実用的な要点だけ掘り下げて書かれた書籍である。

本書には心電図の基礎についての解説はほとんどない。従って、心電図がある程度分かっている人しか本書を読むことは不可能だと思うので、分類は教科書ではなく通読書とした。また、本書の内容は、小学校の必修科目というタイトルとは異なってかなり高級である。推奨度評価は心電図の上級者レベルと考え「★一つ」とし、推奨時期は「後期専攻医〜」とした。

同時に推薦するのは本書のビジュアル版である香坂俊『**Dr.香坂のすぐ行動できる心電図 ECG for the Action! 現場でのアクションにつながらない心電図なら必要ない！**』、**CareNet DVD、２０１５年（分類：参考書、推奨度評価：★★★、推奨時期：後期専攻医〜）**である。

本ＤＶＤの内容は前出の書籍と同じであるが、講義形式で図表を使用してビジュアルに説明してあるので、このＤＶＤの方が書籍よりも格段に分かりやすい。

本ＤＶＤの特徴は、書籍と同様に臨床で役に立つポイントを突いて解説している点である。心

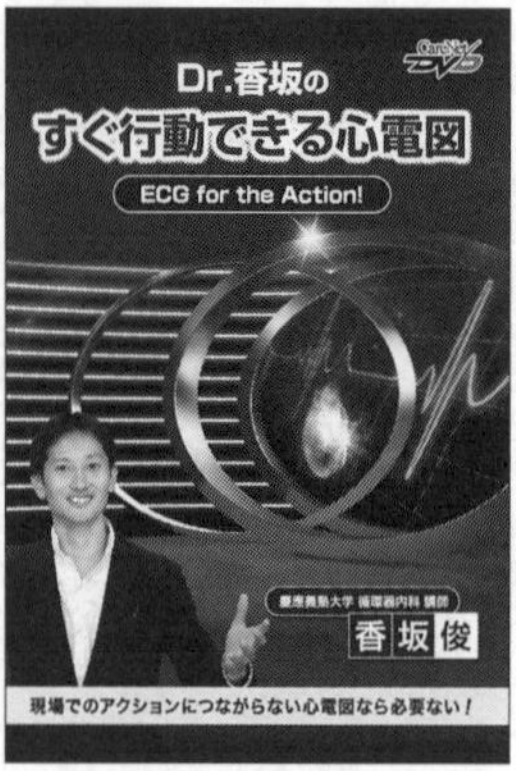

香坂俊『Dr. 香坂のすぐ行動できる心電図 ECG for the Action! 現場でのアクションにつながらない心電図なら必要ない』、CareNet DVD、2015年（分類：参考書、推奨度評価：★★★、推奨時期：後期専攻医～）

電図の判読というと筆者も含めて我々は、心拍数・調律・軸……などの系統的心電図判読方法を「お経」のように唱えて読むことが身に染みついてしまっている。この「お経」のような読み方を打破して、行動を変える心電図の読み方にフォーカスを当てて解説した点がこのシリーズの優れた点である。

もう一つ、本シリーズの優れた点は、現時点では成書にまだ記載されていない最新の心電図の話題が盛り込まれていることである。例えば、左房の異常伝導が心機能の長期的な尺度になること、高位側壁（後壁ではない）の心筋梗塞の心電図所見、Fragmented QRS は異常Q波と同等に扱うことなどなど、今まで読んできた19冊の心電図の書籍には全く記述されていない内容に触れている。本シリーズを勉強すると、既存の心電図の書籍は決して完成したものではなく、まだ追加記載しなければならない項目が多々あることに気づかされる。

このような心電図に関するEBMだけでなく、このDVDでは心電図波形の電気生理学的解説がさらっと簡潔にされている。ともすると難解に陥りやすい心電図波形の電気生理学的解説がこれほど簡潔にできるということは、この著者は心電図を電気生理学的基礎から本当に深く理解していることを示すものと言えよう。

『3秒で心電図を読む本』が瞬間的心電図判読方法だとすると、本シリーズは言ってみれば現場でのアクションのための「問題解決型ピンポイント心電図判読方法」と言えるであろう。本シリーズは心電図の新たな判読方法を提唱したとも言える。

実際に臨床現場で胸痛患者の心電図を取って、明らかに胸部誘導でSTが上昇していたら、多くの医師はそれを見た瞬間に心筋梗塞の可能性を思い浮かべ、循環器内科に連絡を取るだろう。ST上昇の心電図を見て、系統的心電図判読方法で心拍数・調律・軸……などを順番に時間を掛けて読んでいたら、患者の来院から90分以内にPCIを行って冠動脈を開通させるという時間目標が達成できない可能性がある

だとすると、心電図を読むときには「問題解決型ピンポイント心電図判読方法」が分かっていれば大丈夫だと思うかもしれない。しかし、そういうわけには行かないのである。例えば、明らかにSTが上昇して心筋梗塞を疑ったとしても、その後に「瞬間的心電図判読方法」や「系統的

心電図判読方法」で心電図を読み直さなければならない。なぜならば、ＳＴ上昇に着目していても、もう１回全体を把握することによって、心筋梗塞以外の例えば急性心外膜炎などの鑑別診断を考えることができる。そして、確定診断が心筋梗塞で間違っていなかった場合にも、下壁梗塞に伴う完全房室ブロックなどの合併症も判読できるからである。

このように考えてみると、心電図の判読方法は一通りでは不十分である。初学者は確かに古典的な「系統的心電図判読方法」を学習する。やがて熟練すると、その「系統的心電図判読方法」はやがて「瞬間的心電図判読方法」に進化する。しかし、現場では実践的な「問題解決型ピンポイント心電図判読方法」を利用する。

実際には、熟練者はこれらの３つの心電図判読方法を場合によって使い分けているのであろう。緊急性があるときには、「問題解決型ピンポイント心電図判読方法」ですばやく緊急性を察知して、その後「瞬間的心電図判読方法」や「系統的心電図判読方法」で見落としがないかをチェックする。緊急性がない場合には、「系統的心電図判読方法」で丁寧に心電図を読む。異常がないかだけ確認したい場合には、「瞬間的心電図判読方法」で心電図をスクリーニングする。そして、病歴や診察からある疾患が疑われた場合には、再度「問題解決型ピンポイント心電図判読方法」で心電図を読み直す。

これは、ちょうど料理をするときに包丁を1本だけ使用するのではなく、切る素材によって何本かの包丁を使い分けるのに似ている。つまり、状況に応じて心電図を読みこなすためには、少なくとも古典的な「系統的心電図判読方法」、心電図を1枚の画像として認識する「瞬間的心電図判読方法」、そして現場での行動につながる実践的な「問題解決型ピンポイント心電図判読方法」の三つの判読方法を状況に応じて自由自在に使いこなさなければならないのである。

考えてみれば当たり前の話である。しかし、この結論に達するまでに筆者は心電図の書籍を今回も含めて合計20冊ほど約2年間かけて読んできたのであった。こう考えると、自分の潜在意識の中に「心電図判読方法には唯一無二の絶対的な判読方法が存在して、それを習得しなければならない」という勝手な思い込みがあったことに気づいた。心電図の判読方法はいくつもあってもよいはずである。要はその判読方法によって適切な診断や治療、あるいはそれらにつながる判断が可能になればよいのである。

酸塩基平衡の評価方法にも、Copenhagenアプローチ、Bostonアプローチ、そして、Stewartアプローチの三つがあった[註)]。そして、神経学的診察にも、神経系異常の存在診断を行う神経学的スクリーニング診察と神経系異常の部位診断を行う問題解決型神経学的診察の2種類があることも以前記載した。ピアノだっていくつもの演奏方法があってよいはずである。これでなければならないという絶対的な演奏方法はない。要は音を楽しめればよいのである。

今回まで長々と心電図の書籍について紹介してきたが、心電図の判読方法についてもう一度まとめると下記の結論となった。

心電図の主要な三つの判読方法

1．古典的な「系統的心電図判読方法」

2．心電図を1枚の画像として認識する「瞬間的心電図判読方法」

3．現場での行動につながる実践的な「問題解決型ピンポイント心電図判読方法」

臨床現場ではこれらの三つの判読方法を状況に応じて使い分けることが大切である。なお、これらの三つの判読方法には優劣はなく、心電図を判読する目的の相違による判読方法の相違である。

心電図の教科書から始まって、それに付随する逸話も含めて長々と書いた。つまらないお話にもお付き合いいただいた読者の方々には大変感謝する。これで本当に心電図の書籍についての連載は終了したいと思う。しかし、これだけ心電図について長期間連載したのだから、一層のこと自分で心電図についての本でも書こうかとも思い始めるようになった今日この頃である……。

ちなみにこの後、心電図の書籍ではないがネットで心電図講座を作成したので参考のために記載しておく。

田中和豊：「デキレジ　心電図講座　すぐに所見が読めるようになる！　研修医必修の心電図58枚トレーニング」M3E Medical

注）酸塩基平衡の評価方法の、Copenhagenアプローチ、Bostonアプローチ、そして、Stewartアプローチのアプローチの相違については、下記参考文献参照のこと。
田中和豊：『問題解決型救急初期検査　第2版』、第5部　動脈血ガス　7　酸塩基平衡障害の評価、医学書院、pp301-323、2019

デバイダーは埋没したP波を探すのに必須の道具

今一度の改訂を願う「不整脈のバイブル」

心電図の書籍紹介を終了して、別の分野の医学書に取り組む前に、どうしてももう一言述べておきたい項目がある。それが「不整脈」である。

筆者には心電図の教科書で一つだけ不満な点がある。それは、１冊の心電図の本の中で、心電図の判読方法と不整脈についての説明を両方とも記載してあることだ。筆者は個人的に、心電図の判読方法と不整脈の判読方法は、独立して別々の書籍で読む方が合理的だと考えている。12誘導心電図の判読方法は、医師が疾患を診断する際に必要とする技能だ。これに対して、不整脈の判読、特にモニター心電図からの不整脈の認識は、主にベッドサイドで患者の変化に気付くために看護師が必要とする技能だ。さらに不整脈の詳細な診断については、主に循環器内科専門医だけが必要とする技能である。このように異なる場面で役に立ち、対象読者も異なる内容を、１冊の心電図の書籍にまとめてしまうよりは、それぞれの読者に向けて、別の書籍として執筆してほしいと感じている。

筆者が12誘導心電図の系統的判読方法を教える際にも、あえて「不整脈」の診断は避けて「脈拍　不整」とだけ読んで他の項目を読み進めるように伝えている。もちろん１拍の心電図の中の房室ブロックや完全左脚ブロックなどは読むようにしているが、脈拍の不整は単に不整とだけ読んで、それ以上の判読はその時点ではしないようにしている。なぜならば、不整脈の判読は非常に難解だからである。不整脈の中には、専門医でも解釈が難しい場合がある。そんな難しい領域に素人は足を突っ込まない方が無難なのである。

しかし、そんな筆者にも不整脈について否応なしに深く勉強しなければならない機会があった。それは卒後1年目に横須賀米海軍病院でACLS（advanced cardiovascular life support）のコースを受講した時のことだ。このACLSのコースでは、約1カ月前にテキスト1冊が手渡されて、コース当日までに読み込んでくることになっていた。そのため約1カ月間、ACLSテキストに記載されている心肺蘇生時の不整脈とその対処方法とともに、脈拍がある場合の不整脈の判読方法とその治療法を集中的に勉強したのであった。

不整脈の勉強については、このACLSのテキストと実習だけで十分かというと決してそんなことはなかった。ACLSテキストはあくまで救急蘇生法という応急処置にすぎず、不整脈を体系的に講義するものではなかった。それでは、不整脈を系統的に学ぶためにはどのようにすればよかったのであろうか？

不整脈を系統的に学ぶ絶好の名著が、実は筆者の研修医時代に既にあったにもかかわらず、まだ読んでいない書籍なのであった。その不整脈の名著とは、**五十嵐正男、山科章著『不整脈の診かたと治療　第5版』、医学書院、1997年（分類：教科書、推奨度評価：★★★、推奨時期：後期専攻医〜注：販売終了）**である。

筆者は幸運にも初期研修医の時に、著者のお二人からご指導・ご鞭撻をいただく機会に恵まれ

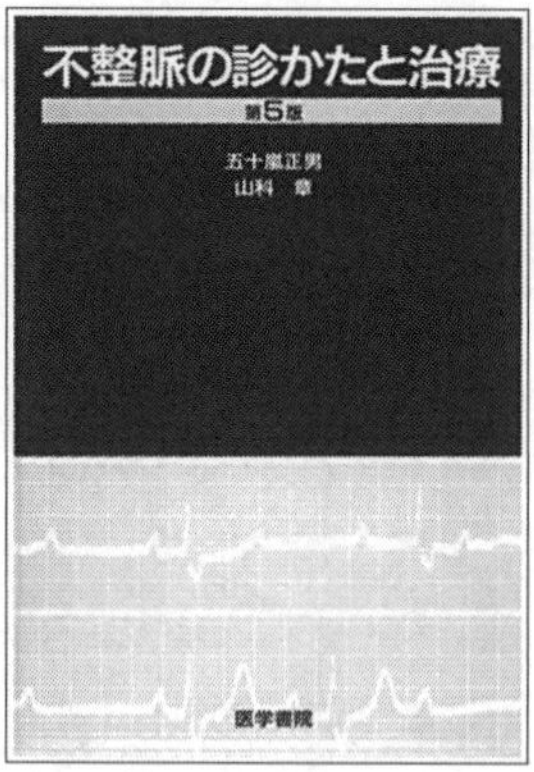

五十嵐正男、山科章著『不整脈の診かたと治療　第５版』、医学書院、1997年（分類：教科書、推奨度評価：★★★、推奨時期：後期専攻医～）

た。特に山科章先生からは直接指導を受ける機会があった。筆者が初期研修医の1年目に、ローテーションで最初に回ったのがCCUだった。その当時、病院内の1階の救急室、カテーテル室、2階の外来、5階のCCUを行ったり来たりしながら研修を受けたのだが、自分がいつどこに移動してもなぜか山科先生が先に到着していた。今しがたまで救急室で心筋梗塞の患者を一緒に診ていたはずなのに、カテーテル室に行くとスクラブに着替えた山科先生が先にいるのだ。心筋梗塞の患者の緊急カテーテル治療が終わってから患者をCCUに連れて行くと、そこにも山科先生がいた。まるで分身の術を使う忍者のように見えたものだ。

自分はエレベーターを使って最速で1階から5階まで来ているのにどうして先を越されるのだろうか？　謎が解けたのは約1カ月間のCCUのローテーションが終わる頃であった。実はCCUの奥に非常階段があって、山科先生はその階段を駆け上がったり降りたりしていたので、エレベーターよりも速く移動できたのであった。

また、山科先生は1枚の12誘導心電図を瞬時に画像として判読されていた。一度に数枚の12誘導心電図をまるでカメラでスナップショットを撮るように、「これはMI（心筋梗塞）」「これはAF（心房細動）」「これは早期再分極」などと素早く読まれていた。学生時代に和田敬先生の薫陶を受け、マサチューセッツ総合病院で実習しE. Braunwald、V. Fusterらになんちゃって師事した筆者であったが、名医に心電図の手ほどきを受けたというひそかな自負は、一瞬にして木っ端みじんに「粉砕」されたのであった！「脈拍数・調律・軸・肥大・梗塞・その他」などという系統的心電図判読方法では、山科先生のスピードに全くついて行くことができなかった……。

この本は、当時から不整脈の「必読のバイブル」であった。このまま未読で終わるわけにはいかない。今さらだが、この機会に「不整脈のバイブル」を読破することにした。本書の最新版である第5版の発行日は1997年4月1日である。この日は偶然にも筆者が初期臨床研修を終了した翌日で、24年前のことである！約四半世紀前に発刊された書籍なので、現在では不整脈についてさらに良い書籍があるかもしれない。しかし、あえて研修医時代に読んでおかなかった本書を読むことにした。

実際に本書を読んでみて思ったのは、不整脈の理論・判読方法そして治療が実に単純明快に記載されていることであった。筆者は不整脈の判読というと、なぜか分からないが勝手に「難解」と決めつけていて、学生時代から敬遠していた。しかし、実際に本書を読んでみると実に簡潔に記載されている！　こんなに簡単に記載されているのであれば、もっと早く読んでおくべきであったと後悔した。

「Ⅰ　心臓収縮の背景」では、心臓収縮に関する基礎医学的知識が簡潔に記載されている。基礎医学に疎い臨床家でも嫌気を感じずに読める内容である。「Ⅲ　個々の不整脈の診断と治療」では、各種不整脈の診断のポイントと治療が明快に記載されている。「Ⅳ　不整脈の鑑別診断と複雑な不整脈へのアプローチ法」では、不整脈の系統的判読方法が示されている。「Ⅴ　各種疾患と不整脈」では、当時ＣＡＳＴ試験の衝撃的結果から注目された抗不整脈薬の催不整脈作用について、そして現在では非常に少なくなったが、当時は頻回に遭遇したジギタリス中毒による不整脈とその治療などが述べられている。「Ⅵ　不整脈の治療」では、従来の抗不整脈薬の分類の Vaughan Williams 分類から、当時最も大きな話題であった Sicilian Gambit への移行が記載されている。その後に、各種抗不整脈薬の特徴、そして人工ペースメーカーとカテーテルアブレーションまでも記載されているのである。現在では心房細動治療の主流となっているカテーテルアブレーションだが、24年前にも既に行われていたことは筆者は全く知らなかった。そして、巻末には練習問題と解答があり、本書の内容の理解度を確認できるようになっている。

本書を通読した後、自分がどれくらい不整脈を理解しているのかをチェックするために、巻末の練習問題50問を解いてみた。不整脈を判読するために学生時代に米国で購入した不整脈判読用のデバイダー（コンパスと同じ形状で両端が共に針になっているもの）を、久しぶりに机の引き出しの奥から取り出した（**写真**）。米国では、循環器の指導医や後期専攻医はデバイダーを持っているのが当たり前だった。救急医などもデバイダーを携帯していて、救急室で循環器内科医と議論しながらどのような不整脈なのかを判読していた。

ところが、日本では循環器内科医でもデバイダーなど使っていない医師が多い。救急室でデバイダーを用いて不整脈の判読を試みようものなら「何やってんの？」と周りから怪訝そうな顔をされる始末だ。そのため人前で心電図を判読する時には、デバイダーを使わなくなった。そんなわけで長い間机の引き出しの奥に入ったままだったデバイダーの出番が再びやってきたというわけだ。

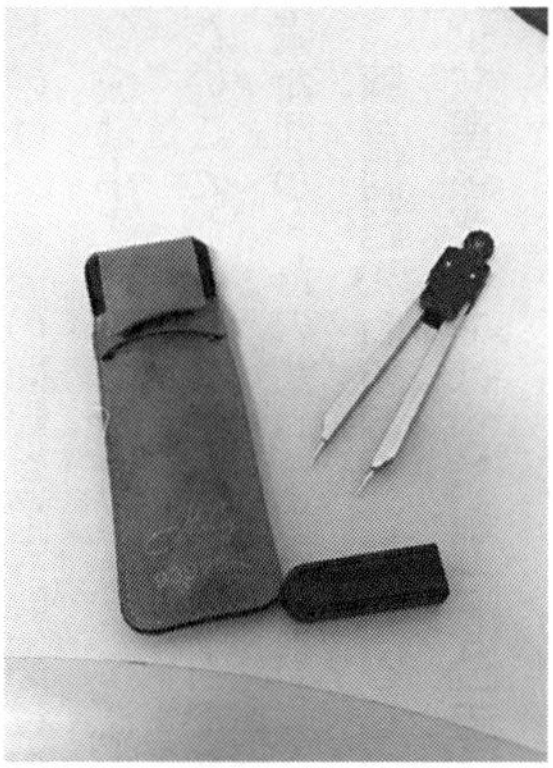
不整脈判読用のデバイダー

実際に練習問題に取り組んでみて、改めて実感したのは、Ｐ波の間隔を追うためにはやはりデバイダーが必要だということである。なぜならば、Ｐ波は小さいのでＱＲＳ波やＴ波の中に容易に埋没してしまい、デバイダーがなければ見つからないことがしばしばあったからである。果たして、結果は50問中正解20問で、正答率は半分にも満たなかったのだった！

練習問題50問の答え合わせをして分かったことは、Ｐ波とＱＲＳ波の形・大きさ・間隔とその位置関係だけでは不整脈を判読できないということであった。不整脈を判読するためには、Ｐ波とＱＲＳ波が連結しているのかいないのかを判定しなければならない。そのためには、刺激伝導系の「不応期」の理解が絶対に必要であることが、本書の練習問題を解いて初めて認識できた。

また、現在ではほとんど見る機会がなくなったが、本書刊行当時にはしばしば見受けられたジギタリス中毒に伴う各種不整脈が非常に勉強になった。それらは、房室ブロックを伴う心房頻拍(PAT with block)、房室接合部頻拍、そして房室ブロックを伴う房室接合部頻拍などである。これらの各種不整脈を理解して判読するためには、心電図のリズムにＰ波に印を付けたり、場合によっては、心房結節・房室結節・心室の伝導の分析図を心電図のリズムの下に書き加えたりする地道な作業が初学者には必要なのかもしれない。そういえば、筆者が研修医時代に不整脈のリズム・ストリップを切ってノートに1ページごとに貼り付けて、その下に色々な書き込みをして不整脈の勉強をしていた同僚がいたことを思い出した！

1枚の12誘導心電図を判読するのに系統的心電図判読法のトレーニングが必要であったように、1枚の不整脈を判読するためにも系統的不整脈判読のトレーニングが絶対に必要なのである。その系統的不整脈判読の書籍として本書は時代を超えたバイブルであることを確認できた。しかしながら、最終改訂が24年前なので、原理は不変であるかもしれないが現在の医療現場のニーズとかい離している点も多々あるであろう。

本書の著者の1人である山科先生は、筆者が初期研修医の時に、「第5版の原稿を朝4時に起きて執筆した」とおっしゃっていたような記憶がある。その話を聞いて、夜間緊急カテーテル治療などで連日のように呼び出されるようなハードな臨床の毎日に、さらに朝4時に起床して執筆するほどの努力をしなければ書籍というものは完成しないのかと思ったものだ。ちなみにそれから約7年後の２００２年頃に拙著『問題解決型救急初期診療』を執筆した時には、過酷なほど忙しい臨床の合間に、何とかして書籍を執筆する時間を確保するのがいかに困難か、筆者も身をもって体験した。

幸いにも著者のお二人は今も現役であられるので、本書が不朽の名著であるがゆえに、書籍を執筆する際の生みの苦しみは重々承知しているが、できればぜひもう一度本書を改訂していただきたいと一読者として切に願うものである。

ペースメーカーのお勧め書籍

電池切れで心不全を起こした症例から学んだ教訓

予定を変更して「不整脈」の教科書を紹介した。それなら、ついでにどうしても紹介したいテーマがある。それは「ペースメーカー」である。

読者の方々は、こんなに脱線してなぜ早く、胸部X線写真に関する医学書の紹介に進まないのか疑問に思うかもしれない。実は筆者が脱線するのには理由がある。通常なら、医学生や初期研修医レベルであれば、不整脈やペースメーカーの教科書を読む機会は少ないだろう。同様に総合診療や救急などのプライマリ・ケア領域でも、特別に興味がある人を除いて、循環器の専門医に紹介する必要がある患者さえ判別できれば、不整脈やペースメーカーを深く学ぶ優先度は低い。

ところが、臨床経験を積むうちにどうしても「自分が不整脈やペースメーカーについて理解していれば、よりよい患者のマネジメントができたのではないか」と思う症例を経験することがある。そんなとき、勉強に役立つ医学書を探すことになる。

前回の不整脈の教科書で述べたように、筆者は不整脈の体系的および実践的教育を卒後1年目の横須賀米海軍病院でのインターン時代にACLSの講習の中で受けた。この集中的なトレーニングのおかげでそれ以後、不整脈の診療で大きく困ったことはなかったし、実際に困ったら、全て循環器内科医にコンサルテーションしてお任せしていた。ところが、その後ある病院で救急医として勤務していたときに、たまたま薬物中毒によるQT延長のために心室頻拍が認められた患者を金曜日に入院させたことがあった。その病院では、筆者はその患者の入院までを担当し、それ以後の週末の病棟管理は当番の救急医に引き継ぐシステムであった。

週明けにその患者がどうなったか、引き継ぎをした救急医に聞くと次のような話であった。筆者から引き継ぎを受けた救急医は、まず最初に患者が薬物中毒によるQT延長で心室頻拍が起こっていたので、循環器内科にコンサルテーションした。するとコンサルテーションを受けた循環器内科医は、何とQT延長による心室頻拍の治療に、シンビット（ニフェカラント塩酸塩）という抗不整脈薬の使用を推奨したそうである。この薬は心室頻拍や心室細動に適応があるが、QT延長症候群の患者には原則として禁忌とされている。

循環器内科医の勧めに従ってシンビットを使用したところ、果たして患者は1時間に1回心室細動が起こり、そのシフトの救急医は救急車で運ばれた患者を診療しながら、問題の患者が心室細動になるたびに病棟から呼ばれて除細動を行ったそうである。その後、患者は次のシフトに引き継がれ、新たに担当した循環器内科医が患者のシンビットを中止し、一時的にペースメーカーを装着して「overdrive pacing」を行ったところ心室頻拍は収まったという顛末であった。

筆者はそのとき初めてQT延長による心室頻拍の治療に、一時的ペースメーカーによるoverdrive pacingという方法があることを知った。同時に、循環器内科医でもそんな治療法を知らない人がいるのか（!）といったことも認識した。筆者はたまたまこの患者の入院までを担当していたから危機に直面しなかったものの、もしも自分がこの患者を引き継ぐ立場だったとしたら、勤務中に救急車で搬入される患者の診療を行いながら、病棟の患者を1時間に1回除細動しなければならなかったのだ。想像しただけでも肝が冷えた……。

また、別の機会にこんな症例も経験した。他院でペースメーカーを挿入されていた81歳女性の患者が、夕方5時近くに当院を受診した。主訴は咳・咽頭違和感・息切れで、いつものかかりつけ医が診察できないので当院で診てほしいという要望だった。患者はペースメーカー手帳を持参しておらず、当院では初診だったので、詳しい情報も分からない状況での受診であった。心電図や胸部X線検査では大きな異常がなかったので、翌日に改めてかかりつけ医を受診するように指示して帰宅していただいた。ところが翌日の朝、この患者はかかりつけ医ではなく当院に救急搬送されてきた。その時点で明らかな心不全の診断となり、そのまま循環器内科に入院した。後で判明したのだが、この患者の心不全の原因はペースメーカーの電池切れであった。

ペースメーカーは電池が少なくなると、本来の設定にかかわらずモードがＶＶＩとなり、設定よりも10％低いレートで作動するようになっている。この事実を知っていれば、ペースメーカー手帳が手元にない状況であっても、胸部Ｘ線写真でペースメーカーのリードが心房と心室に２本設置されていること、心電図から「心拍数63」と分かり、本来の70の設定から10％減の数字であることなどを併せて考えれば、臨床工学技士を呼んでペースメーカー・チェックを依頼して「電池切れ」というまれな診断にたどり着くことも不可能ではなかったのだ。この貴重な症例から、筆者はそれまでペースメーカーについては全て循環器内科医にお任せしていたが、自分自身でも学ばなければならないと痛感したのであった！

こういった経緯で今回はペースメーカーに関する教科書をご紹介することにした。医師向けに執筆されたと思われるペースメーカーの書籍は、どれも取っ付きにくく、とても読む気になれなかった。そこで今回紹介する教科書は、**山下武志・葉山恵津子著『看護師・検査技師・研修医のためのペースメーカー心電図が好きになる！　改訂第2版』、南江堂、２０１４年（分類：教科書、**

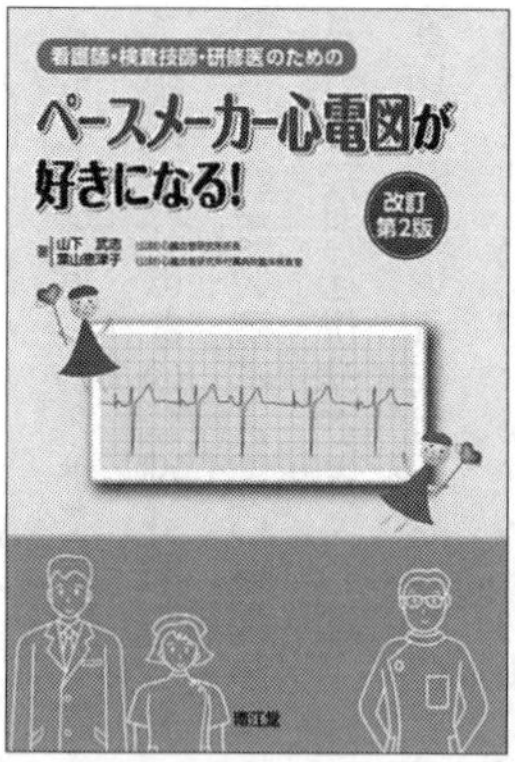

山下武志・葉山恵津子著『看護師・検査技師・研修医のためのペースメーカー心電図が好きになる！　改訂第２版』、南江堂、2014年（分類：教科書、推奨度評価：★★★、推奨時期：初期研修医〜）

推奨度評価：★★★、推奨時期：初期研修医〜）である。

この書籍は、実は筆者の勤務する総合診療外来に置かれてあったものだ。スタッフの１人が読んで、そのまま外来に置いてあったのである。非常に分かりやすそうな印象だったので、実際に手に取って読んでみた。確かにペースメーカー心電図が好きになる！　くらい分かりやすかった。ちなみに著者の一人の山下武志先生は、「瞬間的心電図判読方法の良書」で紹介した教科書『３秒で心電図を読む本』の著者である。

まずペースメーカーを挿入しなければならない不整脈の疾患があり、その不整脈に対してペースメーカーのモードが決まっている。洞不全症候群にはＡＡＩ、徐脈性心房細動や心房粗動にはＶＶＩ、房室ブロックにはＤＤＤなどである。このペースメーカーのモードが決定したら、ペースメーカーが日常生活で適正に作動するために「設定レート」と「不応期」を設定する。それだけではなく、ペースメーカーは患者が運動しているときにもその運動に応じて心拍数を速くするなど、患者の状態に適応させなければならない。このために、ある種のモードのペースメーカーでは運動負荷試験を行い、ペースメーカーの反応を観察する必要があるようだ。

加えて、ペースメーカーを挿入した後にうまく動かなくなったときの解説もあった。ペースメーカーの機能不全には、大きく「センシング不全」と「ペーシング不全」の2種類がある。そして、この2種類の原因の鑑別は、ペースメーカー波形の心電図を解析することによって可能である。この他に、ペースメーカーの特殊な各種機能の説明もあった。

一読して分かることは、ペースメーカーの面白さとは電気回路の面白さと似ていることである。例えば、DDDモードのペースメーカーでは心房と心室を刺激するが、その刺激が心房から心室に適正に伝導するように心房と心室の不応期を設定する必要がある。また、心房のセンシングは心房の電気活動のみ感知して、心室の電気活動は感知しないようにする必要がある。かつ、逆に心室のセンシングも心室の電気活動のみを感知して心房の電気活動を感知しないよう閾値を設定しなければならない。このように、心臓という生体における電気回路の設計を頭に浮かべながら患者の状態に適応させることがペースメーカー心電図の醍醐味なのであろう。

本書はタイトルに「看護師・検査技師・研修医のための」とある通り、研修医向けとしては十分過ぎる内容である。研修医も含めた非循環器専門医のレベルであれば、ペースメーカーの異常については、筆者が経験した症例のような電池切れも含めて、実際には「センシング不全」と「ペーシング不全」などの鑑別はする必要がなく、ただ単に「おかしい？」と気付いてペースメーカー・チェックを行えればよいだけである。それでは、非循環器専門医はどのようにしてペースメーカー患者で「おかしい？」と感じればよいのであろうか？　この点について、本書で非常に重要なポイントが述べられている（p．１０５　18～22行目）。

長い間ペースメーカー心電図の解析をしていると、見慣れない作動に出遭ったら、まずその作動によって患者さんに症状がないかどうかを確認することから出発するようになる。なぜならそれが一番重要だからである。医療介入は患者さんに行うものであり、心電図に対して行うものではない。作動時の心電図そのものを解析するのは、後からゆっくりでも構わないのである。

この言葉から改めて筆者が経験したペースメーカーの電池切れの症例に立ち返ると、患者さんは「咳、咽頭違和感、息切れ」という症状を訴えていたのであった。ただその症状を正常心電図だからといってペースメーカーに結び付けられなかったところに問題があったことになる。

現在では、循環器以外の診療科の医師でも、不整脈の既往やペースメーカーを装着している患者を診察する機会が以前より増えているはずだ。初期研修医でも、一般的な心電図の教科書を読むだけでなく、不整脈やペースメーカーについて学んでおくに越したことはない。
このように学ぶべきことは医学の全ての領域で爆発的に増加している。学習に当てる時間は限られていて、その限られた時間に先人以上の知識を習得することが求められている。従って、各領域で効率的に学べる教科書を選ぶことが必要になる。そう考えると、「医学書ソムリエ」もまだまだ書き続けなければならないようだ。

参考文献

岩﨑秀治、田中和豊：カンファで学ぶ臨床推論「ペースメーカー電池切れトラブルは突然やってくる」日経メディカルオンライン（医師会員限定）

胸部X線

50年以上読み続けられている世界的名著
胸部X線のバイブルは時代とともに進化していた

画像診断の最初のテーマとして、胸部X線写真を読影する上での教科書を紹介していこうと思う。

胸部X線写真の教科書には、心電図などと同じように世界的なバイブルがある。それが、言わずと知れた、Lawrence R. Goodman: Felson's Principles of Chest Roentgenology. A Programmed Text. Fifth edition. Elsevier, 2021（分類：教科書、古典、原典、推奨度評価：★★★、**推奨時期：医学生〜**）である。

筆者が医学生のとき、胸部X線写真の教科書である本書と、心電図の教科書のバイブルであるデュービン著『図解心電図テキスト』を、当時大学病院での臨床実習が開始される5年生になる前の4年生の終わりまでに読むことを勧められていた。その暗黙のルールに従って、筆者は本書とデュービンの心電図を3年生の夏休みに読んだ記憶がある。

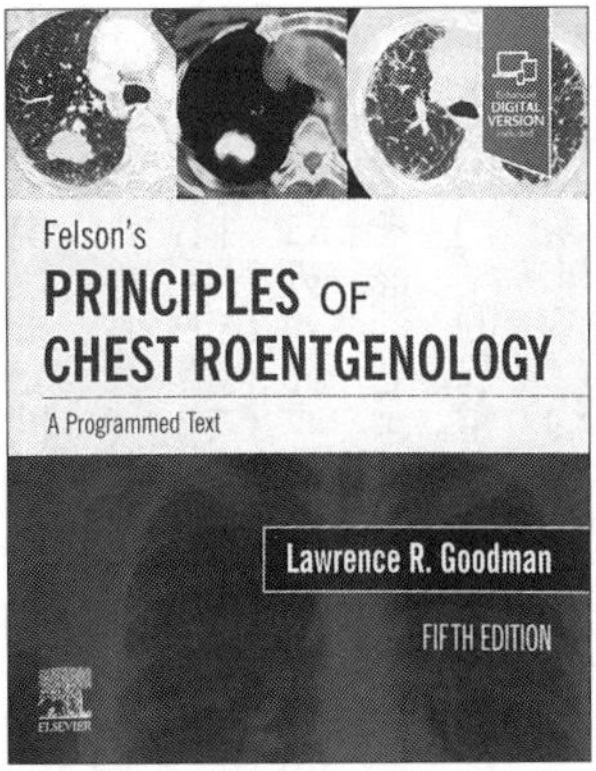

Lawrence R. Goodman: Felson's Principles of Chest Roentgenology. A Programmed Text. Fifth edition. Elsevier, 2021（分類：教科書、古典、原典、推奨度評価：★★★、推奨時期：医学生～）

当時の医学教育では3年生は基礎医学を学ぶ学年と位置づけられており、1学期には臓器別基礎医学として、循環器系と呼吸器系を学んでいた。デュービンの心電図と本書は、基礎医学と臨床医学が自然に結びつけられるように記載されていて、これら2冊を読破して基礎医学を素直に臨床に応用すれば、多くの臨床問題が解決できることを知って深い感銘を受けたのを今でも覚えている。ちなみに後で紹介するが、筆者が大学3年生の時に読破したフェルソンの洋書は現在でも所有している。

本書の特徴は、デュービンの心電図と同様に、穴埋め形式で理解度を確認しながら読者が自学自習できること、そして各章を読み進めることによってstep by stepに建設的に学習を深めることができる点である。この2冊が当時から現在まで世界中でベストセラーとなっている理由は、ウェブサービスなどでの自習教材がなかった当時、医師だけではなく看護師などの超多忙な医療者が、自分の暇なときに自分のペースで自学自習できる教材だったからであろう。

また、このバイブル2冊の対象が胸部X線写真と心電図であるのも意味がある。臨床医学で患者の疾患を診断しようと思うと二つの軸がある。それは、解剖学的異常と生理学的異常である。通常、解剖学的異常は画像検査で検索して、生理学的異常は採血および心電図のような生理学的検査で検索する。つまり、解剖と生理という二つの軸なのである。

これは、算数や数学の問題でも同じである。算数で図形と計算、数学で幾何と代数があり、複雑な問題は図形と計算、幾何と代数の融合問題となる。そう考えてみると、筆者が医学生の時、本書とデュービンの心電図を臨床実習が始まる5年生になる前に読むことを勧められていた理由が分かる。複雑な臨床医学の世界に入る前に、解剖学的異常を検索する胸部X線写真と生理学的異常を検索する心電図の教科書を学んでいたことは、大きな意味があったと思う。

本書の初版は１９６５年で、デュービンの心電図の初版は１９７０年である。本連載で、多くの心電図の教科書を読んで紹介させていただいたが、筆者の意見としてはデュービンと和田先生の教科書の右に出るほどの名著は今でも現れていないと思っている。次回からは胸部X線写真の教科書を読んで紹介していくつもりだが、本書の右に出るほどの教科書が存在するかどうか果たして疑問である。

第5版まで改訂された本書を再度読む前に、筆者が学生時代に読んだ本書を取り出してみた。筆者が読んでいたのは初版で、著者はフェルソンだけではなく、Weinstein, Spitz と3人の共著、出版社は W. B. SAUNDERS COMPANY であった。

初版を再度ひもといてみると、構成は「第1章　撮影のテクニック」、「第2章　肺葉の解剖」、「第3章　肺分画の解剖」、「第4章　シルエット・サイン」、「第5章　エアー・ブロンコグラム・サイン」、「第6章　肺葉と肺分画の虚脱」、「第7章　胸膜」、「第8章　胸膜外空間」、「第9章　リブ・ノッチングの様々な原因」、「第10章　クイズ」ととても明快な構成となっている。本書の重要な箇所には、蛍光マーカーで色分けして線が引かれていた。3年生の夏休みに、本書を1章1章かみ砕くように理解しながら読み進めていった痕跡である。

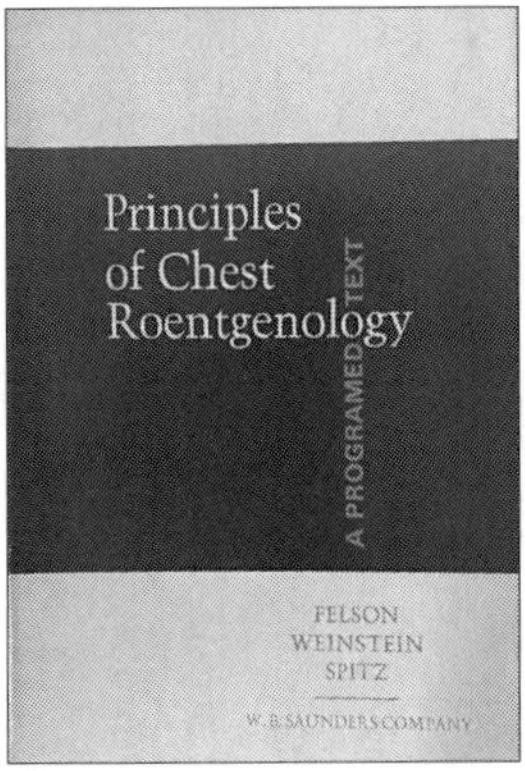

筆者が学生時代に読んだ本書の初版

このたび、改めて第5版を購入し、手に取ってみた。まず、著者が異なっていた。初版の著者のフェルソン先生はおそらく逝去されているので、現在の著者はLawrence R. Goodmanというミルウォーキー医科大学の放射線診断学および呼吸器内科・集中治療の名誉教授であった。出版社もELSEVIERに変わっていた。

内容の面で初版との大きな相違点は、胸部X線写真の読影法を説明するために、胸部CT、心エコーなどの他の画像も用いられていることであった。本書の初版の1965年はまだ胸部CTや心エコーが臨床現場に登場していない時代だったが、今ではこれらの画像検査が当たり前に実施されている。時代の変化を考えるとこれらの画像追加はもっともだろう。

胸部CTの普及にともなって、本書第5版の第2章には断層画像の技術という内容が追加されている。また、第3章の正常な胸部X線写真：本格的読影方法では、初版には記載がなかった「ATMLL」という語呂合わせの胸部X線写真の系統的読影方法が記載されている。初版と同じ内容ではあるが、肺葉の解剖、肺分画の解剖、シルエット・サイン、エアー・ブロンコグラム・サイン、肺葉と肺分画の虚脱といった項目では、CT画像と新たに書き起こされた分かりやすいシェーマで説明されている。

第5版では、初版にない「第9章　肺疾患のパターン」「第10章　縦隔を理解する」「第12章　心血管疾患」が追加されていて、初版にあったリブ・ノッチングの様々な原因の章は削除されている。

本書が50年以上の長きに渡って愛されている理由としては、本書によって胸部X線写真読影の肝心の要である「肺葉、肺分画、シルエット・サイン、エアー・ブロンコグラム・サインおよび肺葉と肺分画の虚脱」を解剖学的に理解して読影できるようになるという部分も大きいだろう。このことは、心電図判読でいうとreciprocal changeのように電気生理学的に心電図波形を理解して心電図を系統的に判読することと同じである。

胸部X線写真読影の要である解剖学的知識は昔と変わりない事実なので、既に他の教科書で学んだ人は、本書の第5版を新たに買って読む必要はないと思われるかもしれない。しかし、それを胸部CTやシェーマを使用して、X線画像と対比しながら説明する方法は進化している。解剖と生理というと過去に既に確立した学問でもう進歩しないものという先入観を持っている人もいるかもしれない。確立した知識自体は変化していないかもしれないが、その知識に対する理解や使用できる画像モダリティー、説明方法は明らかに進化しているのであった。

と、一旦はここまでで今回の連載を脱稿しようかと思った。しかし、本書の第5版は書籍だけではなく、紙媒体の本書に収まりきらなかった内容がEnhanced Digital Version Individualとしてe Bookに掲載されているのであった！　その特典内容を見ないで今回の原稿を脱稿するわけにはいかない。

そう思ってそのｅＢｏｏｋを実際に見てみるとそこには、何と実に「補足1　肺区画の解剖」、「補足2　間質性肺疾患：絵本」、「補足3　Fleischner学会：胸部画像の用語集」、「ボーナス・クイズ」などの追加文献の他、Fluoroscopy, Real time dynamic MRI、Echocardiogramなどのビデオまでもが掲載されていた！

この充実した内容を見て、このまま終わるのはもったいない、これはもう一度筆者も胸部X線写真を学び直すべきだと痛感した。胸部X線写真の読影方法など、大学3年生の時に本書の初版を読破したのだから、いまさらもう勉強などしなくてよいだろうという「慢心」があった。しかし、紙とデジタルを合体させた本書第5版を目の当たりにして、こうした「慢心」は一気に吹き飛んだ！　もう1回初心に戻って本書を精読してみよう。次回はその経過を報告することにする。

胸部X線写真のバイブル「フェルソン」付属のeBookを読んでみた

X線読影力の向上にはデッサンが早道!?

前回は胸部X線写真の世界的なバイブルとして、**Lawrence R. Goodman: Felson's Principles of Chest Roentgenology. A Programmed Text. Fifth edition. Elsevier, 2021（分類：教科書、古典、原典、推奨度評価：★★★、推奨時期：医学生〜）**を紹介した。今回は引き続き「Enhanced Digital Version Individual」として書籍に紹介しきれなかった情報を収録している同書のeBookを読んでみた。

本題に入る前に、本書のタイトルにもなっているフェルソン先生の業績について触れておきたい。たまたま持ち合わせていた本書の原書第3版の日本語訳『読める！　胸部X線写真　楽しく覚える基礎と実践　改訂第2版／原書第3版』の訳者序文に、原著者の経歴が記載されていたので、ここに引用する。

シルエットサインやエアーブロンコグラムの発明者

さて、本書の題名に冠されているフェルソン先生（*Benjamin Felson*［1913-1998］）について少しふれておこう（と）思います。米国ケンタッキー州ニューポートの生まれで、シンシナティー大学を卒業された後、１９４８年から１９７３年まで同大学の教授を勤め、その後、亡くなられるまでその名誉教授をされていました。先生がお亡くなりになってすでに20年ぐらい立ちますが、同時代のアメリカで最も偉大な放射線科医の一人といわれています。先生の業績の中で最も有名なものは、１９５０年に *Radiology* 誌（北米放射線学会誌）に発表された「*Localization of intrathoracic lesions by means of the postero–anterior roentgenogram; the silhouette sign*（*Radiology* 1950;55:363-374）」という論文で、本書の中でも詳しく述べられているシルエットサインについて書かれたものです。このシルエットサインやエアーブロンコグラムサインなどを利用した読影法は先生の独創的な手法ですが、驚くべきは、死後20年以上が経って胸部X線写真がかつてのフィルムスクリーン法から *Computed Radiology* や *Digital Radiology* へ変わりつつある現代においても、それが胸部X線写真の基本的な読影法としてまったく価値を失っていないことで、まさに不朽の業績であることを裏付けるものです。フェルソン先生は、臨床の放射線科医、放射線診断学の研究者であるのみならず、教育者として有名であり、生前はアメリカ国内のみならず、日本などの外国を含めて数百に及ぶ講演やセミナーを開催されました。先生のユーモアたっぷりの講義や講演にはいつも聴衆があふれ、聞く人々に忘れがたい印象を残したとのことです。このユーモアを交えながら難しい事柄をやさしく教えるという類い稀な才能は、改訂版を作られたグッドマン先生にも見事に継承されていると言えるでしょう。

※『読める！　胸部X線写真　楽しく覚える基礎と実践　改訂第2版／原書第3版』の訳者序文から引用

本書に記載されているシルエットサインやエアーブロンコグラムサインなどを利用した読影法は、何とフェルソン先生の発明だったのである！　本書が胸部X線写真のバイブルと高く評価されている理由も納得できる。

それでは本題に戻って、早速ｅＢｏｏｋの最初の付録の内容である「補足1　肺区画の解剖」を読んでみた。そこには、いわゆるS1などと名称が付いている肺区画の解剖と胸部X線写真における肺区画が記述されていた。本書は肺区画が実際の胸部X線写真だけではなく、分かりやすいシェーマで解説されている。

これを読んでふと気づいた。紙の書籍には、肺葉の解剖だけ、つまり、右肺の上葉・中葉・下葉と左肺の上葉と下葉だけが記載されていて、肺葉よりももっと細かい肺分画は付録のｅＢｏｏｋに記載されていたのである。あれっと思って、筆者が学生時代に読破した本書の初版をもう一度見返した。すると、本書の初版では書籍に、肺葉の解剖だけではなく、肺分画の解剖も掲載されていた。前回、本書の最新版には時代の要請に応えて、胸部Ｘ線写真だけではなく、胸部ＣＴの読み方も記載されていることを述べた。本書の最新版では、胸部ＣＴの読み方などの新しい知識を掲載した代わりに、肺分画の解剖が付録としてｅＢｏｏｋに追いやられていたのであった！

これは考えてみれば仕方がないことかもしれない。実際に呼吸器内科専門医でなければ胸部Ｘ線写真の読影で「Ｓいくつの病変」などという肺分画の解剖まで読影することは、取り立てて必要ないことである。一般的なプライマリ・ケア医や非呼吸器内科医は、肺のどの葉に病変があるかというラフな読み方で十分である。肺分画まで読むのはやはり余力のある医師ということになるのであろう。

さらに肺区画の解剖を読み進めると、穴埋め形式で非常に分かりやすい。しかし、これでよいのか？　という疑問も浮かんだ。確かに普通に読んでも肺分画の解剖がよく分かる記述なのだが、読むことで得た知識を実際の臨床の場で役立たせることは難しいような気がする。うろ覚えの知識を自らの経験として定着させる訓練を積むのが望ましい。本書には分かりやすいシェーマが記載されている。それなら、自分でこのシェーマを「模写」してみようと思い立った。

ここで、シェーマを「模写」するときに大切なことがある。それは、コピーして写し取るのではなく、フリー・ハンドで「模写」するということだ。何も書いていない白紙にフリー・ハンドでシェーマを書くことによって、全体の構造や気管支の枝分かれの関係などを自分で考えて位置決めしなければならない。自分で判断しながら書くことで、立体構造を「体得」しやすくなるからだ。テレビで漫画家がマンガを描く場面が放映されることがある。そんなときに驚かされるのは、漫画家はまっさらの白紙に下書きもなく一発でキャラクターを描き出すことである。漫画家は自ら創作したキャラクターを完全に把握しているから、何のためらいもなく1本の線で描き出すことができる。

「皮膚診療の良書1　分析的診療方法（皮膚所見のとり方）」の回で皮膚科の教科書を紹介するときに、見た画像を「言語」で表現するトレーニングが必要であることを述べた。それと同じように、胸部X線写真に限らずに画像診断の勉強をするときには、画像を「スケッチ」するのが解剖をより良く理解するための早道だと筆者は考えている。

そう考えると、昔学校の美術の時間に学習した「デッサン」について勉強してみたくなった。書店に赴いて、気に入ったデッサンの教科書を購入して読んでみた。上田耕造著『イチバン親切なデッサンの教科書』（新星出版社、２０１８）の「はじめに」にこう記載されていた。

デッサンに必要な「モノを観る力」がまるで足りていない状況からデッサンは始まります。気づけば見えるはずの「見落とし」を学ぶのです。遙か昔に始まった「絵を描く」という人類の不思議な行為は、自分の見ている世界を複製することで確かめる「自己確認の作業」とも言われます。デッサンすることで、目の前にある世界の形の背後にある仕組みや規則性を探り、直感的にその本質をつかみ、形にしていくことが「自然から学ぶ姿勢」ではないかと考えています。まずは描くことで見方を深め、認識を新たにしていく。デッサンすることの意味や価値は、そんなところにあるのだと思います。

フェルソン先生の読影法発明の陰にデッサンあり?

何を当たり前のことを言っているんだと思う読者もいるかもしれない。上記の記述は、デッサンについてであるが、同様のことを胸部Ｘ写真読影について考えてみたい。

右肺の中葉の肺炎のように心臓に直接隣接する病変では、心臓の右縁の境界線が消失する。つまり、シルエットサイン陽性となる。これに対して、右肺の下葉の肺炎は心臓に直接隣接しないので、心臓の右縁の境界線は消失しない。つまり、シルエットサイン陰性となる。これは言われてみれば当たり前だが、シルエットサイン陽性の場合には、右肺中葉肺炎と心臓の陰影は境界線なしの一つの陰影となるのに対して、右肺下葉肺炎と心臓の陰影は、心臓の右縁という境界線で分割された二つの陰影となる。

また、肺胞に滲出物が貯留する肺胞病変で、含気がある気管支周囲の肺胞のX線透過性が低下することによって通常では管状に写らない気管支が管状に透けて見える。これがエアーブロンコグラムサインである。

このようなシルエットサインやエアーブロンコグラムサインに気づくことこそ、上述のデッサンの書籍の「まえがき」に書いてあるように、「目の前にある世界の形の背後にある仕組みや規則性を探り、直感的にその本質をつかみ、形にしていくこと」なのだと思う。この今では当たり前のシルエットサインやエアーブロンコグラムサインに最初に気づいたフェルソン先生は、もしかして胸部X写真を何枚も何枚も「デッサン」したのかもしれない。「デッサン」したことによって、「気づけば見えるはずの見落とし」を学んだのかもしれない。

そう考えると、胸部X線写真読影に限らず、その他の画像診断に関する書籍も、単に通読するだけではなく、自分で「デッサン」あるいは「スケッチ」しながら読んでみるべきだと思うようになった。「デッサン」や「スケッチ」というと、何か美術家が描くような精緻な絵を連想しがちだが、この場合はうまくなくてよいのである。自分が解剖学的構造をより深く理解することが目的なので、第三者が見たらヘタクソに見えても構わないのだ。

今回ふとした出来心で胸部X線写真のシェーマを自分で描いてみて思わぬことに気づくことができた。ついでに、筆者が前述の『イチバン親切なデッサンの教科書』を読んで、今まで気づかなかったことをもう一つ気づいたので追加で記載しておく。

それは、立方体の描き方である。筆者は、立方体をフリー・ハンドで描くとき、今まで**図1上**のように描いてきた。つまり、立方体の各辺を平行に描出する書き方だ。数学的に立方体の各面で相対する辺は平行であるので、平行に描くに決まっている。ところが、美術の世界ではこのような数学的に正確な絵はNGなのだそうなのである。美術の世界では、立方体に限らず立体図形は**図1下**のような「透視図法（別名パース）」で描くそうである。

この「透視図法」では、各面で相対する辺は「平行」に描くのではなく、その辺を伸ばすと遠距離で交差するように描くのである。「透視図法＝遠近法」かと思ったら、実は厳密にはそうではなく「透視図法」は「遠近法」の一種なのだそうである。遠近法とは、もともと絵画で上にあるもの、輪郭が欠けているもの、小さいもの、鈍い色や背景に近い色のものが遠くにあるように見えることを利用して、平面である絵に奥行きという立体感を持たせる絵画技法である。このような古典的な「遠近法」に、15世紀のルネサンス時代に新たに「透視図法」が発明されたそうだ。「透視図法」とは、画面の立体の辺をつなげて延長すると1点（消失点）に収束するように描くことによって立体感を持たせる絵画技法である。この「透視図法」は15世紀のルネサンス時代以降絵画の主流な絵画技法になっているとのことであった。われわれが、俗に「遠近法」と言っているのは実はこの「透視図法」を意味することが多いのである。

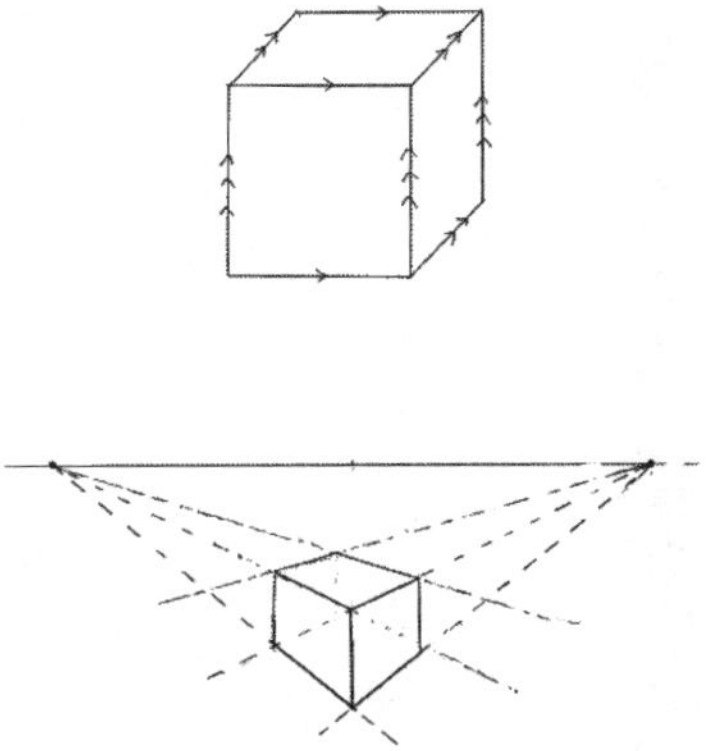

図１　立方体の描き方の違い

美術の時間に美術の先生が「絵は遠近法で描け！」と言っていた意味が今になってやっと理解できたのであった！　こんな当たり前のことも理解できないまま学校で美術を習ってきたのである。学校の美術では、デッサンだけではなく、水彩画や油絵（！）まで習っていた。どうせやっても上達できないのなら、学校の美術では、一層のことじっくりデッサンだけやっておいた方が、後々のためによいのではないかと思った。
そう考えると、医師の画像診断教育も学校の美術教育と共通点があるように思えてきた。やれ、Ｘ線、やれ、エコー、ＣＴ、ＭＲＩなどと全部勉強しても、胸部Ｘ線写真のシルエットサインやエアーブロンコグラムサインも読み取れない医師がいるのである。こんなことであれば、わざわざ頑張っても満足には読めないＣＴやＭＲＩまで勉強せずに、胸部Ｘ線写真だけでも確実に勉強しておいた方が後々のためになるような気がするのは筆者だけであろうか？

胸部Ｘ線写真、2冊目の教科書で学んだこと

胸部Ｘ線写真で見えるほぼ全ての線に名前がある

医学書の書店に行くと、胸部Ｘ線写真に関する書籍のコーナーは、他の専門分野よりも圧倒的に多くの棚を占拠しているように見える。胸部Ｘ線写真の本はこんなにたくさん売れるのだろうか？　と疑問になるくらい多数の書籍が存在している。以前の連載で、心電図は分かったつもりになっているようで、実は深く理解していない医師が多数いることを述べたが、胸部Ｘ線も似た

ような状況にあるらしい。もう一度学んで胸部X線写真の理解を深めたいと感じている医師が多いからこそ、解説書のニーズが高いのだろう。実際に以前に紹介した日経メディカル Online のアンケートでは、医師が学び直したい検査法として、胸部X線写真は心電図に次いで第2位に入っていた。

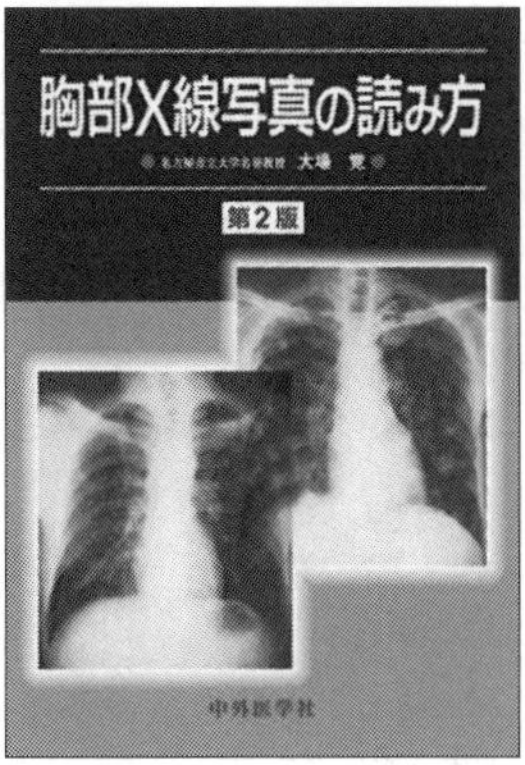

大場覚著『胸部X線写真の読み方　第2版』、中外医学社、2001年（分類：教科書、推奨度評価：★★★、推奨時期：初期研修医〜）

心電図の教科書を紹介したときに、学生時代に筆者の心電図の恩師である故・和田敬先生から「心電図の書籍を10冊読め」と言われた思い出を紹介した。胸部X線写真も深く理解するには、同じくらい書籍を読み込む努力が必要なのかもしれない。

そこで今回は、胸部X線の世界的なバイブルに続く、2冊目の教科書を紹介する。それが、**大場覚著『胸部X線写真の読み方　第2版』、中外医学社、２００１年（分類：教科書、推奨度評価：★★★、推奨時期：初期研修医〜）**である（筆者注：現在出版社で在庫切れ）。

本書は以前、筆者が医学書の書店に赴いた際に胸部X

線写真の２冊目として、本棚に数多くある書籍を読み比べて選んだ書籍である。購入時に１回通読したが、今回この機に本書を精読してみることにした。まず本書の趣旨が、序に記されていたので引用する。

正しいＸ線像の読影法を身につけていれば、経験したこともない異常像を検出し、分析的に読影できるようになる。理論的というほど大げさなものではないが、Ｘ線コントラストの成り立ち、すなわちＸ線像の成り立ちを十分理解し、分析して、より正しく読影し、さらに、自分がもっている医学知識を十二分に利用して、より良い診療に役立たせて頂きたいというのが筆者の狙いであり、願いでもある。

実際に本書の構成は、まず最初に１章の「胸部Ｘ線検査とそのＸ線写真」で胸部Ｘ線写真の原理が述べられ、次に、胸部Ｘ線写真と、異常と誤りやすい正常偏位像で胸部Ｘ線写真のアーチファクトが解説されている。

その後は、実際に胸部Ｘ線写真を読影する順序で、縦隔、心臓、シルエットサイン、肺・縦隔境界線、肺門、肺内血管影、気管・気管支、肺内気管支、肺のＸ線透過性、無気肺、肺胞性パターンと間質性パターン、びまん性間質影、肺水腫、肺内結節、リンパ節腫大、縦隔腫瘤、異所性ガス、胸水・胸膜、胸膜腫瘤・胸壁病変、骨病変、横隔膜と横隔膜をまたぐ病変などの胸部Ｘ

線写真の所見について詳細に記載されている。

そして最後の35章では、肺内陰影の分布について―生理学的放射線学的相関―と題して、dynamic radiology of the chest についても述べられている。この dynamic radiology of the chest とは、もともと腹部の画像診断に用いられていた病変の局在性についての成り立ちを解剖学的、生理学的、病態学的に、進展経路や発生機転をダイナミックに考察しながら読影する方法を、胸部に応用したものである。

上述のように本書では胸部X線写真の知見がほぼ全て網羅的に記載されている。発刊は今から21年前だが、おそらく当時の最先端の知見をほとんど全て本書に収録したに違いない。書籍の内容の範囲と奥深さから、本書は著者の大場先生の精力的な努力の結晶であることがうかがえる。

本書を精読して驚かされるのは、胸部X線写真で観察できるほとんど全ての「線」について「名称」が付けられていて、その「線」は解剖学的に何の陰影なのかが説明されていることである。そして、どのような病変があるとその「線」が見えなくなるのかまでも記載されている。

このことは、心電図の教科書に例えて言えば、様々な「波形」に「名称」を付けて、なぜそのような「波形」ができるのかを説明し、その「波形」に異常があった場合にどのような病態を意味するのかを説明するのに似ている。

ちなみに筆者は今まで、肺水腫の胸部Ｘ線写真は単なる肺水腫としか読んでいなかったが、同じ肺水腫でも心原性、腎原性、毛細血管透過性で、肺水腫の画像所見が異なることは知らなかった！（１９７ページ、表３　心原性、腎原性、毛細血管透過性肺水腫のＸ線学的鑑別）

心電図がより正確にそして迅速に判読できれば、日常診療に大きな利益をもたらすように、胸部Ｘ線写真もより正確にそして迅速に判読できれば、日常診療に大きな利益をもたらすだろう。

また、本書を精読してもう一つ気づいた点は、胸部Ｘ線写真のバイブルとして既に紹介したフェルソンの『Principles of Chest roentgenology』（１９７３）が引用文献として提示されており、随所に分かりやすい「シェーマ」が掲載されていることである。このような分かりやすい「シェーマ」が描けるということは、本書の著者の大場先生も、胸部Ｘ線写真を「デッサン」されていたのかもしれない。こう考えると、本書は胸部Ｘ線写真のバイブルであるフェルソンの流れを踏襲する正統的な胸部Ｘ線写真の教科書と言えるだろう。

本書は発刊から既に21年経過しているが、これほど体系的で完成度の高い内容が、最新の胸部Ｘ線写真の教科書にも記載されているかどうかは不明である。本書の貴重な内容は、胸部ＣＴ全盛の現在でも臨床家には役立つ内容なので、ぜひデジタル版で発行の継続を期待したいところである。なお、一般社団法人日本腹部放射線学会のウェブサイトによると、著者の大場覚（おおばさとる）先生は、平成21（2009）年10月9日に73歳で逝去されたそうである。

本書の内容を、一読で全て習得するのは困難なので、必要に応じて辞書的に使うことが多くなるだろう。重要なのは前回に記載したように、本書のシェーマを実際にフリーハンドで紙に描いてみることだ。そうすることによって、目の前の胸部X線写真の中に本書で解説している「線」を意識できるようになるはずである。筆者自身も、暇を見つけて本書のシェーマをフリーハンドで紙に描く作業を、今後の自分の課題にすることにした。

「異常陰影なし」と言い切るための胸部X線写真の教科書

前回は、世界的なバイブルに続く2冊目の胸部X線写真の教科書を紹介した。この2冊目の教科書では、胸部X線写真で見えるほぼ全ての「線」に名称があり、その「線」の医学的意義について解説されていることを述べた。

しかし、放射線科の専門医ならともかく、実際の臨床の現場では、胸部X線写真の全ての

「線」について詳しく知らなくてもよいはずである。それは、全ての異常波形を知らなくても心電図の判読が可能なのと似ている。ならば、胸部X線写真の中に存在する数多くの「線」のうち、非専門医はどの「線」に着目すべきなのか？

その胸部X線写真の最低限の「線」の読み方を解説している書籍が、**中島幹男著『胸部X線カゲヨミ「異常陰影なし」と言い切るために』羊土社、2019年（分類：教科書、推奨度評価：★★★、推奨時期：医学生〜）**である。

本書が優れている点の第1は、まず胸部X線写真の中にあまた存在する「線」の中からこれだけは絶対にチェックすべき「線」を厳選して解説していることである。そして第2に、果たしてその「線」に異常があるかどうか、「異常あり」と「異常なし」を判断できる能力を身に付けることを優先している点である。

多くの胸部X線写真の教科書は放射線科医によって執筆されている。だから、非放射線科医が読む入門書としてはレベルが高くなっている。実際には、非放射線科医が放射線科専門医と同じレベルで読影するのは難しいし、そこまでは要求されないはずだ。そう考えると、他科の医師には非放射線科医によって書かれた初心者用の書籍があってよいはずである。本書はまさに非放射線科医によって執筆された非放射線科医のための胸部X線写真の書籍なのである。

本書で厳選された「線」には、肺門編「閑古鳥を探せ！」、傍気管線「右だけですよ」、気管分岐部編「バランスボール、モーグルとテントの関係」、AP window、横隔膜周辺「横隔膜と胃泡のいい関係」、水平線などを話題として取り上げている。そして、これらの「線」について、分かりやすいイラストやシェーマで解説されている。

中島幹男著『胸部X線カゲヨミ　「異常陰影なし」と言い切るために』羊土社、2019年（分類：教科書、推奨度評価：★★★、推奨時期：医学生～）

さらに、本書は、「線」の異常の有無を記載するだけではなく、その「線」の異常が起こるメカニズムについても簡単に説明されている。フェルソンのシルエットサインに至っては、綿棒の容器とトイレットペーパーの芯をモデルにした影絵で再現して解説している（67ページ）。こんなモデル簡単に作製できそうだと思うかもしれないが、実際に著者はこのモデルを作るのになかなか苦労したとの記載がある通り、分かりやすいモデルを作るのは簡単な作業ではない。実験の積み重ねからたどり着いた工夫なのである。

本書の第2の優れた点である胸部X線写真の「異常判

定」については、著者が表紙カバーの見返しで下記のように述べているので引用する。

本書では、疾患を鑑別するための読影法はほとんど解説していません。異常があるか、ないかの判別法、それだけです。でも自信をもって「異常なし」と言える読影力がつきます。実際の臨床では、身体所見や他の検査結果などとあわせて総合的に診断します。また異常陰影があれば、ＣＴなどで精査できます。胸部Ｘ線写真の読影では必ずしも疾患まで診断する必要はないのです。異常陰影があるかないか、確実に判断できることが大切なのです。

全く同感である。自信を持って「異常なし」と言える読影力と書いてあるが、これは簡単に達成できるものではない。一口に胸部Ｘ線写真と言っても、陳旧性炎症変化があるもの、側弯などで胸郭変形があるもの、比較する過去の胸部Ｘ線写真がないものなど、多様な背景条件がある。百人百様ともいうべき胸部Ｘ線写真を「異常なし」と判断することは、自信に裏打ちされた読影力がなければならない。その読影力の源が、著者が述べる前述の厳選された「線」を読むことなのだ。

１枚の胸部Ｘ線写真を「正常」と判断することによって、胸部ＣＴ検査の追加が不要になり時間と費用が削減される。日本全国で全ての医師が本書に記述されている読影力を身に付けて、不要なＣＴを省略できれば、日本の医療費はどれだけ節約できて、患者さんの診療時間や待ち時間をどれだけ短縮できるだろうか？

逆に胸部X線写真に異常があった場合、あるいは異常かもしれないと思った場合は、どうすればよいであろうか？　呼吸器内科にコンサルテーションすればよいのか？　筆者は、過去に胸部X線写真の肺病変を疑問に思って呼吸器内科にコンサルテーションしたことがあったが、その肺病変は呼吸器内科医でも胸部X線写真からだけでは診断に至らずに結局胸部CTを撮影することになった記憶がある。

それ以後、筆者は胸部X線写真で確定診断できない病変が見つかったら、直接CTを撮影依頼している。つまり、胸部X線写真に異常があった場合、あるいは異常かもしれないと思った場合には、自分でCTをオーダーして撮影すればよいのである。CTを撮影して、さらにその読影に疑問があれば、放射線科専門医に読影を依頼すればよいのである。

本書の著者も言及している通り、胸部X線写真の疑問点は自分でCTをオーダーして自分で答え合わせができるのだ。このように簡単にCT撮影によって胸部X線写真の異常所見の答え合わせができるようになると、逆にCTの撮影数が増加して医療費と時間が浪費されてしまうかもしれない。どのような疾患のどのような重症度の患者にCTを撮るべきかなどは本書では一切触れられていない。CTを撮るかどうかという判断は、胸部X線写真を読影する本人の習熟レベルにもよるので成書に記載するのは難しいのであろう。

しかし、一口に胸部Ｘ線写真の異常といっても、自分の読影に自信が持てればわざわざＣＴをオーダーする必要はない。例えば、その病変が心臓右縁にシルエットサイン陽性となる右中葉Ｓ５のエアーブロンコグラムを伴う典型的な浸潤影を呈しており、肺炎と確定診断できる場合は、ＣＴを撮らなくても治療プランを考えることができる。

初期臨床研修を修了して後期専攻医となって独り立ちしたばかりのときには、後から誤診であることが発覚すると上級医から叱責を受けるかもしれないという恐怖感から、胸部Ｘ線に加えてＣＴのオーダーを連発する傾向にある。しかし、時間がたつと逆にＣＴをオーダーして答え合わせすること自体が時間の無駄と悟るようになり、無駄な検査が自然と減少するのだ。これ以上無駄な検査はしなくてよいと判断する自信となるのが、シルエットサインやエアーブロンコグラムなどの所見がどのようにして引き起こされるのかをメカニズムから理解しているかどうかである。それは、ちょうど心電図の異常がなぜそのような波形を来すのかを理解していると、自信を持って心電図を判読できるのと同じである。

本書の著者が述べているように、プライマリ・ケア医としては胸部Ｘ線写真の読影は本書の内容で十分だと思う。このような優れた胸部Ｘ線写真の書籍が執筆できたのは、著者が呼吸器内科医として数多くの検診の胸部X線写真の読影に携わってきたこと、そして、同時に救命救急医として胸部X線写真を一瞥して瞬時に患者の病態を判断しなければならない状況を経験してきたことだと考えられる。

本書の最終章に当たる第15話の「読影力向上のために」では、読影力向上のためのいくつかの秘訣が述べられている。そこでは、秘訣の6番目として「スケッチをする」が挙げられており、この連載で強調してきたスケッチの重要性が本書でも指摘されている。そして、8番目の秘訣「教科書」では、胸部X線写真読影の参考書が6冊提示されている。教科書の筆頭に挙げているのは、やはり本連載で最初に紹介したフェルソンのバイブルである。本書の著者もフェルソンの流れをくむ正統的な胸部X線写真の読影を行っていることが分かる。

本書にはプライマリ・ケア医として胸部X線写真を読影するための最低限の知識が提示されている。学ぶべきことが膨大にある現代においては、最初からフェルソンのバイブルに取り組むよりも、本書を読んでからフェルソンへと進む方が効率的かもしれない。

おなじみ「ブロンコ体操」にも新たな発見が

理論と実践の2冊による現代の胸部X線バイブル

前回は「異常陰影なしと言い切るための胸部X線写真の教科書」を紹介した。胸部X線写真の教科書を３冊紹介して思うのは、心電図と同じようにやはり10冊以上読み込まなければ胸部X線写真に精通するのは難しいということである。胸部X線写真の教科書も10冊を目標に連載を継続したい気持ちもあるが、医学生や若手医師が読むべき教科書は、この分野以外にも多数ある。残念だが胸部X線写真の教科書を紹介するのは、今回でひとまず最後とする。

今回紹介するのは、**長尾大志著『レジデントのためのやさしイイ胸部画像教室　第２版　ベストティーチャーに教わる胸部X線の読み方考え方』**日本医事新報社、２０１８年（分類：教科書、推奨度評価：★★★、推奨時期：医学生～）と、**長尾大志著『やさしイイ胸部画像教室　実践編　厳選１００症例で学ぶ読影の実際』**日本医事新報社、２０２１年（分類：教科書、推奨度評価：★★★、推奨時期：医学生～）の２冊である。同じ著者による『レジデントのためのやさしイイ呼吸器教室　第3版　ベストティーチャーに教わる全29章』と『やさしイイ血ガス・呼吸管理ベストティーチャーに教わる人工呼吸管理の基本と病態別アプローチ』と並ぶ「長尾先生4部作」から2冊を選んだ。

今回、胸部X線写真の教科書の最後の連載でこの2冊を選択した理由は、第一に『レジデントのためのやさしイイ胸部画像教室』で、豊富な写真やシェーマを駆使して胸部X線写真の陰影の原理を解剖生理から懇切丁寧に解説してあるからである。そして、このシリーズが他書と異なるのは、胸部X線写真の読影の理論を説明しているだけでなく、姉妹書の『実践編』で実際の症例を100例読影する演習問題が用意されている点である。

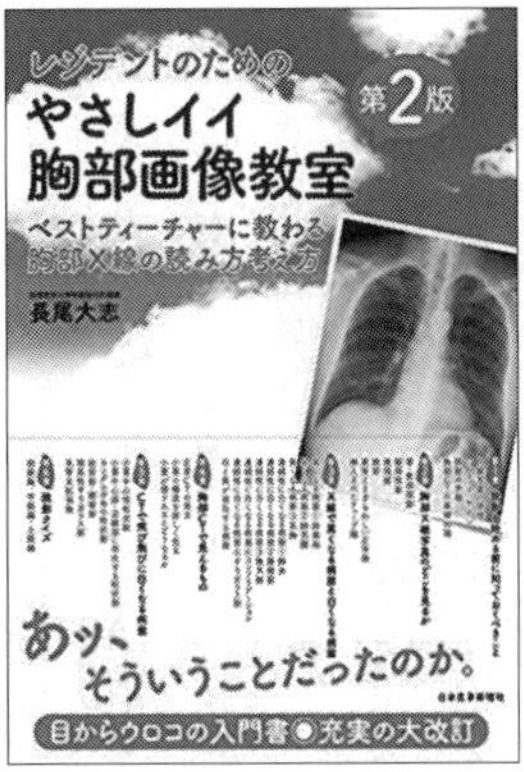

長尾大志著『レジデントのためのやさしイイ胸部画像教室　第2版　ベストティーチャーに教わる胸部X線の読み方考え方』日本医事新報社、2018年（分類：教科書、推奨度評価：★★★、推奨時期：医学生～）

以前に基本編と応用編の2冊で合計400症例の心電図判読が試せる書籍を紹介した。筆者もこの回を執筆するときに400例の心電図判読に挑戦したが、400例は多すぎるかもしれないというのが正直な感想だ。技能を習得するためには、一定量のトレーニングをこなす必要があるが、どのくらいの症例数が適切だろうか？　目安はおそらく１００例くらいだろう。少なからず多すぎず、少々飽きても最後までやり通せて、しかも、一通りの実力の習得が期待できる現実的なボリュームが１００例程度と考えられる。本書は理論と実践演習がセットとなっている点で非常に優れている。

それでは、書籍の特徴をもう少し詳しく紹介してみたい。最初に理論編の『レジデントのためのやさしイイ胸部画像教室　第2版』である。本書の初版のまえがきに、長尾先生が胸部X線写真の読影教育を始められた経緯が記載されているのでここに引用する。

結果、胸部X線写真は見ない、果ては撮らない、という風潮が広まってきたのです。撮らないものは見ることができませんから、読めるようになる訓練がだんだんできなくなってきます。

留学から帰国して2年ぶりに臨床の現場に戻ってくると、その傾向はさらに顕著になってきました。自身のブランクを埋めるために勉強しつつ、滋賀医大で若い人に画像診断を教えはじめたのですが、ここ数年は若い人たちの間で、ＣＴしか見ない、そもそも胸部X線写真を撮らない人が増えてきていて、放射線科の先生が読影所見をつけてくださる施設では、画像を見ずに所見だけ写して終わり、という人も…。

正直、危機感を持ちました。

そもそも若者が堕落する原因は、その範たる上級医が堕落している姿を見ているからではないか。こう考えて、なんとかウチの医局だけでもしっかり胸部画像、特に単純X線写真を読んでいこう、と頑張ってきました。そうして勉強すると、どんどんいろいろなことがわかるようになってきました。わかるようになると、画像診断の奥深さ、面白さが見えてくるものです。

筆者も全く「同感」である。一般に技術が進化すると、昔の技術は衰退するものだ。スマホ通信が日常となった現在では、我々は鉛筆や毛筆で字を書く機会がめっきり少なくなった。しかし、もはや鉛筆や毛筆を使って字を書く必要がなくなったかというと決してそんなことはない。現在でも少ない機会のために鉛筆や毛筆を使って字を書く訓練は必要なのである。

ここで大切なのは、コンピューターがない時代の鉛筆や毛筆のトレーニングと、コンピューター時代の鉛筆や毛筆のトレーニングは必ずしも同じ方法である必要はないということだ。コンピューターがない時代には、鉛筆と毛筆の練習しかなかったので、手書きの練習に多くの時間が費やせたと思う。しかし現代では、鉛筆や毛筆のトレーニングは必要最小限でもよく、それ以上の余裕があれば、キーボードのブラインドタッチなどの練習に時間を費やした方が実用的なはずである。

胸部の画像診断で考えると、CTがない時代であれば画像はX線しかないので胸部X線写真の読影に多くの時間を割くのが合理的だった。しかし、ＣＴが撮影できて胸部のより詳細な情報が得られるようになった今日では、ある程度のレベルからは胸部Ｘ線写真の読影と胸部ＣＴ画像の読影を組み合わせて行った方が賢明ではないかということになる。教科書にしても、ＣＴが使えなかった時代は、単にＸ線写真の読影方法だけ記載すればよかったが、ＣＴが簡単に撮影可能な現代では、胸部Ｘ線写真の教科書にＣＴの読影情報も一緒に載せて解説した方が実用的だということになる。

本連載で胸部Ｘ線写真の教科書として最初に紹介した「フェルソン」にも、最新版では胸部Ｘ線写真だけでなく胸部ＣＴ画像などの他の画像検査も添付されていた。しかし、本書はそれ以上に胸部ＣＴの画像がふんだんに使用されていて、多くの胸部Ｘ線写真の所見がＣＴでの所見と対比できるようになっている。その意味で、本書は現代の胸部Ｘ線写真の新しいバイブルと言えるであろう。

次に本書の優れた点は、多くのイラストやシェーマ、そして写真上の矢印などで異常所見を分かりやすく解説しているところだ。筆者も書籍を執筆したことがあるので分かるのだが、イラストやシェーマを一枚一枚描くというのは絵を描くのと同じで非常に労力がかかる。また、胸部Ｘ線写真の異常所見を矢印などで解説するのも大変な労力を要する。写真に矢印を入れるくらい簡単じゃないかと思うかもしれないが、印刷用の原稿を編集する段階で、その矢印が微妙にずれたりする。また、それを指摘して位置を修正するのだが、編集者は読影のトレーニングを積んだ医療従事者ではないので、自分の意図が伝わらなくてイライラすることもまれではない。そういった書籍出版時の著者の苦労を知っていると、本書は出版するまでにどれほどの労力をかけたのか計り知れない。

そして、もう一つの特徴は、本書には「ブロンコ体操」が記載されていることだ。「ブロンコ体操」とは、両腕を使って気管支と肺区域の走行を覚える体操である。筆者も大学4年のときに放射線科の先生から教わった、日本で語り継がれている肺区域記憶法である。この「ブロンコ体操」は考案者不詳の伝統芸能かと思いきや、本書によると「『これを知れば呼吸器の診療が楽になる』（周東寛著）という本が原点のようです」とのことであった。

なお、この「ブロンコ体操」、誰もが医学生時代に習うものと思っていたら、意外にも聞いたことがないという研修医もいたのに最近、驚いた記憶がある。数学で平方根を習ったときに、$\sqrt{2}=1.41421356\cdots\cdots$を「ひとよひとよにひとみごろ」と語呂合わせしたのと同じように、医学生ならみんなが習うはずと思っていたが、「ブロンコ体操」を全く教えない大学もあるようなのだ！　長尾先生が初版の前書きで指摘したように、「上級医の堕落」によって、胸部X線写真の読影以前に、肺区域の解剖の覚え方のコツさえも伝授されていないのである。幸い本書では2次元バーコードが添付されていて、容易にＹｏｕＴｕｂｅにアクセスして「ブロンコ体操」の動画を視聴可能である。

最後に、本書にはもう一つ非常に重要な特徴がある。それは、長尾先生が呼吸器内科医であることだ。本書が放射線科専門医の執筆した胸部Ｘ線写真の教科書と異なるのは、長尾先生が呼吸器内科医の知識に基づいて胸部Ｘ線写真を読影している点である。

例えば、肺癌の原発巣によるリンパの流れの違いが、「リンパ節腫脹の見かた　p.72-77」に記載されている。また、筆者が分かりにくくて個人的に嫌いな間質性肺炎の分類も、すりガラス像の説明とともに分かりやすく記載されている（p.152-171）。また、各種呼吸器疾患の画像上の特徴について、小葉構造で三つに分類すれば理解しやすいことが記載されている（p.195）。

次に実践編である。序章の「胸部Ｘ線写真を読むための準備」で、理論編に記載されている内容がコンパクトにまとめられている。また、ここでうれしいのは「ブロンコ体操」だけではなく、筆者も知らなかった「リンパ節体操」なるものも記載されていることである。この「リンパ節体操」なる体操も、前出の『これを知れば呼吸器の診療が楽になる』（周東寛著）がオリジナルのようである。この「リンパ節体操」も2次元バーコードから視聴できる。29秒ほどの動画だが、音楽付きで長尾先生自身が体操をされている。この動画を見て、＃7 気管分岐下リンパ節の部分は、あのビートたけしの往年の「コマネチ」という芸を意識した体操であることが明確に伝わる。そして、最後の＃11～＃14のリンパ節で次第に前に寄って来るしぐさは、最後にテロップが流れる通り、大相撲の土俵入りである。この動画に隠された秘密を知ってしまうと、残念ながらお会いしたことはないが、長尾先生は筆者に勝るとも劣らない相当なお笑い好きの方に違いないと思ってしまう。

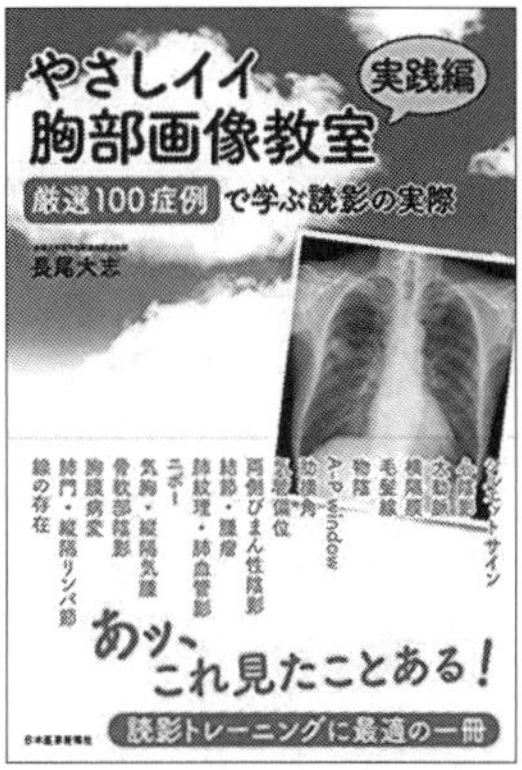

長尾大志著『やさしイイ胸部画像教室　実践編　厳選100症例で学ぶ読影の実際』日本医事新報社、2021年（分類：教科書、推奨度評価：★★★、推奨時期：医学生～）

筆者も実際に本書の100症例の読影に挑戦してみた。100症例の判読を終えて感じたことは、胸部X線写真の読影に関して筆者もまだまだ未熟だということである。本書を通読して一番弱いと感じた点は、シルエット・サインの読みが甘かったことだ。筆者は大学4年生のときにフェルソンのバイブルの原書を読破して以来、自分なりに胸部Ｘ線写真でシルエット・サインを意識して読んできた。しかし、本書を読むと「こんなかすかなシルエット・サインも読むんだ！」と驚いた。そして「ここまでシルエット・サインが読み込めれば、多くの病変が立体的に把握できる！」と感じた。毎日何枚もの胸部Ｘ線写真とＣＴ画像をご覧になっている方だけあって、その読みの深さには脱帽する。

以上まとめると、本書２冊は胸部Ｘ線写真の読影だけではなく、「ブロンコ体操」と「リンパ節体操」を学べ、同時に胸部ＣＴ画像の読影が可能となり、かつ、呼吸器疾患の基礎が身につく現代の胸部X線写真のバイブルであると言える。この2冊読むだけでこれだけのことが習得できるのであれば、これまでバイブルだと考えてきたフェルソンを最初に読む必要はないのかもしれない。限られた時間に多くの内容を習得することが要求される超多忙な現代においては、フェルソンは本書を読破した後に余裕があれば読む本と考えてもよいであろう。

同じように循環器系の検査の書籍も、心電図だけではなく心エコーや冠動脈カテーテル検査などの多くの検査が同時に１冊に記載されている書籍を最初から読んだ方がよいのではないかと思うかもしれない。しかし、循環器の場合には、それぞれの検査について深く学ぶ前に、最初から全部まとめて学ぼうと欲張ると、どれも中途半端になってしまう恐れがありそうだ。やはり最初は、それぞれの検査の教科書を読むべきだと筆者は考える。

本書のような優れた書籍が出版されている時代に医学教育を受ける医学生には、解剖生理を学んだ直後の3年生から、ぜひ本書を手に取って読んでほしい。本書の内容は基礎医学学習後の段階で十分に理解可能であり、かつ、早期から胸部X線写真の読影の基礎を身につけることによって、その後の病院実習や初期臨床研修で得られるものが指数関数的に増加することが期待できるからである。

脳波検査

脳波の世界の扉を開けてくれた入門書

以前にペースメーカーの教科書を紹介した。その理由として、筆者が自分自身で不整脈やペースメーカーについて学ばなければならないと痛感した逸話を紹介した。実はもう一つ、忘れられない逸話を思い出した。

筆者がある病院で原因不明の意識障害患者を診察した時のことだ。血液検査で異常は見つからず、脳のＭＲＩ画像も正常で、脳波検査を行った後に腰椎穿刺を試みた。患者が高齢で腰椎が変形しており、うまく穿刺ができなかったので、念のため応援に脳神経内科のレジデントを呼んだ。そのレジデントは、患者の病歴説明を聞きながら、ベッドサイドに置いてあった脳波記録の用紙をパラパラとめくって見ていた。そうこうしているうちに幸い、腰椎穿刺がうまくいった。すると、その脳神経内科のレジデントはお役御免とばかりにおもむろに去ってしまった。

ちなみに髄液検査の結果も正常であった。患者の意識障害の原因は不明のままだ。我々は応援で呼んだ脳神経内科のレジデントが、もちろん患者の診断にも協力してくれるものと思いこみ、彼からの連絡を待っていたのだが、なしのつぶてであった。後日、脳神経内科の主任部長に脳波記録を持っていって意見を聞くと、すぐさま「てんかん」と診断され、意識障害の原因が明らかになった。

後から考えると、くだんの脳神経内科のレジデントはどうやら脳波の判読がうまくできなかったようなのだ。彼は脳神経内科のレジデントであるがゆえに、応援を求めた非専門医の我々に対して、「典型的な波形でないと読めません」とは言えなかったに違いない。脳波記録をパラパラとめくっていかにも波形を読んでいるそぶりをして、穿刺がうまくいったので、我々のコンサルテーションを放置したのであった。「私はあまり脳波に詳しくないので主任部長と相談します」と正直に言えなかったのだろう。

この時、QT延長の患者にニフェカラント塩酸塩（商品名シンビット）を投与したり、ペースメーカーの電池切れの患者を他院に送った循環器内科医のことを思い出した。脳波も脳神経内科医に丸投げせずに、ある程度は自分自身で判読しなければならないと考えさせられた経験である。

しかし、それ以後、脳波の勉強をする機会はないまま過ごしていた。

正直に言うと、脳波について門外漢の筆者は、教科書として何を選んでよいのか全く手掛かりがなかった。そこで脳神経内科の先生に何冊か推薦していただいて、その中で一番取っつきやすい教科書を選んでみた。それが、**飛松省三著『ここに目をつける！　脳波判読ナビ　改訂第2版』南山堂、2021年（分類：教科書、推奨度評価：★★★、推奨時期：後期専攻医～）**である。

初版の序に「初学者が手に取りやすいようなボリュームで、通読することが苦にならない脳波判読書を企画しました」とある通り、本書を通読して最初に分かることは、筆者のように脳波についての予備知識がない者でも通読可能なほど読みやすいことだ。ここで、推奨時期を「後期専攻医～」としたのは、脳波の判読は初期研修医には必須の技能ではないからである。

まず「1章　脳波を楽しもう！」では脳波の歴史について記載されている。脳波は1929年ドイツの精神科医 Berger により発見されたそうである。心電図がオランダの Willem Einthoven によって発明されて、Einthoven が1924年にノーベル医学生理学賞を受賞した事実を考えると、脳波は心電図とほぼ同時代に開発されたことになる。そして、2～4章は脳波の簡単な原理が説明されている。「5章　脳波でよく使われる表現」では用語の定義、「6章　アーチファクト」では心電図よりもアーチファクトの影響を受けやすい脳波の特徴が解説されている。「7章　覚醒時脳波」、「8章　睡眠脳波」と「9章　賦活法」は、心電図で言えばそれぞれ安静時心電図、労作時心電図、そして負荷心電図ということになるであろう。

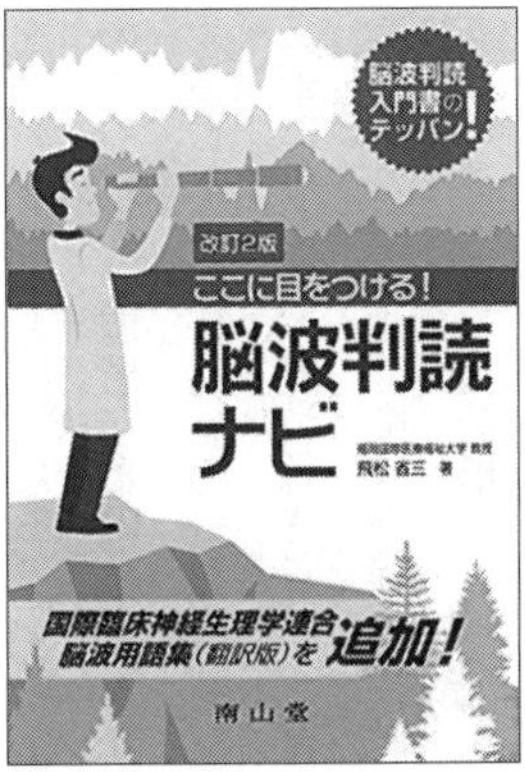

飛松省三著『ここに目をつける！　脳波判読ナビ　改訂第2版』南山堂、2021年（分類：教科書、推奨度評価：★★★、推奨時期：後期専攻医～）

その後の章では、各疾患の脳波所見が解説され、そして最後に「19章　脳波の判読手順と所見の記載」に至る。ここには「図19-1　脳波判読の流れ」が示されている。これは心電図で言えば古典的な「系統的心電図判読方法」に相当するといえよう。「1. 心拍数、2. 調律、3. 電気軸、4. 肥大、5. 心筋梗塞、6. その他」に相当する系統的脳波判読方法が、「ステップ1　優位律動」、「ステップ2　非突発性異常」、「ステップ3　突発性異常」、「ステップ4　所見・総合判定」という順序で行うようだ。

心電図判読方法とのアナロジーで考えてみると、最初の「ステップ1　優位律動」は、正常時の12誘導心電図を判読することに当たる。脳波の場合には、安静時脳波で脳波の分類のδ波、θ波、α波、β波のうちのどの波形がどの誘導で優位かを判読することである。ゲシュタルト（全体像）として捉えると、δ波は株価の景気変動の波形、θ波は心室頻拍の波形、α波は Torsades de Pointes の波形、そして、β波はさざ波の波形とでも理解できそうだ。

「ステップ２　非突発性異常」は、心電図で言う間欠的あるいは持続的不整脈を判読することである。そのような波形は「11章　徐波の見方」に記載されている前頭部間欠性律動性δ波（ＦＩＲＤＡ）、後頭部間欠性律動性δ波（ＯＩＲＤＡ）、側頭部間欠性律動性δ波（ＴＩＲＤＡ）、持続性多型性δ活動（ＰＰＤＡ）などである。

「ステップ３　突発性異常」は、心電図で言えば一過性不整脈を判読することに当たる。すなわち、p.19　図5-1主な異常波の種類（模式図）にあるような、てんかん原性の特殊波形を検索するのである。

そして最後に「ステップ４　所見・総合判定」では、ステップ１からステップ３で判読した所見をまとめて、総合的に判定する。

こうしてみると、脳波の判読方法もほとんど心電図の判読方法と同じである。考えてみればこれは当たり前である。なぜならば、どちらも心臓や脳の電気活動を電極で記録したもので、単に異なる臓器を記録しているだけだからである。主な違いは臓器の活動様式だ。心臓は心房と心室の心筋細胞が規則的に収縮している。一方、脳は脳細胞が収縮しているのではなく、動かずに電気活動しているのである。

脳波判読では、正常12誘導心電図の判読に当たる平常時脳波の解析であるステップ1の占める部分が少なく、心電図でいうと不整脈解析であるステップ2とステップ3が大部分を占めることになる。これも考えてみれば当たり前である。なぜならば、脳波は多くの場合「てんかん」という、心臓で言うと不整脈を検出するために行われる検査だからである。

「脳波=難解」という先入観から長いこと敬遠していた脳波の教科書を、人生で初めて1冊読破することができた。そして自分が理解できる心電図のアナロジーとして、理解するように努めてみた。こうして、今まで近づくことも開けることもしなかった脳波の部屋の扉を今回初めて開けてしまったのであった……。せっかく開けた扉なので、次回はもう少し脳波の部屋をのぞいてみようと思う。もう少し自分自身で脳波が判読できるようになるのではないかという期待も込めて。

心電図と同じくらい判読トレーニングが必要かも

しっかり現実を見せてくれる実践的脳波の教科書

前回は、脳波の入門書を1冊紹介した。難解だという先入観から長いこと敬遠していた分野だが、脳神経内科医に推薦してもらった脳波の教科書を初めて読破することに成功し、知見が広がったからだ。今回はその続編である。Cadetto.jp の主な読者である若手医師にも、脳波の教科書は一度も手に取ったことがない人が少なからずいるだろうと思われるので、この世界の入り口を一緒に垣間見るつもりでお付き合い願いたい。

前回で脳波の最低限の判読方法が分かったので、今回は実際に脳波を読んでみよう。脳波判読の演習に使える教科書として紹介するのが、**飛松省三著『脳波に慣れる！　デジタル脳波入門 脳波超速ラーニング』南山堂、２０１８年（分類：教科書、推奨度評価：★★★、推奨時期：後期専攻医〜）**である。

本書の最大の特徴は、付属のＤＶＤでデジタル脳波の閲覧が可能なことである。昔は脳波といえば、それだけで本にできそうなくらい波形記録が長く、判読が大変なイメージがあったが、現在ではデジタル脳波が普及している。筆者が働く病院でも、いつの間にか脳波がアナログからデジタルに移行されていた。

せっかくＤＶＤにデジタル脳波が記録されているので、書籍を読みながら一つひとつの脳波の症例をＤＶＤで確認してみた。まず最初に思ったのは、「よくこのようなデジタル脳波閲覧のソフトを開発したな」ということである。

今どきの脳神経内科医にとっては当然の機能なのかもしれないが、説明しておこう。このソフトは単に脳波を閲覧できるだけでなく、様々な条件で脳波の閲覧条件を変更できる。具体的には、Ｓｅｎｓ感度、ＴＣ時定数、ＨＦ高遮断フィルター、Ｐａｔ導出モンタージュ、ＴＲＡＣＥ測定時のモンタージュパターンなどの条件である。この閲覧条件を自由に変更できることがこのソフトを使いこなす最低条件となっている（１章、２章）。

次に脳波のモンタージュ（導出法）の相違を理解して、

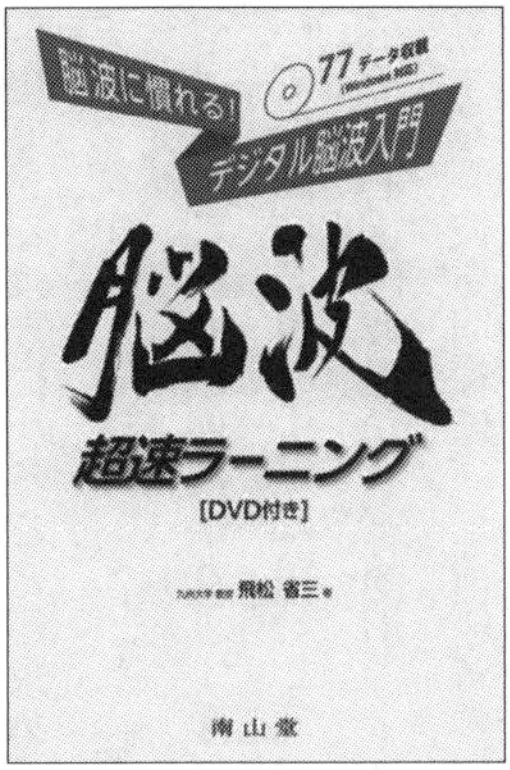

飛松省三著『脳波に慣れる！　デジタル脳波入門　脳波超速ラーニング』南山堂、2018年（分類：教科書、推奨度評価：★★★、推奨時期：後期専攻医～）

変更できるようになることが求められる（３章）。その後、耳朶の活性化の有無を必要に応じてチェックする（４章）。そして、脳波にアーチファクトが混在していないかどうかチェックする（５章）。この脳波の波形がアーチファクトかどうかという判断は非常に重要である。心電図においても四肢誘導を手足に接続しているパーキンソン病患者の手足の振戦の筋電図を拾ってしまってその心電図波形が心室頻拍のような波形となってしまうことがある。同じ人体の電気活動を記録する脳波も同様に、交流雑音の混入・眼球運動・心電図の混入・筋電図の混入・電極のアーチファクトなどがないかどうかを見抜かなければならないのである。

以上のような準備段階が一通り終わって初めて系統的な脳波の判読が始まる。その系統的脳波判読方法とは、前回紹介したように「ステップ1　優位律動」「ステップ2　非突発性異常」「ステップ3　突発性異常」「ステップ4　所見・総合判定」という順序である。

「ステップ1　優位律動」では、優位律動が現れやすい主に後頭部電極の波形に注目する（6章）。脳波の後頭部波形はどうやら心電図のⅡ誘導のようなものらしい。次に正常自然睡眠脳波（7章）と賦活法（8章）で優位律動の変化を観察する。ここまでが、本書の「第1部　基礎編」である。

「ステップ2　非突発性異常」と「ステップ3　突発性異常」は、「第2部　応用編」で示される各種異常波をピックアップする作業である。これらの各種異常波の中で非神経専門医にとって重要となるのは、てんかん（12章）と、びまん性脳症と意識障害（15章）に記載されている波形であろう。それ以外は実際あまり遭遇することはない。

「ステップ4　所見・総合判定」については、「16章　セルフラーニング」で述べられている。そして、この最後の章である16章には、うれしいことに脳波判読のための練習問題15症例が提示されている。その15症例は初級5症例、中級5症例、上級5症例である。筆者のような非神経専門医にとって脳波の判読というのは、脳波の正式なレポートが返ってくるまでの数日間に自分で脳波を閲覧して、正常か異常かのアタリがつけられさえすればよいレベルである。従って、最後の練習問題は初級編の5症例だけを解いてみることとした。

異常波であることは分かっても…

初級編―1の症例は、通常行う脳波の記録の最初から最後まで記録してある症例であった。普通に流して閲覧すると最後まで見るのに何と17分49秒かかった！　脳波記録がこのように長時間になる理由は、通常脳波を記録するだけではなく、開眼・閉眼、過換気、光刺激などの賦活法の記録までしているからである。つまり筆者にとって、脳波判読作業には1症例で最低約20分必要だということを意味する。１枚の心電図を約30秒で判読する作業と比較すると非常に長い時間を必要とする。

さて、この初級編―１の症例を、手順に従って自分で判読してみた。ステップ１（優位律動）は「所々に見られるα波で左右差なし」、ステップ２（非突発性異常）は「なし」、ステップ３（突発性異常）も「なし」、ステップ４（所見・総合判定）は「所々に眼球運動や筋電図のアーチファクトが見られ、見方によっては非突発性異常にも見受けられる波形を認めるがほぼ正常」―。脳波の書籍を２冊読破した現在の筆者のレベルでは、このようなラフな判読しかできなかった。模範解答にあるような、各種賦活法に対する反応は筆者には読めなかった。

残りの４症例については、突発性異常波を判読する症例で、明らかに「異常波である」ことを指摘するのは可能だったが、どんな異常波形か判別することはできなかった。

前回は最初の１冊を読んで、「もう少し勉強すれば、心電図ほどではないにしろ脳波を少しだけでも自分自身で判読できるようになるのではないか」と期待が膨らんだ。しかし、今回本書で脳波の判読方法の実際を経験してみて、正常な脳波と明らかに異常な脳波は識別できそうだが、それ以外は正直自信がない。やはり脳波の判読は難しいと再認識するに至った。脳波を判読するためには、おそらく心電図と同じくらいトレーニングが必要なのであろう。こうして、筆者の密かな期待は打ち砕かれてしまったのだった……。

脳波の波形分析の教科書

これが分かれば脳波のリポートが理解できる

前回は脳波の判読方法の教科書を読み、最後の練習問題を解いてみて「やはり脳波は難しい！」と痛感するに至ったことを紹介した。脳波を判読するためには、おそらく心電図と同じくらいトレーニングが必要で、「もう少し勉強すれば、心電図ほどではないにしろ脳波を少しだけでも自分自身で判読できるようになるのではないか」という筆者のほのかな期待は崩れ去った。

しかし、最初につまずいたところで諦めてしまったら、何事も進歩しなくなる。今回は再度初心に返って、脳波の別の教科書を読んでみることにした。その本が、**大熊輝雄・松岡洋夫・上埜高志著『脳波判読 step by step 入門編 第4版』医学書院、2006年（分類：教科書、推奨度評価：★★★、推奨時期：後期専攻医〜）**である。

心電図では「波形」の理解が非常に重要となる。以前に紹介した教科書の『図解心電図学』の

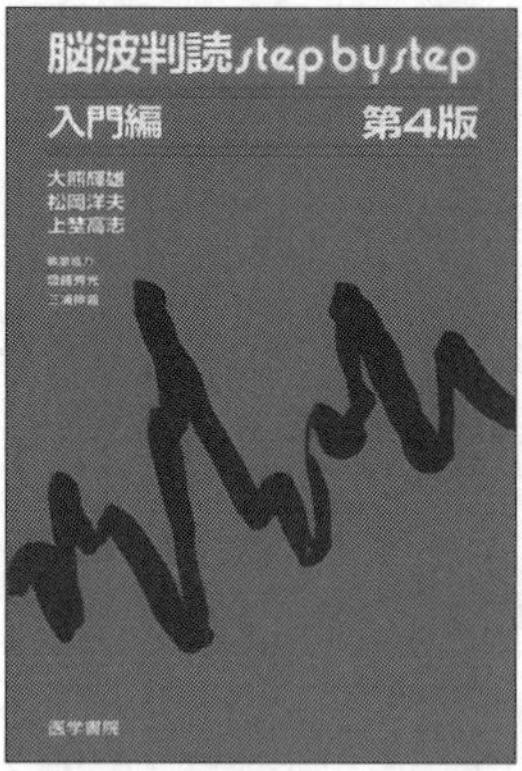

大熊輝雄・松岡洋夫・上埜高志著『脳波判読 step by step　入門編 第４版』医学書院、2006年（分類：教科書、推奨度評価：★★★、推奨時期：後期専攻医〜）

「著者の序」にも次のように述べられている。

> 電気生理学の基本原則についての知識は心電図の理解には必須である。この原則は本書を通じて強調されており、心電図学の解釈においては機械的暗記よりも理解力を養成することである。このことは心電図解釈をより理論的に有意義なものとするであろう。

つまり、心電図判読は単なる暗記や判読方法の習得だけでは不十分なのだ。筆者もこの回の最後に「1枚の心電図を系統的に判読するだけでなく心電図の波形を理解して判読できるようになると、心電図判読は初心者レベルから中級者レベルになったといえるのではないであろうか？」と述べた。

同じことは脳波の勉強にも当てはまるのではないか。前々回で脳波の最低限の判読方法について学び、前回は実際の脳波をどう読んでいくかについて学んだ。それなら、次は脳波の「波形」について学ぶのが、理解を深める正しい手順のように思える。

今回紹介する教科書は、脳波の「波形」について学ぶのにはうってつけの書籍である。本書の「step 1　脳波の構成要素の観察」では、脳波の周波数と振幅を計測することから始めている。そして、この脳波の周波数と振幅を計測するためには、本書の付録になっている特別なスケール（写真）を使用する。このスケールを脳波の記録に重ね、ぴったりと合うマスを探すと脳波の周波数が分かるというものだ。実際にこのスケールを用いて本書の脳波の問題を解いてみると、ぴったりと合う周波数のマスがあることに驚かされる。

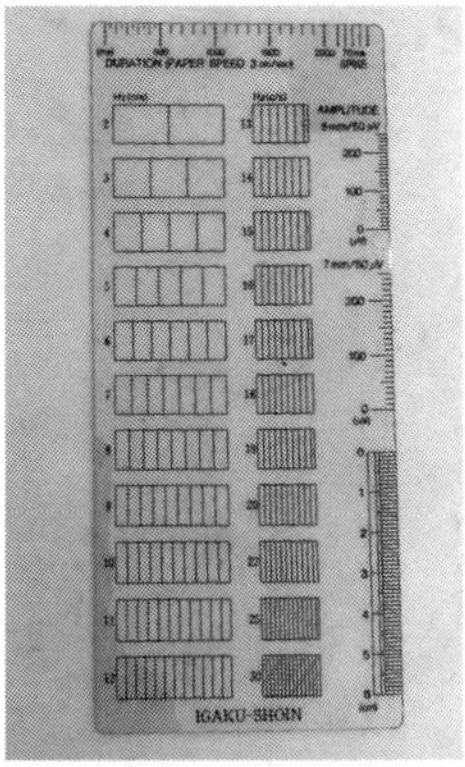

慣れてくると脳波の波形を見るだけでだいたいの周波数が分かるようになるのかもしれない。しかし、初学者はそのようなゲシュタルトな判読方法ではなく、やはりスケールを用いた地道な判読方法を学ぶべきである。これは、デバイダーを用いて不整脈を読むことの大切さを述べたのと同じだ。このスケールを用いて周波数が計測できるようになると、おのずと脳波のデルタ波、シータ波、アルファ波、ベータ波、そして鋭波と棘波が判別できるようになる。

次に振幅を読むが、心電図と異なるのは振幅を計測する起点となる基線を脳波の大きなリズムの基線から計測するので、基線が斜めになることもあるという点である。また、判読については左右差を観察するために、両側の対照的な電極の波形をペアで読むことも心電図と異なる。例えば、Ｏ１（左後頭部）とＯ２（右後頭部）の誘導を合わせて読む。

このようにすれば、脳波の背景脳波（基本律動）[脚注]がどんな周波数のどんな波なのか分かるようになってくる。初心者である我々は、背景脳波が読めれば、その後は「てんかん波」があるのかないのか見当を付ければよい。この「てんかん波」は背景脳波とは明らかに異なる「突発脳波」を読み取ることだが、ここで一つの障害がある。それがアーチファクトである。心電図ではアーチファクトは筋電図くらいしかなかったが、脳波はその活動電位が微弱なためにより多くのアーチファクトが存在する。実際に本書では「step 5 アーチファクトの読み方」で1章を割いて脳波のアーチファクトの読み方を解説している。

脳波のアーチファクトの中で最も重要なものは、陽性棘波を伴う矩形波（方形波、梯形波）であろう。詳しい原理は割愛するが、この陽性棘波を伴う矩形波を見たときには、同側の耳朶活性化あるいは側頭前部の焦点を疑うことになっている。

これらのアーチファクトを除外して、それでも「突発脳波」らしき波形を認めたならば非脳神経内科医は脳波の正式なリポートが出るまで「てんかん疑い」にて抗てんかん薬の投与を継続すればよい。正式な脳波のリポートが出た後に、そのリポートの所見を実際の脳波と照合して理解できれば十分である。

しかし、脳波のリポートを読んでも、異常脳波が実際の記録のどの波形を指しているのか分からなければ意味がないことになる。だから脳波の「波形」について学習しておくことが大切なのだ。

心電図でも、P波、QRS波、T波、異常Q波、QS patternなどそれぞれ心電図的な波形の定義があった。その波形定義を知らなければ心電図の波形を議論することは不可能である。同様にして脳波リポートをより理解するためにも、本書に記載してある脳波の「波形」についての理解は必須なのである。そういった意味で、本書の「step 2 脳波の構成要素の観察（2）」の章は非常に大切である。この章に記載されている棘波と鋭波の定義、多棘複合、棘波と鋭波の極性(陰性と陽性)、棘・徐波複合、多棘・徐波複合、鋭・徐波複合などの定義はしっかり押さえておきたい。

しっかりと脳波を波形から根本的に理解しようと思ったら、急がば回れで本書を1冊目として読み始めてもよいと思う。しかし、脳波の判読は初期臨床研修には必須の技能ではなく、やはり脳神経内科専門医の特別な技能であるので推奨時期は後期専攻医～とした。

注：脳波の基本調律のことを、今回紹介した書籍では「背景脳波」と、前々回および前回紹介した書籍では「基本律動」とそれぞれ呼んでいる。

脳波の波形分析の教科書2
問題集を解くのではなく読んで勉強する新発想

前回は脳波の波形分析の教科書として、『脳波判読　step by step　入門編　第4版』を紹介した。今回紹介するのは、その続編に当たる**大熊輝雄・松岡洋夫・上埜高志著『脳波判読　step by step　症例編　第4版』医学書院、２００６年（分類：教科書、推奨度評価：★★★、推奨時期：後期専攻医〜）**だ。

入門編で脳波の判読方法と脳波の波形の定義をある程度学んだことを前提として、本書では各種症例の脳波を判読しようというものである。内容としては、てんかん、意識障害、睡眠・覚醒障害、薬物服用時、脳腫瘍、脳血管障害、炎症性脳疾患、頭部外傷、その他の慢性脳器質的疾患、内分泌・代謝障害、そして精神疾患の脳波の読み方が記載されている。そして、最終章の

step 12では、総仕上げとして練習問題33題が掲載されている。

脳波の判読を本当に身に付けようと思ったら、本書の全ての症例に対しても、入門編の付録にあったスケールを当てはめて、系統的な脳波所見を丁寧に取って、最終的に臨床診断に至るまでの作業を、愚直なまでに繰り返すべきなのだろう。それは、あたかも高校生が大学受験に向けて数学の問題集を一問一問解きながら力を付けていく作業に似ている。しかし、筆者のような非専門医は、そこまで時間を掛けて判読能力を磨く必要はなさそうだ。難しい症例は脳神経内科医にコンサルテーションして、助言の内容を適切に診療に反映させればよいからだ。では、どんな読み方をすれば、本書を効率的に活用できるだろうか？

ここで高校時代の数学の先生が授業中に話していた逸話をふと思い出した。その先生は京都大学理学部数学科を卒業しており、学生時代は日本人として2人目のフィールズ賞を受賞された広中平祐博士と同級生だった

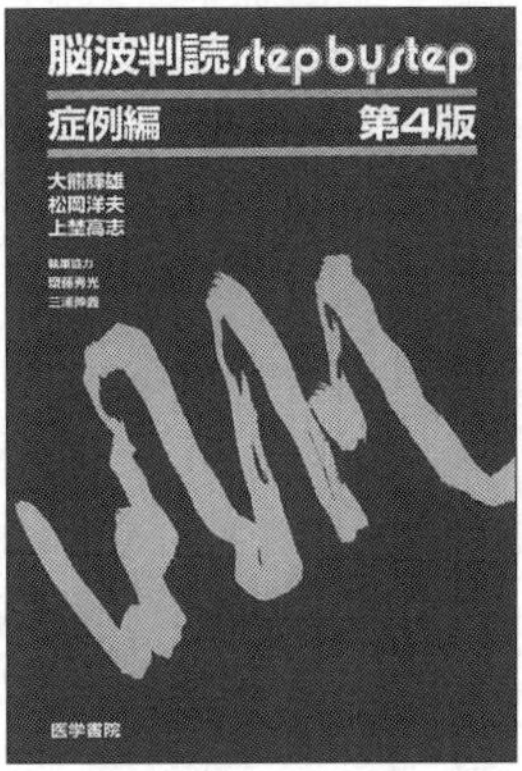

大熊輝雄・松岡洋夫・上埜高志著『脳波判読step by step　症例編 第4版』医学書院、2006年（分類：教科書、推奨度評価：★★★、推奨時期：後期専攻医〜）

そうである。この恩師によれば学生時代の広中氏は、難解な数学書を一般書を読むように「通読」しているだけで、紙と鉛筆を出して自分で問題を解く作業をする姿を見かけたことがなかったそうだ。不思議に思った恩師が広中氏に「紙と鉛筆で自分で証明して確認しないで、読み進めるだけで数学の定理が分かるのか？」と質問をしたら、広中氏は「数学書はすらっと読んで分かった気になればいいんだ。定理だけ読んで証明が必要になったらその時に見ればいいんだ」と答えられたそうだ。それを聞いた恩師は、天才と凡人の違いを見せられたような衝撃を受けたそうである。数学者は広中氏のような非凡な才能の人がなるべき職業で、自分のような凡人は数学の研究者には向いていないと思って、高校の数学教員の道を選んだとおっしゃっていた。

もう一つ思い出した逸話がある。筆者が大学受験のために勉強していた当時、『傾向と対策』という問題集があった。その物理の『傾向と対策』を書いていたのが、著名な物理学者で科学雑誌『Newton』の初代編集長であった竹内均博士であった。その書籍の前書きに、「問題集を読む」という勉強方法が記載されていた。それによると、竹内均博士は何かの機会に米国の大学生が問題集を「読んで」勉強している事実を知って衝撃を受けたことが記載されていた。受験生に対して竹内均博士が著した『傾向と対策』は、自分で問題を解くことだけが勉強法ではなく、読んで活用することも可能であるという趣旨を記載していたのであった。

この「問題集を読む」という考えは筆者にも衝撃を与えた。それまでは、昔の恩師と同様に、理数系の科目は必ず紙と鉛筆を使って自分で問題を解くべきだという「呪縛」に捕らわれていたからであった。

上記の二つの逸話を思い出して、今回紹介する症例編の本書を「問題集」として読んでみた。すると、全ページを読んでみて非専門医にとって重要なことは、本書の序章「脳波でわかること」に凝縮されている。それをまとめると下記のようになる。

脳波の判読では基本律動の所見を観察し、そのとき基本律動の周波数に着目する。脳波の周波数はα波よりも遅い波が徐波で速い波が速波と分類する。徐波と速波では臨床的には徐波の方が大切で、徐波が特定の部位に出現すればその部位の脳の表層部の機能的低下が疑われ、逆に徐波が広い範囲に観察される場合には脳の深部中央部の異常が疑われる。

次に、突発性脳波（突発波）を観察するが、そのとき特に大切なのが陰性棘波である。この陰性棘波が脳の一部に局在すれば、その部位の近辺にてんかんの焦点があると考えられる。これに対して、棘・徐波複合が脳の一部に局在すれば、それは棘波だけが局在する場合よりも焦点が広いことが推測できる。一方、棘・徐波複合が大脳皮質の広範囲に出現する場合には、てんかん焦点が脳深部の中心部にあることが推測できる。

また、脳波検査には限界がある。脳波検査は脳表面の電気活動を記録するため、原則として脳深部の電気活動は観察できない。そして、脳波は脳の精神活動の背景をなす生理学的状態である精神現象の「形式面」を評価できるが、精神現象の「内容面」までは評価できない。従って、脳波検査では精神科疾患は診断できない。

本書は各章の扉に、繰り返しになるが、てんかん、意識障害、睡眠・覚醒障害、薬物服用時、脳腫瘍、脳血管障害、炎症性脳疾患、頭部外傷、その他の慢性脳器質的疾患、内分泌・代謝障害、精神疾患のそれぞれの脳波判読について、数学でいえば「定理」に当たるような事実が記載されている。本書を通読して感じたのは、各章の「定理」だけ読んで、後に必要になったら定理の「証明」に当たる部分を各章から見つけて読めばよいということであった。

脳神経内科の専門医を目指す若手ならば、本書の全ての症例についてスケールを用いた系統的な判読を行いながらかみ砕くように消化していく作業が、将来に向けての財産になるはずだ。しかし、非専門医はそこまで努力をしなくてもよいだろう。筆者は、広中平祐博士や竹内均博士の足元にも及ばないが、難解な専門書を読むときのヒントを学ばせていただいたように思う。

60年前から改訂を重ねた脳波のバイブル

これまで2回に渡って、脳波の波形分析の教科書を紹介してきた。今回は脳波の教科書の最終回として、脳波のバイブルと呼べる書籍を紹介する。それは、既に紹介した脳波の教科書と同じ著者らによる書籍で、**大熊輝雄、松岡洋夫、上埜高志、齋藤秀光著『臨床脳波学 第6版』医学書院 2016年（分類：古典、推奨度評価：★、推奨時期：後期専攻医～）**である。心電図に関しては、心電図のあらゆる知見を体系的にまとめた「完全決定版」があることを紹介した。脳波にも同様に原典のような書が存在する。それが本書である。

本書の初版は1963年11月15日に出版されている。何と今から約60年前である！ そして驚くべきことに、この700ページを超える脳波の大著を、故・大熊輝雄先生がほとんどお1人で執筆されているのである！ 初版の実物を見ていないので、当時の正確な内容は不明だが、脳波の原理・検査法・歴史・分類と記載、正常脳波と異常脳波、そして、各種疾患別の脳波所見が百科事典のように記載されている第6版の内容から推察すると、当時も同じようなボリューム感

大熊輝雄、松岡洋夫、上埜高志、齋藤秀光著『臨床脳波学　第６版』医学書院　2016 年（分類：古典、推奨度評価：★、推奨時期：後期専攻医～）

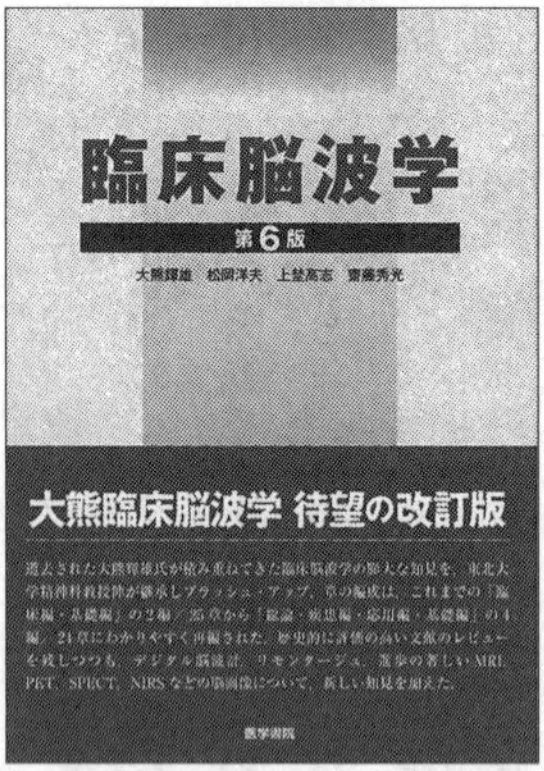

だったのではないだろうか。

今ではコンピューターのワープロ機能を使うことで長文の記載や修正は楽になった。図表はスキャンして取り込むこともできる。しかし、この時代は手書き原稿だったと考えられる。だから、改訂作業もすべてその都度余白に手書きで修正を加えたと思われる。それらの原稿を図や表とともにまとめて編集するには、どれくらいの労力が必要であったのか計り知れない。本書を執筆した大熊輝雄先生は、超人的な努力で改訂作業を進めたことが推測される。帯の見出しにあるように、本書が『大熊臨床脳波学』と呼ばれる理由が理解できる。

第６版は、２００５年秋頃に大熊輝雄先生が、弟子である松岡、上埜、齋藤の３先生に分担して改訂することを依頼されたそうである。しかし、２０１０年９月15日に大熊輝雄先生が逝去され、その翌年２０１１年３月11日に東日本大震災に見舞われて改訂作業が遅れ、本書の第５版が発刊された１９９９年11月から17年経過した２０１６年

11月1日に第6版が発刊されている。

本書の序に、「ここに改訂の完成をみることのなかった大熊先生のご霊前に本書第6版を捧げ、生前のご指導に感謝するとともに、ご冥福をお祈りいたします」と記載されていて、その日付が2016（平成28）年9月15日、大熊輝雄先生の7回忌とある。本書は、まさに脳波の権威とその弟子2代におよぶ60年間の脳波の知見の集大成なのである。

本書の内容を見てみよう。第Ⅰ編「総論」の第1章は脳波研究の歴史で始まる。脳波の教科書なので脳波の歴史から記述が始まるのだが、その中に「心電図では自動解析が可能となったが、脳波ではいまだに自動解析は困難である」といったことが記載されている。

第2章　脳波検査法には、脳波の電極には咽頭電極・鼓膜電極や頭蓋底針電極などの特殊電極があることが記載されている。これは、心電図を発明したアイントホーフェンが人体に、食道電極や背部電極などの数多くの電極を設置して最終的に現在の12誘導心電図となった過程と同様に、脳波も現在の国際電極配置法（10‐20電極配置法）に最終的に収束するまでの間、様々な試行錯誤が行われたことが分かる。

第Ⅱ編「疾患編」では各種疾患の脳波所見が記載されているが、その中でも驚いたのは内分泌・代謝障害の脳波も1章割かれて記載されていたことであった。そこでは、低血糖・糖尿病・

甲状腺機能障害・副甲状腺疾患・副腎皮質機能障害・視床下部下垂体性内分泌障害・性周期・肝性脳症・尿毒症および人工透析・肺性脳波などの脳波所見が記載されていた。確かに内分泌・代謝障害も脳の活動に影響するが、意識障害に至っていない内分泌・代謝障害の脳波所見も研究されているとは全く意外であった。第Ⅳ編第23章の「生理学的変化と脳波」においては、第１節に「酸塩基平衡と脳波」という記載まであった！　神経疾患以外の病態の脳波までも研究しようという脳波学者の強い意気込みが伺われる。

第Ⅲ編「応用編」の第20章「脳波分析、脳磁図、脳画像」では、脳波分析におけるフーリエ解析・相関分析法などの数学的解析法も紹介されている。また、そして、第Ⅳ編「基礎編」の第22章「脳波の神経生理学的基礎」においては、ニューロンの電気活動などの神経電気生理学の基礎までもが記載されている。

総じて、本書は脳の神経レベルの神経生理学から脳波の検査方法、そして各種疾患の脳波所見まで、脳波に関する知見を基礎医学レベルから臨床医学レベルまで体系的・網羅的に記載した奇跡の書である。

現在、脳神経学に限らずどの医療の専門分野でも生理学的検査よりも画像検査が優勢である。脳神経学においても、ＭＲＩ、ｆＭＲＩ、ＰＥＴ、ＳＰＥＣＴなどの画像診断学が飛躍的に発展している。しかし注意しなければならないのは、画像診断学が飛躍的に発展したからといって、脳波診断学のような生理学的診断学が不要になるということは決してないということである。

算数では図形と計算、数学には幾何学と代数学、そして医学においては解剖学と生理学が2本柱である。算数の問題、数学の問題、そして医学の問題は、この2本柱の二つの武器を使って解くのである。画像診断しかできないのでは全ての臨床問題に対処するのは困難だ。心電図を読めないで心臓カテーテル検査だけを行う循環器内科医はいないだろう。同様に呼吸機能検査が分からず胸部CTや気管支鏡だけを見る呼吸器内科医や、脳波が読めずに脳MRIだけを見る脳神経専門医などがいたら困りものだ。

画像診断全盛の現代においても、本書に記載されている生理学的検査は絶対に必要不可欠である。初版から60年改訂し続けられてきた奇跡の書籍である本書は、脳波の聖典といっても過言ではない。この奇跡の書籍の灯火を消すことなく、後世に伝えるためにも本書の改訂を今後もぜひ継続してほしい。

ただし、本書の内容はやはり高度で専門的なので推奨度は★として、推奨時期は脳神経専門医対象なので後期専攻医〜とした。脳波の聖典を取り上げたところで、5回にわたってお送りした脳波の教科書の紹介は今回で終了することにする。

第3章　臨床推論を展開する

診断学

血となり肉となる医学書を読もう

診断学の良書　その1～アナログ診断編～

検査の次に診断学について考える。この診断方法には現在病歴と診察というファジーな情報から診断する古典的なアナログ診断とでも言うべき診断方法と最新のＥＢＭの数値データに基づくデジタル診断というべき診断方法の２種類がある。今回は前者の古典的なアナログ診断についての書籍を紹介し、次回は後者の最新のデジタル診断についての書籍を紹介する。

患者の訴える症候からその疾患を診断するのは医師の醍醐味である。患者を一目見て正確な診断を下したり、いろいろな医師が診断できなかった疾患をズバッと解決したりすると患者からも感謝されて名医だと思われる。診断は医師冥利につきるともいってよいものだ。

ここで言う診断とは患者の症候からの診断のことである。診断と言っても多種類あり、患者の症候からの診断だけではない。放射線科医は画像から診断する画像診断を行い、外科医は手術所見から外科診断を行い、病理医は病理組織から病理診断を行う。それぞれ診断方法は異なっている。

患者の症候から診断を行う診断学を「内科診断学」と呼ぶ人がいるが、筆者はこの「内科診断学」という言葉は好まない。確かに症候から診断を行うことは、手術所見から診断を行うわけではないので、「内科診断学」と言ってもよいかもしれない。しかし、このように患者の症候から診断を行った疾患は、急性虫垂炎のような外科疾患かもしれない。また、患者の症候から診断を行うのは、何も内科だけに限ったことではない。小児科でも産婦人科でもそして外科でも、患者の症候から診断を行っているはずである。だから、この患者の症候からの診断は単に「患者診断学」と言った方が正確なのかもしれない。

この「患者診断学」では、経験を積むと、経験がないときにはできなかった診断がズバッとできるようになる。では、そのような熟練した医師の診断とは、実際どのようなものなのであろうか？　熟練した医師の実際の診断過程を記載した教科書が、ローレンス・ティアニー、松村正巳著『ティアニー先生の診断入門　第2版』医学書院、２０１１年（分類：教科書、評価：★★★、推奨時期：医学生～初期研修医）である。

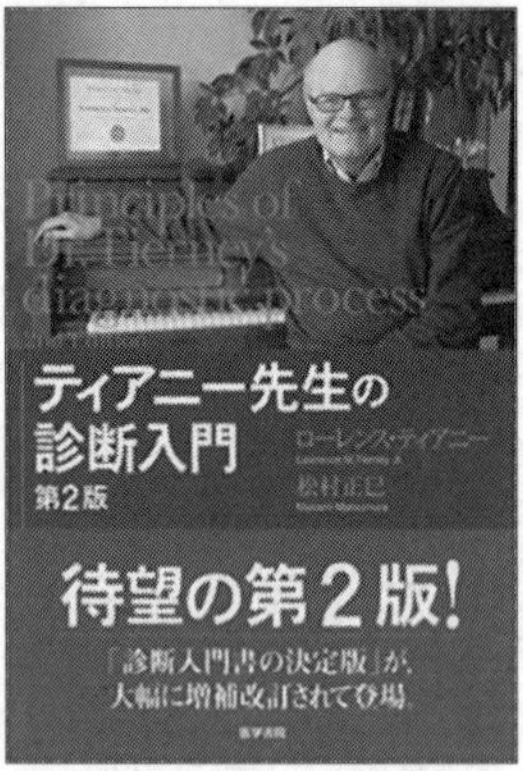

ローレンス・ティアニー、松村正巳著『ティアニー先生の診断入門 第２版』医学書院、2011年（分類：教科書、評価：★★★、推奨時期：医学生〜初期研修医）

この教科書では、「第1部　診断入門」で診断原理が述べられている。そして、「第2部診断へのプロセス」では14の症例が記載されている。この14例は全て、実際にティアニー先生が診断した難解な症例である。普通に読み飛ばすと、ティアニー先生は当たり前のように難解な症例を診断しているので、「何がそんなに偉いのか」と思う読者もいるはずである。

しかし、ここはできるだけ1例1例を精読してほしい。ティアニー先生が病歴と身体診察からどのような点に注目して、どのような鑑別診断を挙げ、診断を絞っていくのかを追跡してほしい。ティアニー先生は当たり前のように診断しているが、一つ注目する点を間違えると、診断は全然違った方向に行ってしまったり、あるいは、迷宮入りになってしまうはずである。

また、検査のオーダーの仕方も勉強になる。病歴と身体診察から鑑別診断を絞れない医師のように、考えられる全て診断についてのありとあらゆる検査をオーダーするようなことは絶対にしない。検査の前に鑑別診断を三つほどに絞ってから検査をオーダーしているのである。

随所にあるMEMOやPEARLは日常診療で即座に役立つ。この教科書を一言で表現すると、「これぞ正統的な内科診断学！」とでもいえようか？

この続編に、**ローレンス・ティアニー、松村正巳著『ティアニー先生の臨床入門』医学書院、2010年（分類：教科書、評価：★★★、推奨時期：医学生～初期研修医）**がある。この教科書は前書とは異なり、難解な症例の診断プロセスを示すというよりは、日常的に頻回に遭遇するcommon diseaseの診断が、初心者向けに示されている。

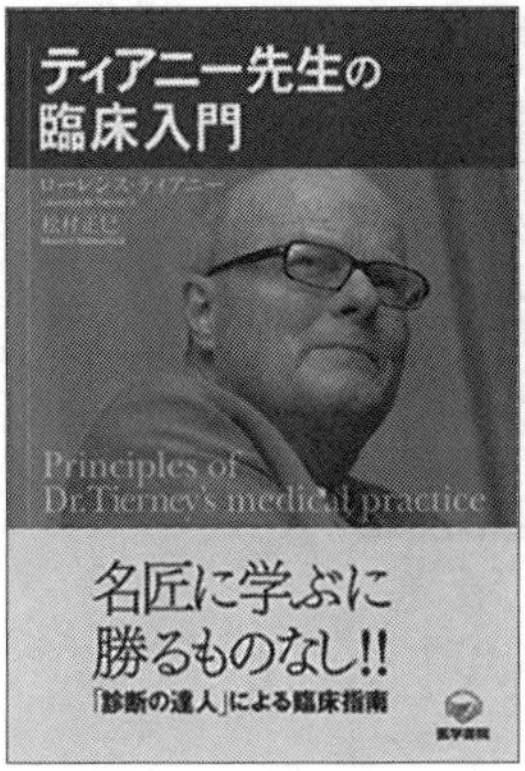

ローレンス・ティアニー、松村正巳著『ティアニー先生の臨床入門』医学書院、2010年（分類：教科書、評価：★★★、推奨時期：医学生～初期研修医）

典型的なcommon diseaseの診断方法を学ぶという目的ならば、医学生は前書よりもこちらを先に読んだ方がよいかもしれない。ただ上記2冊を読んで分かるのは、症例が難解でも典型的でも診断プロセス自体は変わらないということである。言い換えると、診断プロセスさえ身に付ければ症例が典型的であろうと難解であろうと、

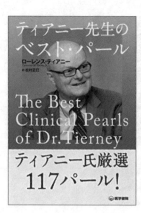

ローレンス・ティアニー、松村正巳著『ティアニー先生のベスト・パール』医学書院、2011年（分類：参考書、評価：★、推奨時期：医学生～初期研修医）

正確に診断にたどり着けるということである。

そして、最後に紹介するのがローレンス・ティアニー、松村正巳著『ティアニー先生のベスト・パール』医学書院、２０１１年（分類：参考書、評価：★、推奨時期：医学生～初期研修医　注：２０１２年にベスト・パール２を発行）である。この書籍は前述の２冊の姉妹本である。この書籍には各種疾患についての経験則とでもいうべきパールが集められている。

この書籍に掲載されている１１７のパールの中には、アメリカでしか見られない疾患に関するものも含まれ、日本の診療には直接役立たない場合もある。しかし、教科書や医学雑誌にこそ掲載されていないが、実際の医療現場では有益なものも少なくない。各種疾患について、これだけの数の経験則を言い残すことができるということは、本当に無数の症例を経験したはずである。そうでなければ、これだけ有用なパールを多数言えるはずがないのである。この書籍はまさに熟練した達人の珠玉の名言集である。

以上のティアニー先生3部作を読むと、ティアニー先生の診療方法は正統的で古典的なものであることが分かる。その方法は、音楽で言えばアナログのレコードのような魅力を持っている。音楽を聴くのに蓄音器にレコードを乗せて、スイッチを入れるとそのレコードが回転し、レコードにゆっくりとレコード針を置くとやがてスピーカーから音楽が奏でられ始める。そんな古き良き時代の、熟練内科医の卓越した診断がこのティアニー先生3部作には収められている。

エビデンスでたどるベテラン臨床家の思考過程

診断学の良書　その2～デジタル診断編～

「診断学の良書その1～アナログ診断編～」では、現在病歴と診察というファジーな情報から診断する、古典的なアナログ診断とでも言うべき診断方法についての良書を紹介した。今回は、最新のEBMの数値データに基づくデジタル診断ともいうべき診断方法についての書籍を紹介する。

前回も述べたことだが、「患者診断学」では、経験を積むと、経験がないときにはできなかった診断がズバッとできるようになる。経験を積むためには1例でも多くの患者を診ることである

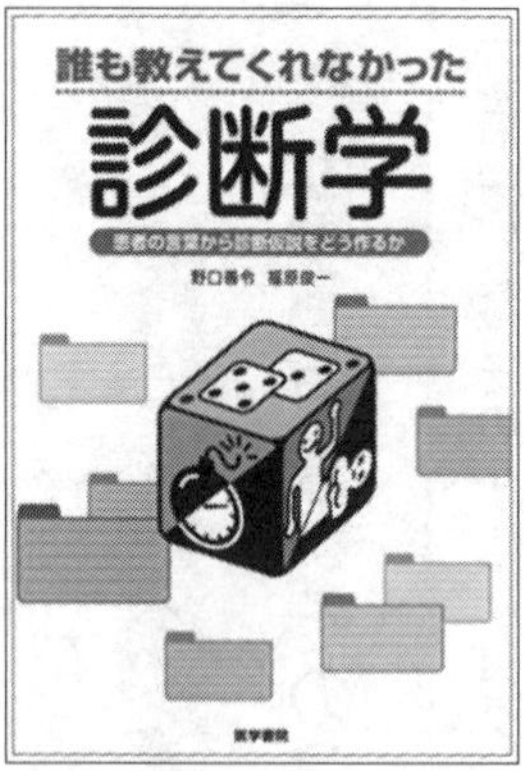

野口善令・福原俊一著『誰も教えてくれなかった診断学　患者の言葉から診断仮説をどう作るか』医学書院、2008年（分類：教科書、評価：★★★、推奨時期：医学生〜初期研修医）

が、それにも限りがある。経験を積んだ人の診断には、経験による直観的なものもあるが、それだけではなく、言語化されていない論理が存在するはずである。そして、診断の思考過程を言語化して考えようと言うのが「診断学」なのである。

経験豊かな臨床家の診断過程を平易な言葉で解説した教科書として、最も推薦できるのが野口善令・福原俊一著『誰も教えてくれなかった診断学　患者の言葉から診断仮説をどう作るか』医学書院、２００８年（分類：教科書、評価：★★★、推奨時期：医学生〜初期研修医）である。

この教科書のすぐれた点は、

・経験ある臨床家がともすると省略してしまうような思考過程を一つひとつ明示した
・抽象的な議論になりがちな診断学を、具体的な症例を挙げて丁寧に解説してある
・ＥＢＭ的な診断過程を解説しているが、数式を使わずに思考過程を図示している

である。ページ数も多すぎず少なすぎず、体裁も読みやすく工夫されている。できるならば、学生時代に熟読しておきたい本である。

次に紹介するのは、大変おこがましいが、**田中和豊・小泉俊三著『臨床の力と総合の力　ジェネラリスト診療入門』シービーアール、２００８年（分類：通読書、評価：★、推奨時期：医学生～初期研修医）**である。この本は診断学の本ではなく、ジェネラリスト診療についての本であり、その一環として診断学についても記載している。単に診断学の方法が記載されているだけでなく、診断学の考え方の大元となる、もののみかたについても述べられている。

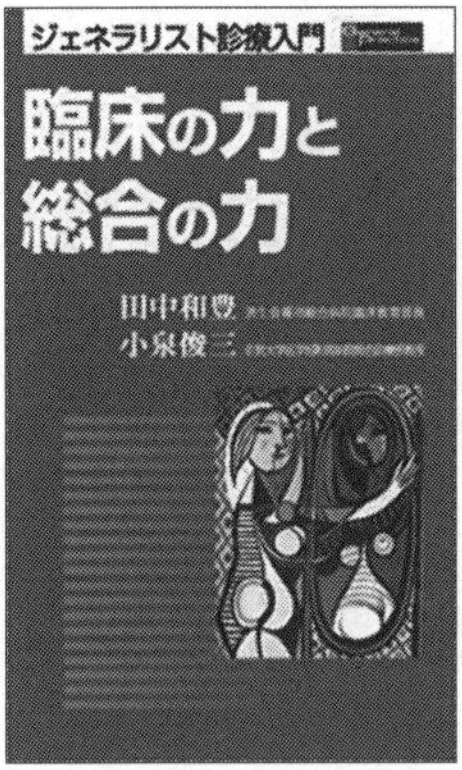
ジェネラリスト診療入門
臨床の力と総合の力
田中和豊
小泉俊三
田中和豊・小泉俊三著『臨床の力と総合の力　ジェネラリスト診療入門』シービーアール、2008年（分類：通読書、評価：★、推奨時期：医学生～初期研修医）

やや哲学的な書き方をしたが、診断学は「認識論」という意味で哲学の一部である。この書籍では認識方法、つまり「もののみかた」をどのように養えばよいのか、そして、その、「もののみかた」を養うには、どのような教育プログラムが必要なのかについても述べた。診断学だけでなく、総合診療や医学教育に興味がある方にも

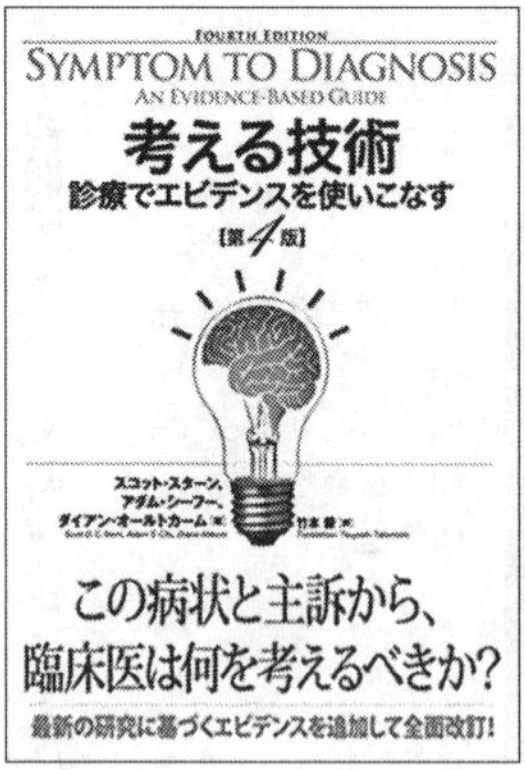

スコット・スターン、アダム・シーフー、ダイアン・オールトカム著、竹本毅訳『考える技術　臨床思考を分析する　第４版』日経BP、2020年（分類：古典、評価：★★、推奨時期：初期研修医～後期専攻医）

薦める。

そして最後に、参考書として薦めるのが、**スコット・スターン、アダム・シーフー、ダイアン・オールトカム著、竹本毅訳『考える技術　臨床思考を分析する　第２版』日経ＢＰ、２０１１（分類：古典、評価：★★、推奨時期：初期研修医～後期専攻医　注：２０２０年に第４版発行）**である。

２０１１年発行の新しい医学書であるが、この分野で誰もが読むべき書籍であるという意味で「古典」に分類した。タイトルに『考える技術』とあるが、「考える技術」についての解説は「第１章　診断のプロセス」の中のたった11ページだけである。それ以外は、「考える技術」を個々の問題にどのように適応するかを、具体的な臨床症例を挙げて解説している。

この「考える技術」の原理、つまり診断のプロセスについて、さらに分かりやすく丁寧に１冊の本で解説したのが、最初に紹介した**野口善令・福原俊一著『誰も教えてくれなかった診断学**

患者の言葉から診断仮説をどう作るか』である。解説している診断原理自体は同じものであるが、「考える技術〜」においては、診断原理そのものよりも、実際の問題への適応に重点が置かれている。その意味で、診断原理書というよりは診断原理の実践応用書と言える。

この書籍を読んで驚かされるのは、診断過程という思考過程自体ではなく、その思考過程で提示される疾患の知識の見せ方である。疾患の特徴ごとに、疫学・病態生理そして診断と治療のエビデンスがみごとに整理されているのである！　中には筆者も知らないものが多々あった。皮肉めいた言い方になってしまうが、これだけ疾患についての知識とエビデンスが整理されていれば、あえて自分で考えなくても診断できてしまうのではないかとすら思える。

この書籍で示される症例は、最終的に一つの診断にたどり着くものだが、診断の過程で「代替仮説」としてその他の疾患も提示されている。したがって、同様な問題に遭遇したときには、書かれているような思考過程をたどれば、最終診断で提示された疾患以外の疾患についても診断できるようになっている。実際に臨床経験を積んでから、またある程度はＥＢＭの素養を養ってから読むのが最適であろう。その意味で、推奨時期を初期研修医〜後期専攻医とした。

症候学

二刀流の症候学—直感的思考と分析的思考

症候学の良書3冊

これまでの2回で「診断学」の医学書を紹介した。今回は「診断学」の延長として「症候学」の医学書を紹介したい。

「診断学」は「診断」自体について考える総論の学問であるのに対し、「症候学」はそれぞれの症候についてどのような鑑別診断があってどのように診断すればよいのかを考える、各論の学問である。

診断学について考える「臨床推論」においては、本連載の第1回で扱った「アナログ診断学」の思考法を「直感的思考　intuitive process」と呼び、第2回に扱った「デジタル診断学」の思考法を「分析的思考　analytical process」と呼ぶそうである（参考文献1）。そして、臨床の現場では、臨床家がこの二つの思考法を使い分けたり、あるいは、同時に駆使したりして診断を行っている。診断におけるこの二つの側面はdual processes modelと呼ばれている。そして、症候学についてもdual processes modelは当てはまる。

症候学において、直感的思考でアプローチする「アナログ診断学」を突き詰めれば、熟練したティアニー先生のようなスナップショット診断が可能となる。この芸術的なスナップショット診断は長年のパターン認識の積み重ねの成果である。

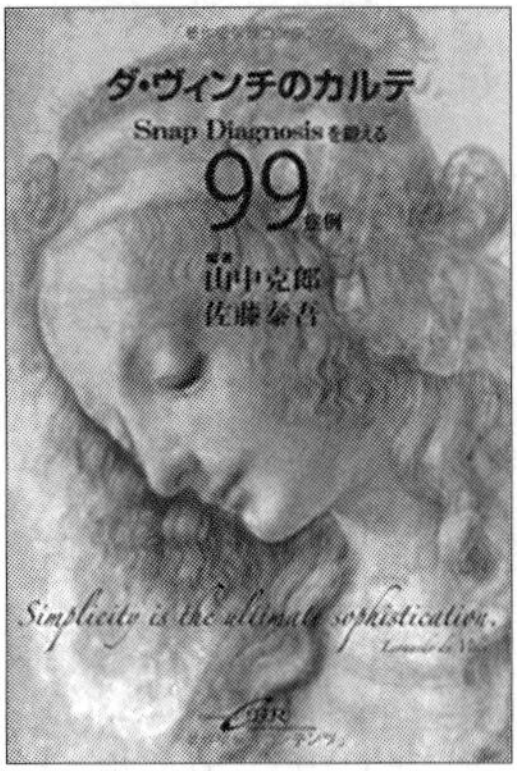

山中克郎、佐藤泰吾編著『ダ・ヴィンチのカルテ　Snap Diagnosisを鍛える99症例』シービーアール、2012年（分類：通読書、評価：★★★、推奨時期：医学生〜）

このように研ぎ澄まされたスナップショット診断を集めた書籍が、**山中克郎、佐藤泰吾編著『ダ・ヴィンチのカルテ　Snap Diagnosisを鍛える99症例』シービーアール、２０１２年（分類：通読書、評価：★★★、推奨時期：医学生〜）**である。

本書は99の症例について、Questionとしての症例提示とそれに対するAnswerで構成されている。QuestionもAnswerも文章は長すぎず短すぎず、また「Snap

Diagnosis」の欄が設けてあり、診断のために注目すべきポイントが簡潔にまとめられている。つまり、本書はスナップショット診断を集めた症例集なのである。しかし、それならばなぜタイトルをわざわざ『ダ・ヴィンチのカルテ』とつけたのであろうか？

本書の一貫したテーマは、冒頭のレオナルド・ダ・ヴィンチの「単純であることは究極の洗練である」という言葉に凝縮されている。本書が意図しているものは単なる華麗な「直感的診断」だけでなく、それを裏打ちする「**本質抽出力**」である。

「Snap Diagnosis」で示されている項目を診断するのに必要なポイントが抽出できれば、診断は容易となる。言い換えれば、そのポイントを抽出できずに本質的でない問題に引きずられてしまったとき、我々は診断を間違ってしまうのである。

この「本質を抽出する」ということが、レオナルド・ダ・ヴィンチ流に表現すると「究極の洗練」なのである。哲学で「オッカムの剃刀」と言われる原理も同じである。この「オッカムの剃刀」とは14世紀にイギリスのオッカムに在住した神学者のウイリアムが提唱したもので、不要な仮説を剃刀で削ぎ落とすように簡略化して、できるだけ単純な仮説で事物を説明しようという原理である。

救急室でも、この症例集のスナップショット診断のようにズバズバッと診断がつくと実に痛快である。このようにズバズバ診断する達人を見ると、若い読者は知る由もないだろうが、筆者個人としては往年の特撮ヒーロー『**快傑ズバット**』を思い出す。この『快傑ズバット』とは1977年に東京12チャンネル（現在のテレビ東京）で放映されたテレビ番組である。

この番組のヒーローである快傑ズバットは、「ズバッと参上、ズバッと解決！　人呼んでさすらいのヒーロー！　快傑ズバット！」という決めゼリフとともに現れて、数々の難事件をズバッと解決していくのである。ズバッと参上、ズバッと解決！　するヒーローが本当にいると誰もが胸がすくような思いがするはずである。

ところが、直感的思考によるスナップショット診断だけで全てズバッと解決できるかというと、そんなに現実は甘くない。そんなことが可能なのであれば、誰も診断学や臨床推論などの研究などしないであろう。直感的思考によるスナップショット診断に頼りすぎると、熟練した臨床家でも時に大きな誤診をしてしまう。「猿も木から落ちる」「弘法も筆の誤り」などのことわざにもあるように、大きな空振りをしてしまうことになるのである。

この直感的思考の死角を補うのが**分析的思考**である。分析的思考とは、自分が誤診したりミスマネジメントした症例を冷静に分析し、そこから反省点を見つけ出して今後の診療に生かすことである。誰もが犯す失敗を冷静に分析すると、失敗にも一定のパターンがあることが分かる。そ

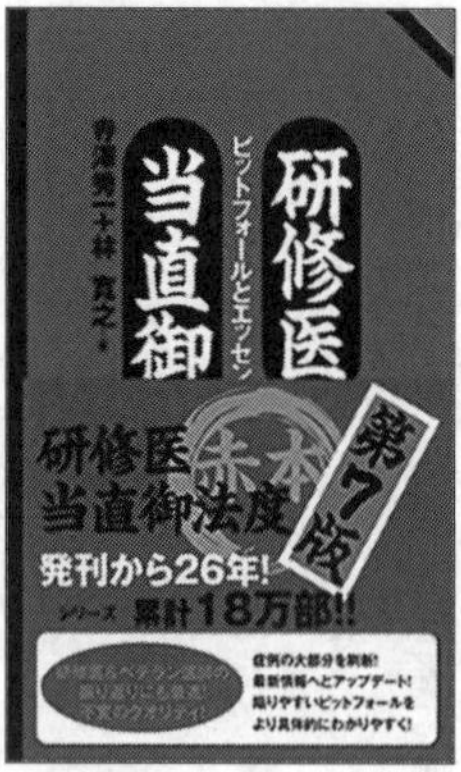

寺沢秀一・島田耕文・林寛之著『研修医当直御法度　ピットフォールとエッセンシャルズ 第７版』三輪書店、2022年（分類：教科書、評価：★★★、推奨時期：初期研修医〜）

れが診断のピットフォールと呼ばれるものであり、これをまとめた教科書で優れているのが、ご存じ寺沢秀一・島田耕文・林寛之著『研修医当直御法度　ピットフォールとエッセンシャルズ』三輪書店、１９９６（分類：教科書、評価：★★★、推奨時期：初期研修医〜注：２０２２年に第７版発行）である。

この本では救急室で遭遇するコモンな問題について、見逃してはならないポイントが図や表・イラストを多用して分かりやすく解説されている。この本は、単に知識を羅列するのではなく、タイトルの通り診断のピットフォールとエッセンシャルズを明解に解説したために、全ての研修医が読むべき定番本（通称「赤本」と呼ばれている）となったのであろう。救急当直をする研修医１年目に第１冊として強く薦める。

この本のもう一つの功績は、北米で行われているＥＲ型救急を日本の読者に知らしめた点である。この本の普及とともに寺沢先生は福井大学で、林先生は福井県立病院でＥＲ型救急を確立させ、現在ではこの本は日本におけるER型救急の元祖バイブルとなっているのである。

　診療を行う上で、典型的な症例は直感的にスナップショット診断を行い、かつ、直感的にスナップショット診断ができない場合には診断のピットフォールを避けなければならないことは分かった。それでは、全ての症状から体系的かつ網羅的に見落としがないように傷病を効率的に診断する方法はないのであろうか？

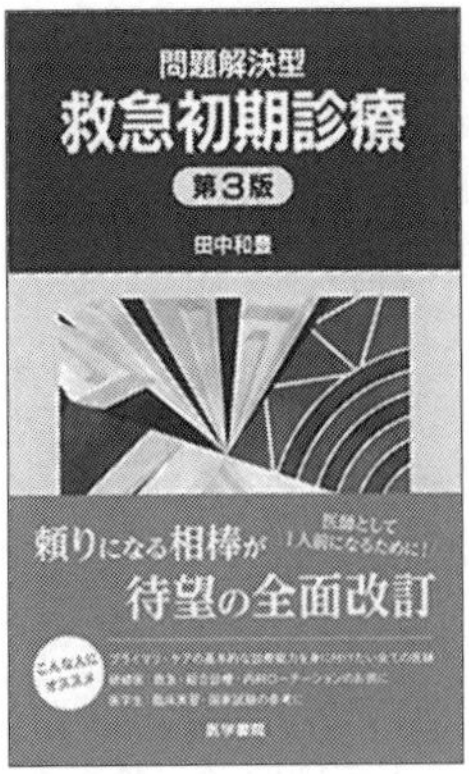

田中和豊著『問題解決型救急初期診療　第3版』医学書院、2022年（分類：教科書、評価：★★★、推奨時期：初期研修医～）

　そのような要求に応えるのが、拙著で大変申し訳ないが、**田中和豊著『問題解決型救急初期診療　第２版』医学書院、２０１１（分類：教科書、評価：★★★、推奨時期：初期研修医～注：２０２２年に第３版発行）**である。この本では、各症状に対するアプローチをフロー・チャートで明確に示した上で、各症状から診断されたそれぞれの傷病についての治療例とマネジメントを記載している。

　各症状から診断に至るまでの診断学にとどまらず、各傷病の治療例とマネジメントまで一貫して記載しているのが、他のマニュアルと異なる点だ。ちまたでは、前述の「赤本」に対して「紫本」と呼ばれているらしい。欠点は内容が多いことである。ページ数が多すぎてこの本を読破した研修医を筆者はほとんど知らない。皆、辞書的に使用しているようである。

赤本も紫本も実践的な本であるが、どちらも臨床経験がないうちに読むと、せっかくの実践的な内容がいまいちピンと来ないらしい。その意味で、推奨時期を初期研修医以降とした。

参考文献

1）志水太郎、松本謙太郎、徳田安春：直感的診断の可能性　週刊医学界新聞　第２９６５号　２０１２年２月13日　p．３　http://www.igaku-shoin.co.jp/paperDetail.do?id=PA02965_02

臨床推論

自分と他人の失敗事例に学んで診療に生かす
臨床推論（省察症例集）の良書

今回は、「臨床推論」についての良書を紹介したい。

この頃書店の医学書売り場に行くと、「臨床推論」と名の付く本が多々見受けられるようになった。なぜ最近「臨床推論」をタイトルやキーワードにした本の出版が増加したのであろうか？　その理由は、多くの医師が日常診療で患者の診断・治療・マネジメントについて壁にぶち当たった経験を持っているからだと筆者は考える。

医師になって診療を始めた頃はいろいろ苦労するが、慣れてくると一応コモン・ディジーズが診られるようになる。しかし、それからさらに臨床経験を積み重ねてもなお診断できない症例、ピットフォールに陥ってしまった症例、あるいは治療やマネジメントに難渋する症例を経験し続けるのである。このような困難な症例に遭遇すると、我々はその症例をじっくりと省察し、その症例から学べる教訓を今後の診療に生かそうとする。

この「省察症例」とでも言うべきケースを通して多くの医師は、「患者を診療するときに何か一貫した方法がないものか？」とか、「よりよい診療のための方法論を確立するべきではないか？」などと思いを巡らすことになる。この場合の「方法論」に該当するのが「臨床推論」である。現在ではこの「臨床推論」に注目した研究が増えたため、多くの書籍が出版されるようになったのである。

今回は「臨床推論」に関する様々な書籍の中でも、「臨床推論」自体を研究する契機となる省察症例集についての良書を紹介する。まず最初に紹介するのが、**ジェローム・グループマン著、美沢恵子訳『医者は現場でどう考えるか』石風社、２００７年（分類：通読書、評価：★★★、推奨時期：医学生〜）**である。著者のジェローム・グループマンはハーバード大学医学部教授であると同時に、「ニューヨーカー」「ウォール・ストリート・ジャーナル」「ニューヨーク・タイムズ」などへの執筆活動でも著名な医師である。本書は、「患者を診察するときに医師の頭の中で何が起こっているかに関する探究の書」で、一般の読者を想定して書いた書籍であるが医療従事者にも十分に参考になる。

本書は10章からなりそれぞれの章で、不運な結果となった、あるいはそうなりかけた症例が紹介され、その理由が考察されている。医師が陥りやすい思考法の罠にはいくつかのパターンがあり、それが「認識エラー」のうちのどのタイプのエラーなのか、一つひとつ検証されている。そして、「認識エラー」を起こした原因は単に医師個人の思考能力が足りないからというよりも、思考の周辺にある「感情」「労働環境」「マーケティングとお金」などの様々な因子が誘因となって起きていることが見事に分析されている。つまり、本書は様々な省察症例を通して、多くの阻害要因に囲まれながら正確に「臨床推論」を行うことの難しさと重要性を訴えているのである。そういった意味で「臨床推論」自体を啓蒙する良書と言えよう。

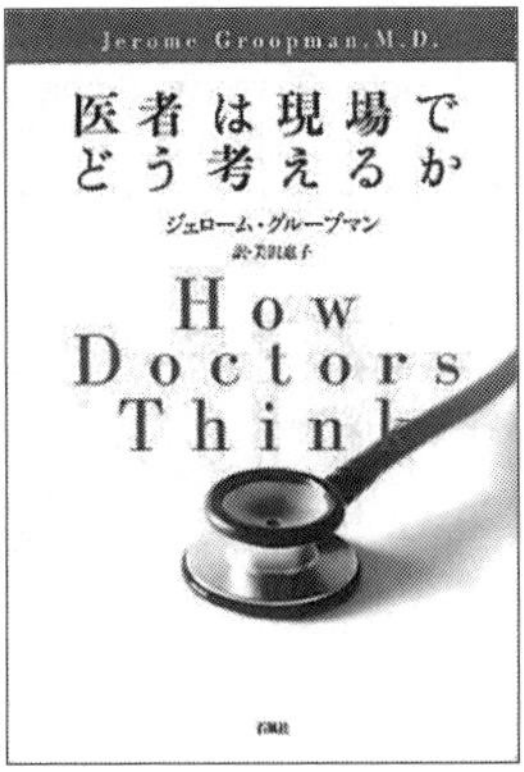

ジェローム・グループマン著、美沢恵子訳『医者は現場でどう考えるか』石風社、2007年（分類：通読書、評価：★★★、推奨時期：医学生〜）

本書は一般の読者を想定していて小説風に書かれていて大変読みやすいので分類は通読書とし、推奨時期も臨床医学に触れる前の医学生からとした。

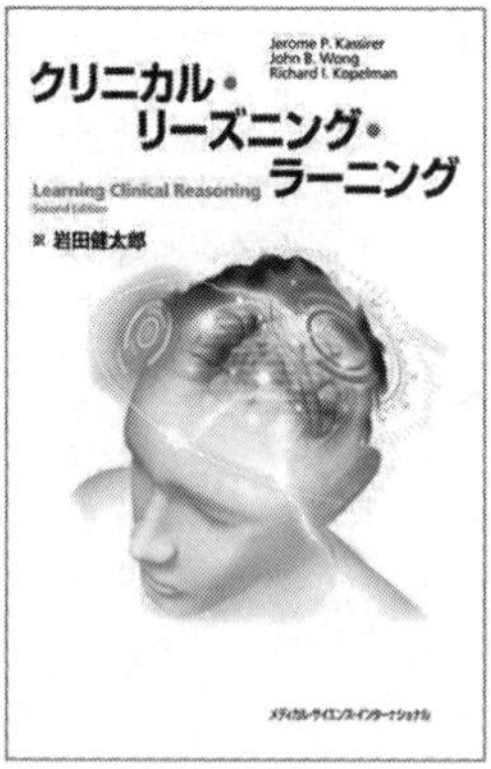

Jerome P. Kassirer, John B. Wong, Richard I. Kopelman 著、岩田健太郎訳『クリニカル・リーズニング・ラーニング』メディカル・サイエンス・インターナショナル、2011 年（分類：通読書、評価：★、推奨時期：後期専攻医〜）

次に紹介するのが、**Jerome P. Kassirer, John B. Wong, Richard I. Kopelman 著、岩田健太郎訳『クリニカル・リーズニング・ラーニング』メディカル・サイエンス・インターナショナル、２０１１年（分類：通読書、評価：★、推奨時期：後期専攻医〜）**である。

前述の書籍は一般向けであったが、こちらは医療従事者向けで、かなり専門的である。本書では、まずＰａｒｔⅠで臨床推論のプロセスと題して、臨床推論の過程を時系列に区分してそれぞれの過程で実践すべきことが詳細に説明されている。そして、ＰａｒｔⅡではこの臨床推論のそれぞれの過程ごとに不適切なマネジメントとなった省察症例を列挙して分析し解説している。

この書籍で提示されている症例は、ボストンのタフツ・メディカル・センターなどで行われているモーニング・レポートの症例である。これらの症例はHospital Practice の毎月の"Clinical Problem Solving"という連載で発表されたもので、この連載はのちにNew England Journal of

Medicineに引き継がれたという。筆者らは、これらの症例を一つひとつ蒐集し分析しそれからさらに原因ごとに分類したのである。本書で取り扱われている症例はどれも難解であるので、分類は通読書とし推奨時期は診療に余裕ができる後期専攻医～とした。

今回は「臨床推論」の導入書を紹介した。「臨床推論」の最終的な目的が日常診療の質を向上させることだとすると、そのための最も近道は難解な理論を新たに学ぶことよりも自分の日常診療を振り返ることである。実は自分の日常診療を反省することで多くのことを学ぶことができる。自分の1日の診療を振り返ると、自分が気付かなかったこと、不十分であったこと、こうしたらよかったと後で思うこと、患者さんや他の医療スタッフに気配りが足りなかったこと、など数多くのことが悔やまれるはずである。しかし多くの医療者は、自分の日常診療を振り返ることさえしていないと思う。それは医療者が1日の役務で疲労困憊してとてもその余裕がないからである。また、もしも仮に余裕があっても他のことに時間を割いてしまうからであろう。

臨床能力というのは経験とともにある程度は向上するものである。しかし、経験以上に自分の臨床能力を向上させようとするには、自分の診療を振り返ること、そして他人の経験した症例を省察することが必須である。省察症例を学ぶとは、テストで間違えた問題を直視してなぜ間違えたのかを理解することから始めるのに似ている。今回紹介した2冊を読んで、臨床能力を向上させるには、数学や物理の間違った問題を一つ一つ分析検討してその解法を身に着けていく作業と同様に、個々の症例を緻密に検討する地道な努力が絶対に必要なことを痛感させられた。

血の通った医療を正確に行うための哲学的技法

臨床推論―理論を学べる良書

前回は「臨床推論」の必要性を考える契機となる省察症例集の良書を2冊紹介した。今回は「臨床推論」の理論についての良書を紹介する。

前回、「臨床推論」は日常診療で経験した症例の省察から始まると書いた。つまり、自分が経験した症例を深く省察することから構築されていくのが「臨床推論」ということになる。視点を変えると、「臨床推論」とは日常経験から「帰納」して作り上げられた一種の「哲学」のようなものであるということができる。「哲学」というと難解に聞こえるかもしれないが、すべての「哲学」の根源は日常生活の疑問である。この哲学の登場について語っている哲学者ヘーゲルの言葉があるので紹介する。

「哲学は常に、世界がどうあるべきかを指示するには遅すぎるときになって舞台に登場する。世界の〈思惟〉としての哲学は、現実が形成の過程を完了し、みずみずしさを失ってそこに存在して初めて、姿を現すのだ。哲学が灰色に自らの灰色を塗り重ねると、生命の形は歳を重ねる。哲学が灰色に灰色を重ねても、若返ることはない。ただ、理解されるだけである。薄暮が訪れはじめて、ミネルヴァのフクロウは翼を広げるのだ」

ヘーゲル 『法の哲学』 1）

このヘーゲルの『法の哲学』の序文の有名な文章は、「哲学は社会・政治が発展し成熟した後になって初めて誕生するものである」という趣旨に理解されている。しかし、この哲学の社会での誕生を1人の人間に置き換えてみると、「哲学は人間がある程度社会的に発育し成熟してから初めて誕生するものである」と読み替えることができる。

すなわち、人間社会においては食物を確保して何とかその日暮らしをして生きながらえているような原始社会では哲学など考えつく暇はなく、社会が発展成熟してはじめて「生きるとは何か」などの問いに気付き、それについて考える余裕が生まれるということである。同様に1人の人間の場合は、物心つかない幼少児が哲学など考えるはずがなく、少なくとも思春期以降になってある程度人生経験を積んでから初めて「生きるとは何か」などの哲学的な問いを考え始めるということだ。

「臨床推論」がこのような「哲学」であるとすると、やはりある程度の「臨床経験」を経たのちに初めて誕生するはずだ。そういう意味で「臨床推論」はある程度臨床経験を経た後期専攻医以降に学ぶべきものと筆者は考えている。そのため筆者は、医学生や初期研修医には、積極的には「臨床推論」を学ぶことを勧めていない。医学生や初期研修医が十分な症例を経験する前に「臨床推論」の知識だけを学ぶと、「哲学青年」ならぬ「哲学幼少児」を作ってしまうことになり兼ねないことを危惧するからだ。「哲学」はあくまで思春期以降に行うものであって、幼少時には子供は野山を駆け巡るべきである。

また、「臨床推論」は以前に述べた「診断学」とどう違うのかという疑問がある。筆者は「臨床推論」とは、「診断」だけでなく「治療・マネジメント」を含めて、医療者が臨床判断を行うときに行う「推論」すべてを対象としていると考えている。つまり、「哲学」で言うと、「哲学一般」にあたるのが「臨床推論」で、「認識論」に当たるのが「診断学」である。

この「哲学一般」にあたる「臨床推論」の基本書として第一に推薦するのが、大西弘高編『The臨床推論　研修医よ、診断のプロをめざそう！』南山堂、２０１２（分類：教科書、評価

（推奨度）：★★★、推奨時期：後期専攻医～注：2023年2月時点で電子版を購入可能）である。

本書の第1章では、「臨床推論―学び方編」として、「臨床推論」と「臨床診断」の概略が解説されている。その後、外来での臨床推論の学び方が佐賀大学医学部での臨床実習前カリキュラムを例に、そして、病棟での臨床推論の学び方を名古屋大学医学部附属病院総合診療科の研修を例に解説されている。また、ＮＥＪＭの問題解決型症例報告であるClinical Problem-Solving や Interactive Medical Case を用いて臨床推論を学ぶ勉強会も紹介されている。

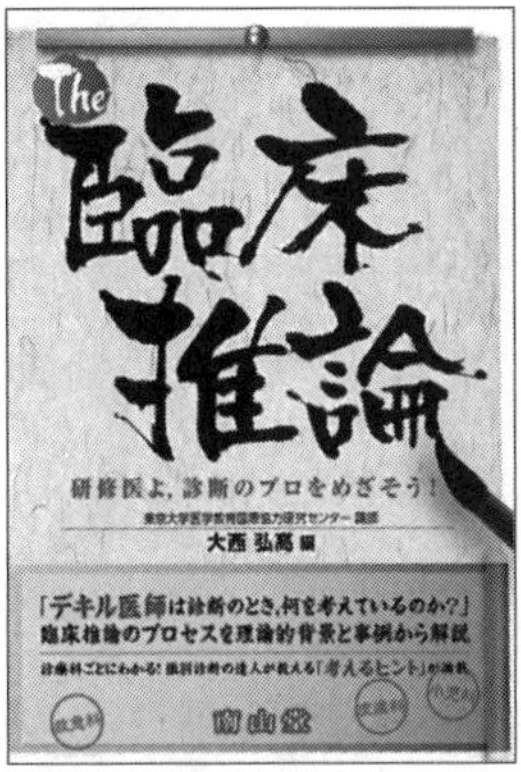

大西弘高編『The 臨床推論　研修医よ、診断のプロをめざそう！』南山堂、2012年（分類：教科書、評価（推奨度）：★★★、推奨時期：後期専攻医～）

第2章では、大病院総合外来、総合救急科、総合内科病棟、一般診療所、小児科外来、神経内科外来、整形外科外来、皮膚科外来、精神科外来の診療現場でのその診療現場固有の「臨床推論」の方法が述べられている。

最後に第3章では臨床推論の理論が解説されている。「1．臨床推論能力の理論基盤」では、「臨床推論」の理論基盤が認知心理学であることが紹介され、「2. ＥＢＭと臨床推論の関係」では、「臨床推論」が臨床疫学であるＥＢＭと結びついて臨床診断においてより正確で良質な医療を実現可能にしていることが述べられている。その後、実際に「臨床推論」の達人である伝説の内科医が紹介されて、実際の医療現場での「臨床推論」の教育方法も紹介されている。

「臨床推論」という用語がタイトルに入っているので、本書を実際に手に取ってみるまでは、「第3章臨床推論─理論編」の最初に解説されているような認知心理学の難解な知見が列挙されているのではないかと思った。しかし、実際の内容は「臨床推論」を初心者にやさしく紹介して、かつ実際の診療現場でどのように学び教え合うのかを模索したものであった。その意味で本書は、指導者側が「臨床推論」の知識を一方的に披歴するために書いた書籍というよりはむしろ、指導を受ける側と一緒に「臨床推論」を理解し学び教え合うことを目的にして書かれた書籍であると言える。

次に紹介するのが、**宮下淳著『病院総合医の臨床能力を鍛える本』カイ書林、２０１２年（分類：教科書、評価（推奨度）：★★★、推奨時期：後期専攻医～）**である。本書はタイトルにあるように、「病院総合医（いわゆるホスピタリスト）」の「臨床推論」を含めた「臨床能力」を鍛える方法について書かれた書籍である。「病院総合医」向けであるため入院診療を対象にしているが、本書の内容は外来診療にも応用できる。また、内容も「臨床推論」のみならず「臨床能力」全般について記載されている。

1章の「内科的診断能力を鍛える」では、診断学としての「臨床推論」が述べられている。2章の「高齢者を診療する能力を鍛える」では、現在喫緊の課題の高齢者診療での「臨床能力」の鍛え方が、3章の「研修医を教育する能力を鍛える」では、医学教育とコミュニケーションスキルが、4章の「患者の安全を担保する能力を鍛える」では医療安全が、そして、5章の「科学的根拠を「正しく」利用する能力を鍛える」ではEBMについて解説されている。

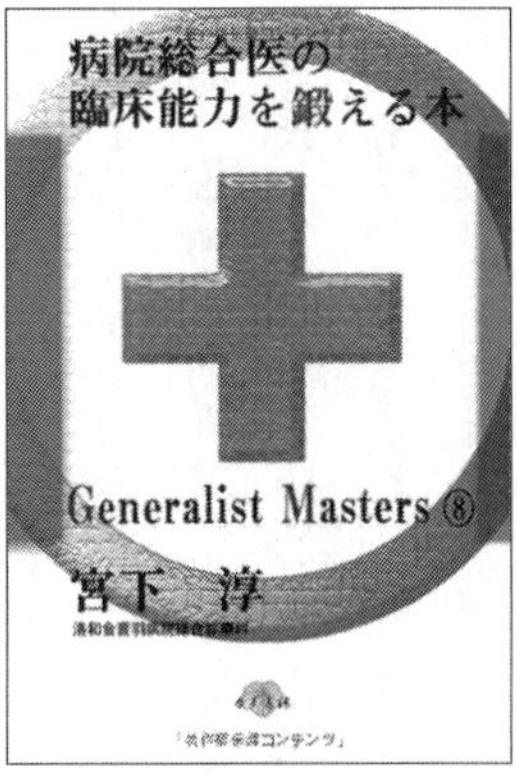

宮下淳著『病院総合医の臨床能力を鍛える本』カイ書林、2012年（分類：教科書、評価（推奨度）：★★★、推奨時期：後期専攻医〜）

本書は「臨床推論」から始まって良質の医療を実現するために必要な臨床能力全般について記載された良書である。「臨床推論」を「哲学一般」に例えたが、本書は「哲学一般」の範囲を超えて「臨床能力」という一種の「実学」まで扱っているのが最大の特徴である。そして、「臨床能力」の最終的は目標として、本書の最後に言及されているのは、ＥＢＭとＮＢＭ：Narrative Based Medicine の統合である「21世紀型の統合医療（ポストモダン的医療）」である。

「臨床推論」というと、患者の訴えとは無縁の冷たい「論理」のような印象を与えるかもしれない。また、ＥＢＭというと臨床疫学や統計を用いた「数値計算」を優先する、非人間的で無機的な世界を想像する人もいるかもしれない。この冷たい「論理」も非人間的で無機的な「数値計算」も実はそれ自体が目的ではなく、最終的には患者一個人の「物語」というＮＢＭと融合させて血の通った医療を常に実践することを我々はいついかなるときも忘れてはならない。そういう意味で「臨床推論」とは、合理的に血の通った医療を行うための技法に過ぎないとも考えられる。

知性と感性の統合。「臨床推論」と「経験」の融合。ＥＢＭとＮＢＭの統合。これらは、一見すると相入れないような概念を高い次元で統合することである。これこそヘーゲルが言った弁証法の「止揚（アウフヘーベン）」である。

「臨床推論」を学ぶことは、日常診療に「論理」という武器を備えることに他ならない。それでは、我々は超多忙な日常診療でいつ「臨床推論」について考えればよいのであろうか？　我々が「臨床推論」について思いを馳せる余裕ができるとしたらそれは、1日の診療が終わってその日の診療を省察し始める黄昏時であろう。この黄昏時こそがまさにヘーゲルが言う、「薄暮が訪れはじめて、ミネルヴァのフクロウは翼を広げる」時なのである…。

参考文献

1）R・スペンサー 文、A・クラウゼ 絵、椋田直子訳：『FOR BEGINNERS ヘーゲル イラスト版』現代書館、p．171、1996。

実は様々な学問で追求されている思考過程

臨床推論の原理を追求した良書

前々回は「**臨床推論**」に気付く契機となる「省察症例集」の良書を2冊、前回は「臨床推論」の理論についての良書を2冊紹介した。今回は、「臨床推論」の「理論」のさらに根底にある「原理」についての良書を紹介したい。

「臨床推論」の「原理」とは一体何であろうか？ 一言で言うと「思考形式」である。「省察症例集」から我々は「臨床推論」という「理論」が存在することに気が付いた。臨床の様々な局面での推論方法について、さらに突き詰めていくと、臨床推論には共通した思考パターンのようなものが存在することが分かる。この「臨床推論」の根底にある思考パターンこそが「臨床推論」の「原理」に相当する。

この「原理」は人間の思考過程自体を対象としているので、臨床医学に限らず様々な分野で応用されている。哲学では「認識論」や「論理学」、心理学では「認知心理学」が代表的だ。そして、この思考形式を最も実践的に応用している「経営学」では「ロジカル・シンキング」あるいは「クリティカル・シンキング」などという表題で学科にもなっているらしい。

「臨床推論」についても単なる「理論」だけでなく、「原理」にまで言及している教科書が存在する。それが、**志水太郎著『診断戦略：診断力向上のためのアートとサイエンス』医学書院、２０１４年（分類：教科書、評価（推奨度）：★★、推奨時期：後期専攻医〜）**である。

本書は戦略編と戦術編に分かれている。まず最初の戦略編では「基礎的診断戦略」として直感的思考と分析的思考に言及し、それに加えて思考過程が行き詰まりそうな場合の「新しい診断戦略」が述べられている。続く戦術編では、臨床の各局面で鑑別診断を即座に想起するための具体的な対処方法が述べられている。

戦略編で述べられている診断戦略は、我々医師が日常診療で行っている診断方法の思考過程を具体的な言葉で表現したものだ。人によっては「何を当たり前のことを仰々しく書いているのだ！」と思う方もいるかもしれない。しかし、無意識で行う判断から深く考え抜く場合までの複合的なプロセスを、客観的に言語で記録するというのは誰にでもできることではない。

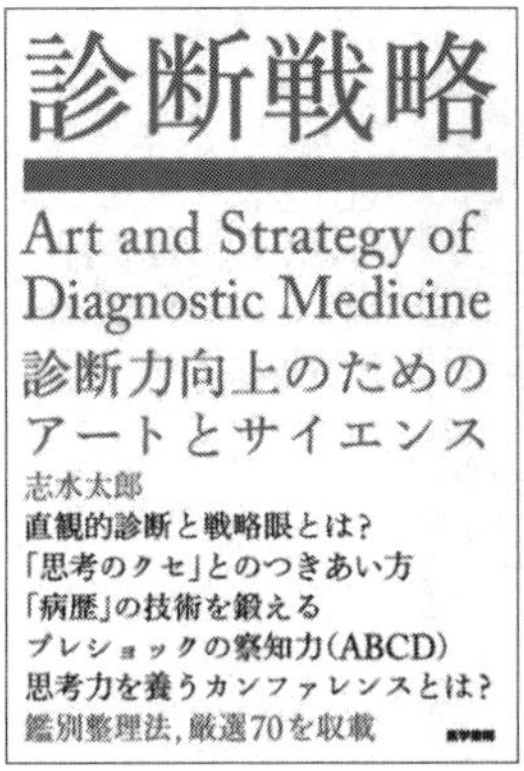

志水太郎著『診断戦略：診断力向上のためのアートとサイエンス』医学書院、2014年（分類：教科書、評価（推奨度）：★★、推奨時期：後期専攻医〜）

著者の志水氏が医師の診断戦略を言語化できたのは、彼に臨床医としての豊富な経験があったことに加え、医学教育だけでなく経営学大学院でロジカル・シンキングなどを学んだことによるものだと筆者は考えている。おそらく本書は臨床医学と経営学の融合から生まれたまれに見る傑作なのだ。

本書は近代科学の源流となったデカルトが書き記した科学哲学の原理である『精神指導の規則』や『方法序説』と共通するものがある。すなわち、科学的思考ならぬ臨床的思考の原理がここに記されているのである。

次に紹介するのは、臨床推論の原理そのものについての書籍ではなく、診断という行為を通して、我々はどの

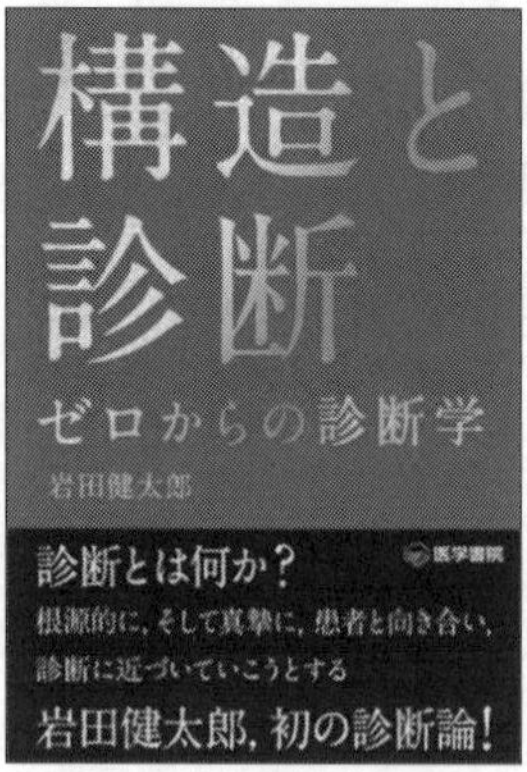
構造と
診断
ゼロからの診断学
岩田健太郎
診断とは何か？
医学書院
根源的に、そして真摯に、患者と向き合い、
診断に近づいていこうとする
岩田健太郎，初の診断論！

岩田健太郎著『構造と診断　ゼロからの診断学』医学書院、2012年（分類：通読書、評価（推奨度）：★、推奨時期：後期専攻医〜）

ようにして臨床推論の原理に近づいていくのかを思索した書籍である。それが、**岩田健太郎著『構造と診断　ゼロからの診断学』医学書院、２０１２年（分類：通読書、評価（推奨度）：★、推奨時期：後期専攻医〜）**である。

我々は日常診療で様々な疾患を診断している。その診療行為を考察してみると、診察とは疾患群の中に「構造」を見つけることであると言い換えることができる。すなわち、異なる「構造」を持つ疾患は異なる「疾患」であり、新しい「構造」の疾患が見つかれば新しい「疾患」を発見したことになる。そして、その「構造」を見つけるための手段が、一つひとつの「疾患」の差異を見つけることだ。この「疾患」の一つひとつに診断を見つけていく行為はワインのテイスティングに似ていると著者の岩田氏はいう。

診断とは一つひとつの疾患の差異を見つけ出すことであるという考え方は、言語学は言語の差異を体系化することであるといった近代言語学者ソシュールの言葉とそっくりだ。診断とは疾患の構造を発見するという考えは、ソシュールの近代言語学を哲学に応用して「構造主義」という一大潮流を創造した哲学者レヴィ＝ストロースの考えと共通するものがある。言い換えると、我々が日常診療で行っている臨床推論の原理は、言語学や哲学の思考原理と共通点があるのだ。

この臨床推論と言語学・哲学とのアナロジーについては、実は筆者自身も他紙で考察して同様の結論に至っている（参考文献参照）。そこでの考察では、近代言語学は「言語学は言語の差異の体系化」といったソシュール以後、さらに大きな飛躍を遂げることを紹介した。それが、いわゆる「チョムスキーの大転換」である。言語学者ノーム・チョムスキーは、言語自体を研究するソシュールの近代言語学を超越して、言語学は言語を通して人間の精神活動自体を研究すべきであると主張した。これが「大転換」と呼ばれるゆえんである。

今回紹介した臨床推論の原理に関する2冊を言語学で例えると、1冊目の志水太郎著：『診断戦略：診断力向上のためのアートとサイエンス』は、臨床医の思考形式と言う精神活動自体を考察しているという点で、言語学でいう「チョムスキーの大転換」と同意義の書籍である。一方、2冊目の岩田健太郎著：『構造と診断　ゼロからの診断学』は、ソシュール言語学やレヴィー＝ストロースの「構造主義」に基づく臨床推論の考察と言える。

今回紹介した2冊は、どちらも内容はかなり抽象的な内容が含まれるので、本書の意味を真に理解するためにはそれ相応の臨床経験が必須である。その意味で、推奨時期は後期専攻医からとした。２冊とも臨床推論についてかなり熟知していないと読み切れないだろう。評価（推奨度）を少し下げたのは、これらの書籍の評価自体が低いということでは決してなく、単にすべての人が読みこなすのは難しいと考えたからである。

参考文献：田中和豊、臨床医学航海術第58～60回「言語について」、週刊医学界新聞、医学書院
ソシュール言語学、レヴィ＝ストロースの「構造主義」、および、「チョムスキーの大転換」についての詳細は、こちらをご覧ください。

診断と似顔絵の共通点とは？
臨床推論の良書「直観」編

前回まで、「臨床推論」に気付く契機となる「省察症例集」、「臨床推論」の「理論」、そして、「臨床推論」の「原理」についての良書を紹介した。今回は臨床推論の「直観」に関する良書を

紹介したい。

前回に紹介した臨床推論の原理の教科書である**志水太郎著『診断戦略：診断力向上のためのアートとサイエンス』、医学書院、２０１４年（分類：教科書、推奨度評価：★★、推奨時期：後期専攻医～）**の中の基本的診断戦略の章で診断プロセスについて述べられている。

この書籍によると、診断のプロセスは「dual process model　二重プロセスモデル」といって、直観的思考（intuitive process: System 1）と分析的思考（analytic process: System 2）が相補的、協働的に作動する。そして、直観的思考は、スナップショット診断のように迅速で効率的で芸術的であるが、その反面バイアスに影響されやすく初心者には困難で熟練者が頻用する方法である。一方、分析的思考は、フレームワーク、アルゴリズムやベイズの定理などのように、網羅的診断方法で、分析的で科学的である反面、非効率で時間がかかることがあり、豊富な知識が必要な分、負荷も多く初心者に有用だが熟練者には敬遠されがちである。

この直観的思考と分析的思考は、言い換えるとアートとサイエンスである。また、診断について別の表現をすれば、この連載の最初に筆者が述べたアナログ診断とデジタル診断と同等のものである。

アートとサイエンスとかアナログとデジタルというと二律背反なものと思われる。しかし、アナログとデジタルは実は表裏一体のものであることが情報理論では数学的に証明されている。それは情報理論の根本原理で「シャノンの標本化定理」と言われるものである。

この「シャノンの標本化定理」とは、あるアナログ信号を一定間隔（最大周波数の2倍の間隔）以下でサンプリングしてデジタル信号に変換すると、変換したデジタル信号から元のアナログ信号が一意的に復元できることを示した衝撃的な定理である。

言いかえると、サンプリング間隔を適切に設定すれば、アナログ信号とデジタル信号は適宜自由に変換可能で、その変換は一意的であるので何回も変換しても信号の本質は失われないということである。つまり、アナログ信号とデジタル信号は形は異なるが本質的には同等のものなのである。

同様のことが量子力学にも言える。量子力学にはシュレーディンガーの波動力学とハイゼンベルクの行列力学がある。シュレーディンガーの波動力学では波動方程式を解いて解を近似して端数を落とす計算を何日間か続けると最終的な解に到達する。正に力ずくのアナログ計算である。一方、ハイゼンベルクの行列力学では演算子を用いることによって近似などせずすっきりと解に到達する。正にデジタル計算である。全く二律背反するように見えるこの二つの波動力学と行列力学はその後数学的に同値であることが証明された。

アナログとデジタルが同値であるとすると、突きつめるとアートとサイエンス、あるいは、文系と理系という区分も実は表裏一体なものなのではないであろうか？　このことは、歴史的に芸術家であると同時に科学者であった偉人が枚挙にいとまがないという事実からも明らかであろう。

前回紹介した書籍は、ほとんどが分析的思考つまりサイエンス（デジタル思考）について記載されたものである。しかし、前述の**志水太郎著『診断戦略：診断力向上のためのアートとサイエンス』**では、直観的つまりアート（アナログ思考）についても解説してある。この直観的思考に基づくスナップ診断の症例集として以前に、**山中克郎、佐藤泰吾編著『ダ・ヴィンチのカルテ Snap Diagnosisを鍛える99症例』**を紹介した。この書籍は直観的思考による診断症例集であったが、このような思考過程ではなく、各疾患の直観的なイメージを記載した書籍が存在するので、今回はそちらを紹介する。

それが、**岩田健太郎編集『診断のゲシュタルトとデギュスタシオン』、金芳堂、2013年（分類：通読書、推奨度評価：★、推奨時期：後期専攻医～）と岩田健太郎編集『診断のゲシュタルトとデギュスタシオン2』、金芳堂、2014年（分類：通読書、推奨度評価：★、推奨時期：後期専攻医～）**である。

「ゲシュタルト」とはドイツ語で「形」で、言い換えると「見た目」である。一方、「デギュス

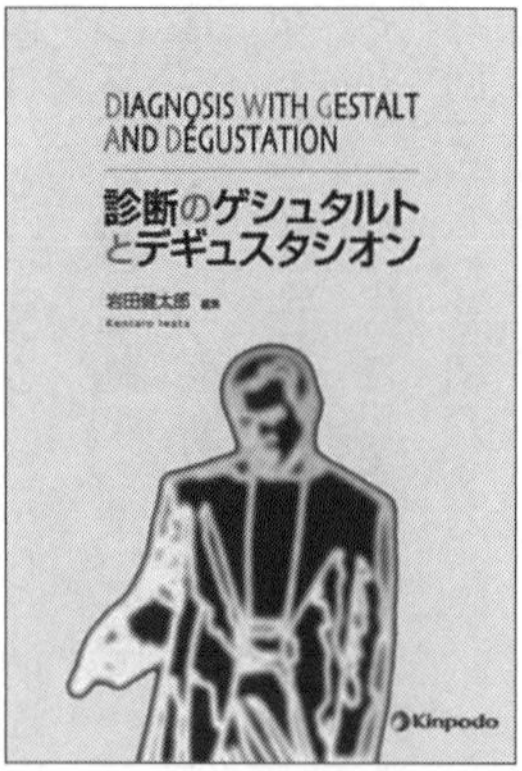

岩田健太郎編集『診断のゲシュタルトとデギュスタシオン』、金芳堂、2013年（分類：通読書、推奨度評価：★、推奨時期：後期専攻医～）

タシオン」とはフランス語で「テイスティング」という意味で、ワインをテイスティングして鑑別するときに使う用語だそうだ。この2冊の書籍で編著者らが試みたことは、各疾患のイメージである「ゲシュタルト」を記載すると同時に、その疾患を診断するときに必要な他の疾患との鑑別診断のポイントを「デギュスタシオン」として記述することである。

例えば、「ライム病」の「ゲシュタルト」。ダニで感染するということは知っていても、名前が「ライム」なので果物の「ライム」と関係するのかと思い私と同様に勝手に清涼なイメージを連想した人も多いと思う。ところが、この「ライム」とは実は地名で、実際の「ライム病」のイメージは「ネットリ、ベトベト、鬱陶しい疾患」なのだそうである。

「デギュスタシオン」については、例えば「高齢発症関節リウマチ」。鑑別診断が複数あって、かつ、それぞれの疾患が非常に似通っていることが分かると、鑑別が難しいがゆえに個々の銘柄を決める「テイスティング」が重要になってくるのが分かる。

それではこの書籍の編著者らはなぜこのような疾患の「ゲシュタルト」と「デギュスタシオン」を記載した書籍を発刊したのであろうか？ その理由として私は、以下の2点があると想像している。

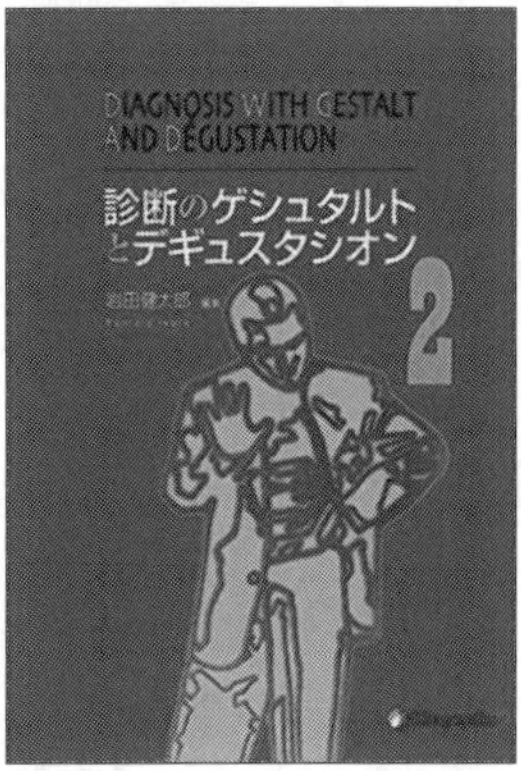

岩田健太郎編集『診断のゲシュタルトとデギュスタシオン2』、金芳堂、2014年（分類：通読書、推奨度評価：★、推奨時期：後期専攻医～）

第一の理由は、疾患の診断は臨床推論の理論と原理という分析的思考だけでは不可能だからである。疾患を診断するためには、臨床推論の理論と原理を修得するだけでなく、疾患の体系およびそれぞれの疾患の特徴について熟知していなければならない。つまり、これらの書籍で編著者らはソシュール言語学が言葉の差異を分析したようにそれぞれの疾患の差異を明確にしようと試みたのである。

第二の理由は、疾患の教科書である医学書、特に日本の通例の医学書を読んでもそれぞれの疾患のイメージが捉えにくいことである。教科書となる医学書の羅列した知識と冗長な記述を読んでもその疾患のイメージが一向につかめないことが多い。しかし、これらの2冊の書籍では、一部臨床疫学のエビデンスなども記載しているが、それぞれの疾患の著者個人が持っているイメージや印象がおしみなく記載されている。これらの書籍を読んで、主観的あるいは偏見的と思われる読者もいるかもしれない。しかし、不思議なことに単に事実や統計を羅列した医学書よりも個人的なイメージや印象を記載してある本書の方を読んだ方がそれぞれの疾患のイメージが読者にはとらえやすいのである。その意味でこれらの2冊の書籍は古典的な医学書への「挑戦」とも言える。

客観的なデータの集積である医学書よりもこれらの2冊の書籍のような主観的な印象の書籍のほうが疾患をイメージしやすい理由は、主観的なイメージのほうが「本質抽出力」に優れているからであろう。それは、ちょうど似顔絵の方が顔写真よりもその人の顔の特徴をより明確に表現しているのに似ている。

この「本質抽出力」について述べられている逸話が徒然草の第60段にあるので引用する。

『真乗院の栄親僧都がある法師を見て「しろうるり」という名を付けた。それを聞いた人が「しろうるりとは一体何なんですか？」と尋ねると、その僧都は「自分もわからない。もしもそんなものがあったとしたら、この僧の顔に似ているに違いない」と答えたという』。

この逸話は、真乗院の栄親僧都はある法師の本質を「しろうるり」という言葉で表現して、その本質は「しろうるり」という言葉以外に言語で説明しようがないと言っているのである。「全体」を「部分」に分析して思考するのではなく、「全体」を「全体」としてとらえる。つまり、「本質」を「直観」で捉える。それこそが「直観的思考」の「本質」なのである。本書は余裕がある人向けであるので、分類は通読書とし、推奨度評価は★一つ、そして、推奨時期は分析的思考をある程度修得した後期専攻医～とした。

「帰納法」に始まって「演繹法」に終わる思考サイクル

臨床推論の良書　演繹症例集

前回まで、**臨床推論**を気付く契機となる「省察症例集」、臨床推論の「理論」、「原理」、そして「直観」についての良書を紹介した。これまで紹介した書籍を読み込んでいただければ、症例の省察から始まって臨床推論の「法則」を見つけることができるようになるだろう。この経験から法則を見つけ出すという一連の過程は「帰納法」と呼ばれる思考過程である。

それでは、ここで発想を転換して、反対に帰納法によって見出した「法則」を実際の症例に当てはめて診療することを考えよう。つまり、抽象的な「法則」を個別の「症例」に当てはめて診療するのである。この過程は「帰納法」に対して「演繹法」と呼ばれる。今回は「帰納法」によって導かれた臨床推論を、どのように個別の症例に適応するかを検討した「演繹症例集」とでも呼ぶべき良書を紹介する。

まず最初に紹介するのが、**酒見英太編著『診断推論　Step by Step　症例提示の６ステップで鑑別診断を絞り込む』新興医学出版社、２０１５年（分類：教科書、推奨度評価：★★★、推奨時期：後期専攻医～）**である。

本書は臨床推論の「法則」に従って診断された21症例が提示されている。それぞれの症例は、1「患者プロフィールと主訴」、2「現病歴・既往歴・使用薬物・社会歴・家族歴」、3「追加の質問に対する返答」、4「身体所見」、5「初期検査結果」、6「精査結果と最終診断」の六つの段階別に順を追って提示され、それぞれのステップでの診断推論が示されている。

「患者プロフィールと主訴」では、考えられる鑑別診断を列挙するところから始まっている。

「現病歴・既往歴・使用薬物・社会歴・家族歴」では、聴取した情報から鑑別診断を絞る。「追加の質問に対する返答」では、鑑別診断を絞り込むために必要な追加質問に対する返答が示されている。そして、この三つのステップの後に「Semantic qualifier を意識した病歴の要約」が行われる。

ここで出てきたSemantic qualifier という用語は２００２年にBordage らが提唱した概念で、semantic とは「意味ある、意味論的」、qualifier とは「限定詞、修飾語」という意味で、両者を合わせて直訳すると「意味ある限定詞」ということになろう。病歴を聴取するときに患者は日常的な会話に用いる言葉で症状を訴える。Semantic qualifier とは、患者の表現をそのまま記載するのではなく、病歴を整理して診断をつけるために「鑑別診断を限定するのに役立つ医学用語のキーワードに変換された表現法」ということができる。

例えば、外来で患者が訴えた「2、３時間前から突然始まった目の前がグルグル回る感じ」という病歴は、Semantic qualifier を用いると「急性発症の回転性めまい」と言い換えることができる。問診時の会話の内容を単純に要約するのではなく、Semantic qualifier を用いて病歴をまとめた方が、鑑別診断を絞りやすく、同業者である医療関係者の間でコミュニ—ケーションも取りやすい。

このSemantic qualifierを意識した病歴の要約は、第4章　診断記録とプレゼンテーションの「英語で診療記録を書くための良書」で述べるように、患者情報収集作業（work up）の後に患者情報編集作業（write up）することと同じである。鑑別診断のトレーニングに有用なので、筆者も初期研修医に症例をプレゼンテーションさせた後に、症例を要約させている。すると、多くの初期研修医は簡潔に症例を要約することができない。初期研修医レベルだと患者情報収集作業で精一杯で、なかなか患者情報編集作業まで手が回らないのであろう。

本書では、この「Semantic qualifierを意識した病歴の要約」を行った後、改めて鑑別診断を考察し、次のステップである「身体所見」で、鑑別診断を更に絞るために焦点を当てて診るべき身体所見を確認する。この際に、漫然とどの患者にも型どおりの身体診察を行うのではなく、どんな情報が必要か目的を意識した身体診察を行う。

次のステップ「初期検査結果」では、最低限必要な検査を行って、さらに鑑別診断を絞り込む。最後に「精査結果と最終診断」で、確定診断と除外診断に必要な検査を追加して、最終診断にたどり着くのである。

診察とは順序に従って漫然と行うものではない。本書が示すように、診断の各過程で臨床推論を駆使して、どの診断が最も考えられて、どの診断が考えにくいのか、その都度確認しながら行わなければならない。「臨床推論」に従った模範的な診断という意味で本書は「教科書」に分類した。推奨時期は、診察に余裕ができる後期専攻医～としたが、初期研修医からこのような「臨床推論」に従った診察ができればそれに越したことはない。

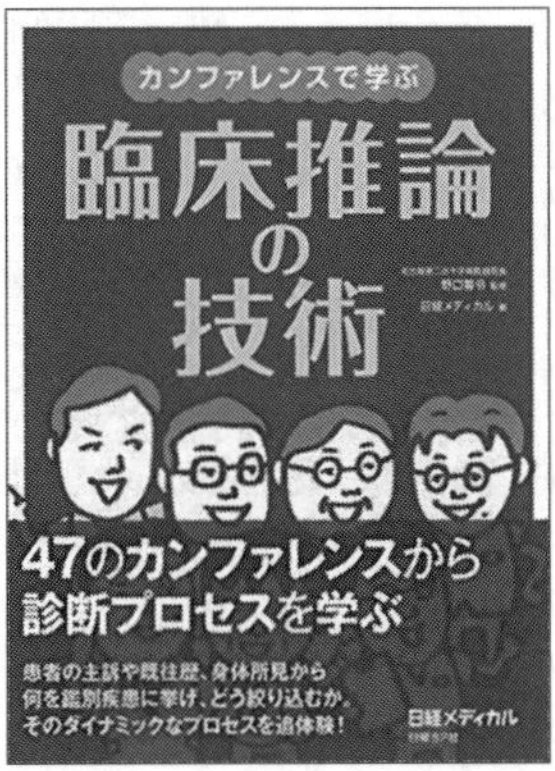

野口善令監修、日経メディカル編『カンファレンスで学ぶ　臨床推論の技術』日経BP社、2015年（分類：通読書、推奨度評価：★★、推奨時期：後期専攻医～）

次に紹介するのが、**野口善令監修、日経メディカル編『カンファレンスで学ぶ　臨床推論の技術』日経BP、2015年（分類：通読書、推奨度評価：★★、推奨時期：後期専攻医～）**である。

本書では、総論　診断の思考フレームは、名古屋第二赤十字病院総合内科で行われている臨床推論の形式に統一されている。その形式は、考えられる鑑別診断を想起して、見逃してはならないCritical な疾患と頻度の高いCommon な疾患をリスト化するというものである。そして、それぞれの症候についてこの統一した形式に従って鑑別診断のポイントが示されている。

本書は症例集ではあるが、前出の書籍と異なるのは症例カンファレンスの記録だという点である。本書では「臨床推論」に従って行われる診断過程がカンファレンスでの研修医との議論という形で進められている。そのため、臨床推論を行う上で初心者が陥りやすい勘違いや思い込みが見つかりやすい。

臨床推論の法則をそれぞれの症例に適応すれば常に正確な診断に行き着くかと言うと、必ずしもそうではない。法則は一つであっても、それをどのように個別の症例に適応するかで答えが変わってくるからである。それは数学の問題で公式をどのように適用するかで答えが異なってくるのに似ている。つまり、カンファレンスという双方向の議論を行うことによって、初心者が陥りやすい落とし穴を参加者全員で確認することができ、熟練者は当たり前と思っているので説明を省略しがちだが実は初心者が理解していないことを確認できる利点がある。

私自身も研修医とカンファレンスをしていて、突拍子もないことを言いだす研修医に驚くことがある。しかし、そういう発言が大切なのである。自分が当たり前だと思っていたことが、実は研修医にとっては当たり前ではない。この事実の原因を一つひとつ突き止めて問題点を修正していく。こういう地道な作業こそが教育では重要だ。その意味で本書は単に臨床推論の「法則」を個別の症例に「適応」する方法を示した書籍であるだけではなく、臨床教育でのカンファレンスを指導する立場の医師にも参考になる書籍であろう。

本書は症例カンファレンスであるので分類は教科書とはせずに通読書とし、推奨時期は前述の書籍と同様に、診察に余裕ができる後期専攻医～としたが、初期研修医からこのような臨床推論に従った診察ができれば理想的である。

今回紹介した2冊の症例集は、どの症例も無理・無駄・むらなくエレガントに診断されているのが分かる。鑑別診断や臨床推論なしに、あの疾患も考えられる、この疾患も考えられると絨毯爆撃的にむやみやたらに検査しまくって、たまたま診断にたどり着く力づくの解法ではない。この2冊の症例集を読むと、あたかも理路整然として秩序だった美しい数学書を読むような感動に包まれる。

さて、今回で5回に渡って検討した「臨床推論」のシリーズを終了する。これまで説明したように臨床推論の根底には「帰納法」から始まって「演繹法」に終わる思考サイクルがある。実際の思考サイクルは一つの症例を診断するときにも1回では終わらずに数回繰り返して最終診断に到達することがある。つまり、「帰納法」によって形成した「仮説診断」を「演繹法」により検証してある「暫定診断」にたどり着く。しかし、その「暫定診断」が必ずしも正しいとは限らないので、ある「暫定診断」にたどり着いたところで診療を中止せずにもう1回「帰納法」を用いて新たな「仮説診断」を形成して「演繹法」により検証し新たな「暫定診断」にたどり着く。こ

「最終診断」にたどり着くまで何回か繰り返す。これが診断過程なのだ。優れた臨床家はこの「帰納演繹サイクル」を瞬時に何回か行って正確な診断にたどり着いているのである。この「帰納演繹サイクル」による思考サイクルをＥＢＭの元祖David Sacketは「仮説演繹法」と呼んだ。問題解決過程における人間の思考形式の根本には、今回の5回のシリーズで検討した「帰納演繹サイクル」が行われているのである。

「帰納法」と「演繹法」は、哲学から生まれた思考形式である。イギリス経験論の「帰納法」と大陸合理論の「演繹法」はもともと対立した思考形式であった。しかし、今回臨床推論で考察したように実際に物事を考える時には、「帰納法」と「演繹法」の両方を使用しなければならない。この「帰納法」と「演繹法」を統合した哲学を作ったのが、批判哲学と言われるカントである。そして、このカントの批判哲学をさらに発展させて世界を説明しようとしたのがドイツ観念論である。参考までにこの「帰納法」と「演繹法」に関する近代哲学の流れを筆者なりにまとめた図を示す。キーワードだけまとめたので、詳細は専門書を参照してほしい。

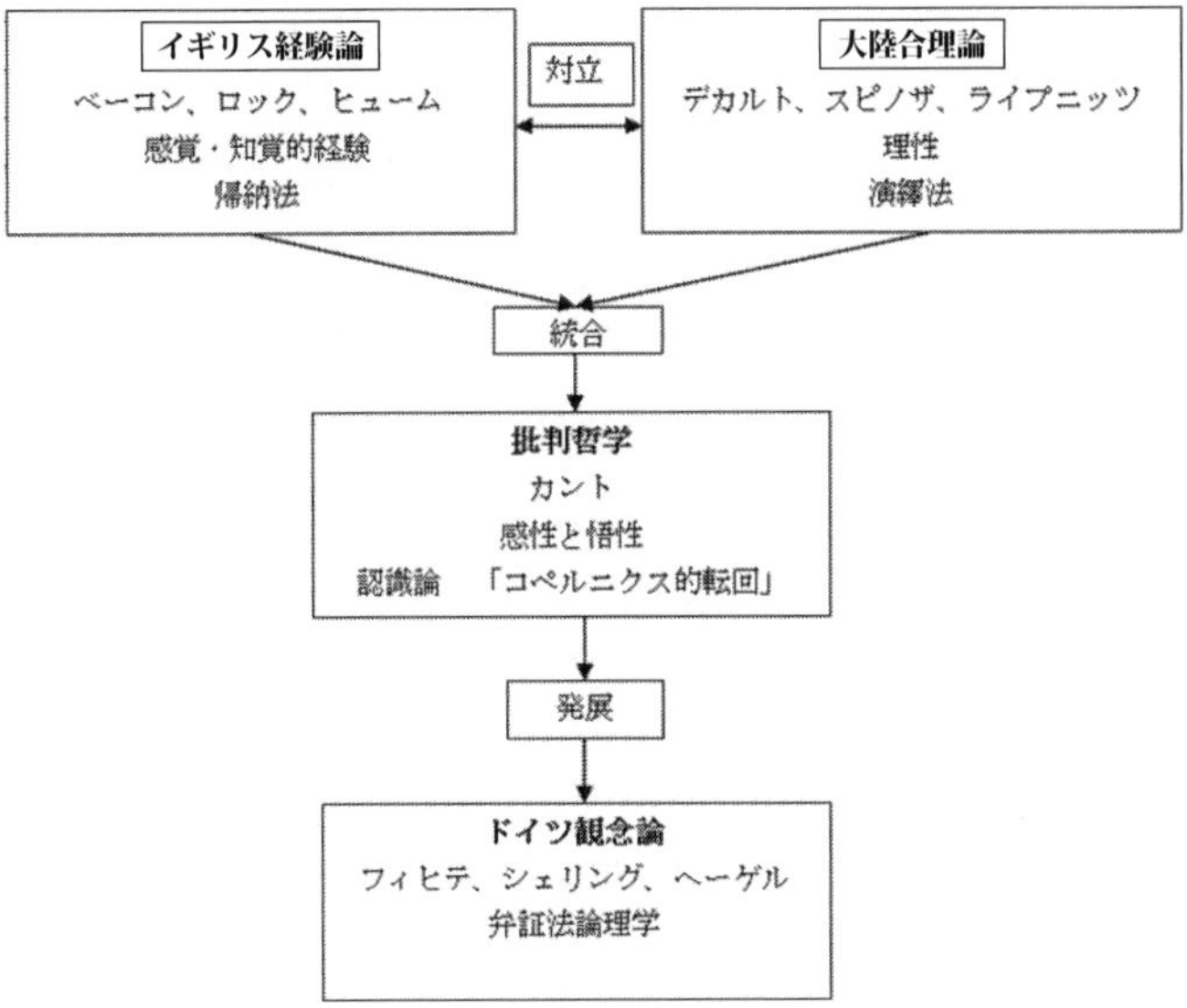
イギリス経験論
ベーコン、ロック、ヒューム
感覚・知覚的経験
帰納法
対立
大陸合理論
デカルト、スピノザ、ライプニッツ
理性
演繹法
統合
批判哲学
カント
感性と悟性
認識論　「コペルニクス的転回」
発展
ドイツ観念論
フィヒテ、シェリング、ヘーゲル
弁証法論理学

第4章　診療記録とプレゼンテーション

診療記録

日本語でも訓練が要る診療記録の作成に英語で挑戦する

英語で診療記録を書くための良書

診療記録など聴いたことを記載すればよいのだから簡単だと思いがちである。しかし、本当に簡単であろうか？　もちろん普通の日本人にとって、英語で診察してその診療記録を英語で記載するのが大変なのはよく分かる。では日本人が日本語で診療記録を記載するのは本当に簡単な作業なのであろうか？

結論から言うと、筆者は日本語で診療を行ってその内容を診療記録に記載することも一定の修練が必要だと考えている。その理由にはいくつかある。第一に問診は話し言葉であるが、診療記録は書き言葉で記載しなければならない。第二に患者との会話は日常会話であるが、診療記録は専門用語を使用して記載しければならない。第三に同じ診療記録でも患者が自分の主観的な経験などを語った内容は文学的文章で記載しなければならないが、診療内容の記載では客観的な科学的文章で記載しなければならない。そして最後に最も難しいのが、患者の病歴が時間的・空間的に入り乱れている場合は、それを時間軸で整理しなおさなければならないからである。

つまり、我々が病歴を「書く」とき、我々は単に病歴を書き写している訳ではなく、診療情報を「編集」しているのである。より正確に表現すると、我々は「編集」した診療内容を「記載」しているのだ。日本語の診療記録で編集作業が必要なのだから、英語の診療記録を作成する場合も、英語で診療内容を「編集」してその内容を「記載」する作業が必要になる。

患者自身やその家族に病歴を聞いたり（警察で言えば「聞き込み捜査」）、他の医療機関や過去の病歴を読んで患者情報を収集（考古学者で言えば「古文書解読」）したりする一連の作業を英語では work up と言っている。同様に、一連の患者情報収集作業（work up）によって得られた情報を「編集」して「記載」することを write up と言っている。

この work up と write up の二つの作業は、臨床医学の現場では最も基本的な技能でかつ最も修得するのが難しい技能でもある。この二つの技能は文化人類学者で言えば、フィールドでの情報収集作業（フィールド・ワーク）とその収集物を研究室で整理しまとめて論文に仕上げる作業に似ている。

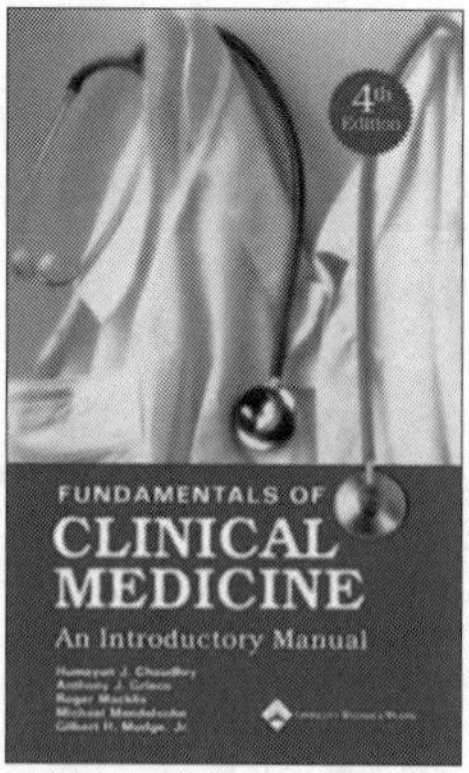

Chaudhry HJ, Grieco AJ, Macklis R, et al 著『Fundamentals of Clinical Medicine, 4th Edition』, Lippincott Williams & Wilkins, 2004（分類：教科書、評価：★★★、推奨時期：医学生〜）

この work up と write up の二つの作業について、学生にもわかりやすく記載してある良書が、**Chaudhry HJ, Grieco AJ, Macklis R, et al 著『Fundamentals of Clinical Medicine, 4th Edition』, Lippincott Williams & Wilkins, 2004（分類：教科書、評価：★★★、推奨時期：医学生〜）**である。この書籍では、主に入院患者の病歴を work up し write up する過程が明快にそして簡潔に記載されている。そして、その work up と write up は本書籍のほぼ真ん中に提示されている「医学生の手書きの病歴の見本」に集約されている。この「医学生の手書きの病歴の見本」を見ると、実に詳細に病歴を採り、かつ身体所見を一つひとつ綿密に調べ上げ、そのあとの一連の検査所見から問題を抽出して、それぞれの問題に対する評価と計画が緻密に立てられていることがわかる。これこそ医学生の病歴の見本なのだとでもいわんばかりである！

本書がわかりやすいのには訳がある。この書籍はもともと Harvard Medical School の学生が後輩のために書き残した病棟実習のためのマニュアルを書籍化したものなのである。そもそも書いたのが医学生なので、同じ目線の医学生にはわかりやすいのだ。医学生時代をとうの昔に終了してしまって、初心者が戸惑いやすい点を忘れかけている指導医では、ここまで細かい配慮ができないだろう。それにしても、自分自身が単に病棟実習を乗り切ることで精一杯な平凡な学生と違って、後輩のためにこのような秀逸なマニュアルを書き残せるのはさすが世界のHarvard Medical Schoolの学生である。

実はこの書籍は筆者が学生の頃邦訳があったが残念ながら絶版となった。大学4年から始まる病院実習で、筆者はこの書籍の邦訳を何回も何回も読み込んで入院患者の診療情報収集方法を学んだ。そして大学卒業後の横須賀米海軍病院では、この書籍の原書が改訂されたので新しい版を購入して再度読み返した。

本連載では原則として日本語の書籍を紹介しているが、今回は例外として原書を推奨する。本書をピアノの教本に例えればバイエルやチェルニーのような教本で、筆者は今でもこの書籍を手放すことができない。最新版の２００４年改訂の第4版は、今でも筆者の机の上に置いてある。

これで我々は患者の病歴を「編集」する方法が分かった。それでは、次に実際に患者の病歴を英文で記載することを考える。患者の病歴を英文で記載するとは、つまり英作文をするということとである。この臨床英作文のバイブルとも呼べる書籍が、**羽白清著『臨床英文の正しい書き方　改訂４版』金芳堂、２００９年（分類：教科書、評価：★★★、推奨時期：医学生〜）**である。

我々が日本で診療を行っている際に、英文で病歴を記載することを強いられるのは、外国人患者についての英文の紹介状くらいであろう。この英文の紹介状では、病歴は箇条書きとかキーワードだけのメモではなく、原則として文章で記載しなければならない。こんなときに物を言うのが英作文力である。病歴は往々にして患者の主観的物語の記載であるので、文学的文章となる。また、病態の評価は科学的文章で記載することが要求される。したがって、文学的英作文能力と科学的英作文能力の両方が試されることになる。

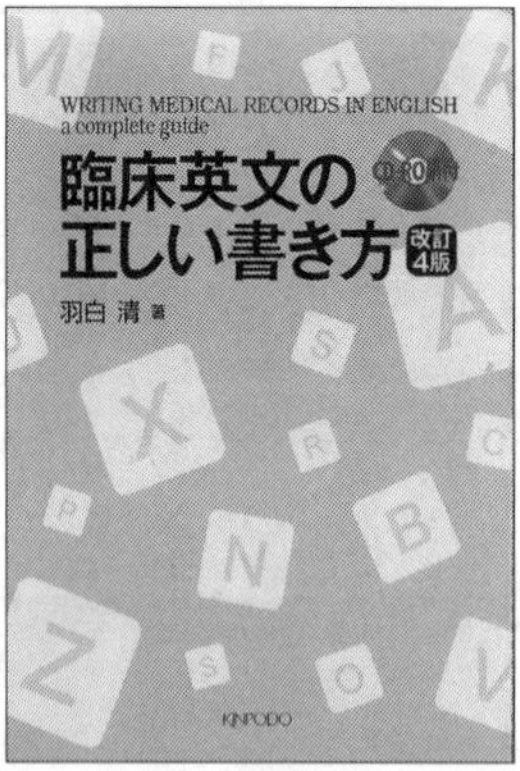

羽白清著『臨床英文の正しい書き方　改訂４版』金芳堂、2009年（分類：教科書、評価：★★★、推奨時期：医学生〜）

筆者がアメリカに留学していた時にどうしてもできなかったことにdictationというものがあった。このdictationとは、医師が患者の病歴や手術記録を自分でタイプするのが面倒なので、その代わりに患者の病歴や手術記録をテープレコーダーに録音してその音声をタイピストが聞いてタイプするというものである。アメリカの医師がこの dictation 作業をするときに横で見ていると、驚いたことに病歴の英作文を下書きなどすることも予行練習することもなくいきなり行っていた。つまり、カルテを見ながらあるいは全くみずにその患者の病歴をテープに向かって文章で話し始めるのである！

例えば、"Mr. John Smith is a 89 years old gentleman with past history of Diabetes Mellitus and Hypertension, who admitted to our hospital on Dec. 2, 2014, because of pneumonia." など と、下書きなど一切せずに頭の中で文章を作って読み上げるのである！　その読み上げた文章もタイピストが書いて読む者が分かりやすいように、カンマが入るところは「カンマ」そして、文章の終わりには「ピリオド」と言って区切りまで考えて文章を作るのである。

このように文章を頭の中で作ってそれを下書きすることなく読み上げる作業を、日本人医師が日本語でできるかと言われると疑問である。dictation の文章を難なく作って読み上げることができるからには、アメリカ人は幼少から頭の中で文章を書くトレーニングを受けているのであろう。頭の中で文章を書くということがどうしてもできなかった筆者は結局1回もこの dictation というものを依頼しなかった。

こんなdictationという曲芸はできなくても、通常の紹介状の英文くらいは正しく書きたいものである。書き言葉は話し言葉と違って残るものだ。文章にミススペリングや文法的間違いなどがあると間違いの証拠が残ってしまう。一方、紹介状の英文が正確で優れていると、その英文を書いた人はきっと教養のある人なのであろうと思われる。従って、英文の記載には十分に注意する必要がある。

この書籍には、医療の様々な局面で英作文ができるように英単語、基本的な言い回し、そして、典型的な英文が日本語の対訳とともに記載されている。書き言葉も話し言葉と同じようにほとんど決まり文句がある。話し言葉で決まり文句を覚えるように、書き言葉も決まり文句を覚えるべきである。この1冊を読み込めばほとんどすべての局面での臨床英作文は可能となる。まさにバイブルである。

患者情報収集

米国式臨床教育の実践法を紹介したＤＶＤ

患者情報収集・編集作業の実際

患者の症例プレゼンテーションを行うときには、work up と呼ばれる患者情報収集作業と write up と呼ばれる患者情報編集作業の2種類の作業があることを述べた。これまでに紹介した書籍で、この二つの作業はどんなものなのかは分かっていただけたと思う。

今回は、この患者情報収集・編集作業をカンファレンスという形で再現したＤＶＤを紹介する。

齋藤中哉著『Ｄｒ． 齋藤のハワイ大学式スーパートレーニング　上巻・下巻』CareNet DVD, ２００７年（分類：教科書、評価：★★★、推奨時期：医学生～注：ＤＶＤは販売終了、CareNeTV では配信を閲覧可能）がそれだ。

このＤＶＤは、臨床問題解決技能の修得を目的とした学生向けの3日間のワークショップを収

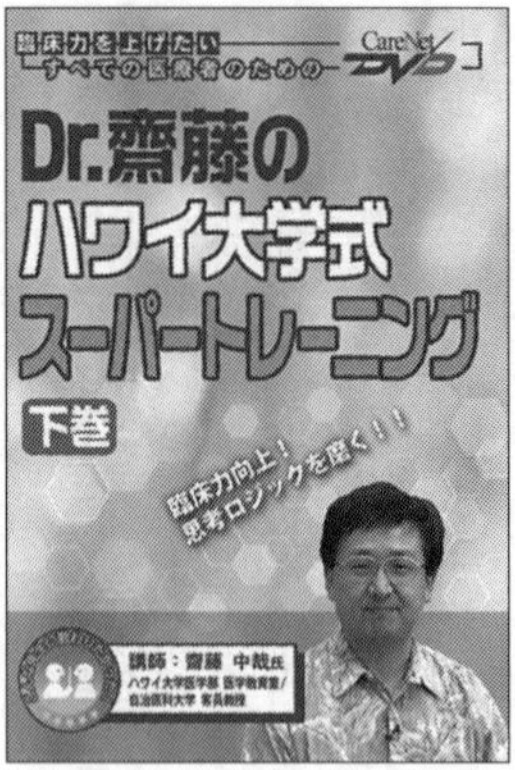

齋藤中哉著『Dr. 齋藤のハワイ大学式スーパートレーニング下巻』CareNet DVD, 2007 年（分類：教科書、評価：★★★、推奨時期：医学生〜）

録したものであるが、この中で患者情報収集・編集作業が教えられている。このワークショップでは、第1日目「講義」、第2日目「学習」、第3日目「実践」というように、患者に関する問題解決技能が、1日ごとに受動的学習から始まって主体的学習にステップアップしながら無理無駄なく修得できるように工夫されている。

まず最初の第1日目の講義では、臨床問題解決の原則とその方法の概要が教えられている。最初の Essentials of Clinical Problem Solving では、単に臨床問題解決法という思考方法を教えるだけでなく、心理学者ユングによる文化的背景の相違による思考方法の形式にまで言及されている。因果関係を考える合理軸と全体的配置を考える非合理軸という二つの軸で、西洋人は合理軸が得意で、東洋人は非合理軸が得意だというものだ。同じ著者の『臨床医のための症例プレゼンテーションＡｔｏＺ』医学書院、２００８では、このような根底思想までは解説されていない。本ＤＶＤには随所にこのような臨床あるいは実生活上で非常に有益な思考方法が散りばめられているのが特徴である。

これに続くTips for History Takingでは病歴と身体診察のとり方が、Nuts and Bolts of Case Presentation & Discussionでは Reasoning, Presentation, Discussion, Conferenceなどの方法が、そして、最後のEvaluation & Feedbackではワークショップのまとめとしての評価とフィードバックの方法がそれぞれ懇切丁寧に教えられている。

第2日目の学習では、Disclosure of case, Strategic Inquiry & Reasoning, Case #1〜3と題して、患者のFactsを元にDifferential Diagnosisが議論され、その後Need To Knowという形で問診と身体診察が追加され、最後に症例からLearning Issuesとして学習課題を見つけて作業を終えている。ここでは、患者情報収集・編集作業が指導者と学習者の間の議論という形で教えられている。この指導者と学習者の間の質疑応答が、要点を押さえながらスムーズに進んでいくことを後述する「英語診療　プレゼンテーションの良書」の項で「テニスのラリー」に例える。このDVDでは「テニスのラリー」によって学習者の症例に対する理解が深まっていく様子が実際に見て取れる。

そして、第3日目の実践ではPresentation & Discussionのセッションでは、第2日目に各自に与えられたLearning Issuesについて各自が調べてきたことを発表してそれについてグループでディスカッションして理解を深めている。

なお、注文したい点もある。項目のタイトルにPresentationとあったので、てっきり症例のプレゼンテーションだと思って見たが、このセッションのPresentationとはLearning Issuesについてのプレゼンテーションであった。せっかく第2日目にそれぞれの症例についてグループでディスカッションしたので、欲を言えば症例プレゼンテーションを行ってからLearning Issuesについてのプレゼンテーションとそれについてのディスカッションを行って欲しかった。

そして、最後にCase Mappingで議論した症例を俯瞰して診断のピットフォールについて学び、Evaluation & Feedbackで参加者同士がお互いを評価しあって全日程を終了している。このＤＶＤに出演している医学生たちが、本当によくできるのにはただただ感心する。

このＤＶＤは最初から最後まで視聴すると合計7時間を超える力作である。全編を通して視聴すると、一つの症例から学べる情報を完全に理解するには多大な労力を必要とすることが改めて思い知らされる。そして、臨床経験がない医学生に症例から学べるものを全て伝えようとすれば、このＤＶＤが示しているように一つひとつ事細かに教えなければ深い理解は得られない。

多忙な医療者はＤＶＤを試聴する時間を7時間も確保することは難しいだろう。しかし、筆者はこの長大なＤＶＤを敢えて推薦したい。その最たる理由は、現在の日本の医学教育では、この

DVDのような臨床問題解決の教育がほとんど行われていないからである。患者情報収集・編集作業から症例プレゼンテーションまでの一連の過程は、研修医になって臨床の現場に出ていきなりできるものでは決してない。学生時代から何回も何回も繰り返し練習していなければ、迅速に行うことは不可能である。それなのに日本の医学教育では、患者情報収集・編集作業から症例プレゼンテーションまでの一連の過程を軽視して、検査や画像による診断ばかりが重視されている。

このDVDで紹介されているようなワークショップを、できれば医学部在学中にそれも病院実習が開始される前に学生教育で行ってほしいものである。研修医と比較してたっぷり時間がある学生時代に、後々血となり肉となるような実習をじっくりと行ってほしいのである。これは、以前「皮膚診療の良書1　分析的診療方法（皮膚所見のとり方）」の回で紹介した書籍を推薦したのと共通する理由である。同書では、ある人が皮膚病変を観察してその状態を言葉で表現し、その説明を聞いた人が元の皮膚病変を見ないで想像して絵に描いた後に、描いた絵と実際の皮膚病変とを比較するという皮膚所見の取り方のトレーニング方法を薦めていた。こうしたトレーニングを学生時代から行っていれば、必ず役に立つ。

国家試験の点数などの目先のことにとらわれずに将来役に立つことをじっくりと時間をかけて勉強する、それが大学教育の本質のはずである。このDVDの内容を最も学習してほしいのは医学生であるので推奨時期を「医学生～」とした。しかし、実際には医学生や研修医を指導する指導医にも効果的な指導方法の参考にするためにこのＤＶＤを是非視聴していただきたい。

この実践的な臨床教育であるが、米国では特別なセミナーだけで行われるのではなく、臨床現場で日常的に行われている。その日常的な臨床現場では、ほとんどすべての指導医がこのＤＶＤの指導医である齋藤中哉先生のように指導している。従って、米国ではこのような臨床問題解決セミナーや臨床カンファレンスを収録したビデオなどの教育教材のニーズがほとんどないのだ。それほど米国式の臨床教育は充実しているということの裏返しなのである。

プレゼンテーション

診療内容を磨くためのコミュニケーション技術

症例プレゼンテーションの良書

今回は「問診と身体診察」の後にすることになる「プレゼンテーション」についての良書を紹介したいと思う。同じ「プレゼンテーション」という用語でも、ここでは学会発表などの「演題プレゼンテーション」ではなく、「症例プレゼンテーション」に限定して考えてみたい。実はこの「症例プレゼンテーション」、医学教育の中で系統的に習う機会があまりないため、日本では我流がまかり通っている。

「腹痛の人なんですけど〜」と突然症状で始まる。患者の年齢と性別もわからない。黙って現病歴を聞いていると、その後に既往歴も何もなく、いきなり検査所見や画像所見が来たりする。かと思うと、「お腹は柔らかくて、嘔吐・下痢もありません。」と突然身体診察が出てきて、その身体所見の中に本来は病歴で聞くはずの「嘔吐・下痢」という随伴症状が出現する！　こんな乱雑でまとまりのない「プレゼンテーション」を聞くくらいなら、患者を自分で診察し直した方が早いのではないかと思ってしまう。

それではここで基本に戻って、なぜ我々医師は症例をプレゼンテーションするのか考えてみたい。外来や入院患者を上級医へプレゼンテーションする、自分の診療患者を他科の医師にプレゼンテーションする、また、カンファレンスで症例プレゼンテーションをするなど、医師の業務には患者のプレゼンテーションが付きまとう。このように事あるたびに患者のプレゼンテーションをしなければならないのは一体なぜなのであろうか？

医師の世界で「症例プレゼンテーション」を頻回に行う理由は、筆者は患者診療情報を共有し、かつ診療が適正に行われているかどうか確認するためであると考えている。診療行為というのは、患者と医師の1対1の間で行われる。だから、医師がその診療行為を誰かに伝達しなければ、密室で行われる作業と同じことになってしまう。密室であれば、そこで行われた診療行為が適切だったか否かを第三者が判定することはできない。医師は自分の行った診療行為が適切だったかについて検討するには、自分が診療した患者の「症例プレゼンテーション」を第三者に公開するよりほかに方法はないのだ。

残念ながらこの「症例プレゼンテーション」は日本ではあまり重要視されていない。しかし、アメリカでは医学生時代からこの「症例プレゼンテーション」を徹底的に身に付けることが医師の職務の第一段階であるとされている。アメリカでは、エコー、内視鏡やカテーテル検査を修得する前に医師なら誰もがこの「症例プレゼンテーション」を徹底的に習得することが義務づけられている。この理由を筆者なりに考えると、それは専門職としての合理的なコミュニケーション手段を身に付けるためだと思われる。職業に医師を選べば、その後医師集団という専門職の世界で業務を遂行しなくてはならない。その医師集団の中で職務を円滑に行うためには、効率的なコミュニケーションの手段として、症例をプレゼンテーションする技術が必要なのだ。これを身につけなければ広く社会に受け入れられる普遍的な医療行為を行うことはできない。言い換えると、医師集団の中で合理的なコミュニケーションが取れないと、気づかないうちに自分の診療が独善的な医療になってしまう危険性がある。

例えば、こんな症例プレゼンテーションをするレジデントもいる。「心筋梗塞の患者さんです。心臓カテーテル検査をして、7番が狭窄していたので広げました」。また別のレジデントの症例プレゼンテーションでこういうのもあった。「消化管出血の患者さんです。胃カメラで胃体部の潰瘍から出血がありましたので、クリッピングで止血しました」。

どちらのレジデントも、患者の年齢・性別、どのような主訴で病院を受診して、病歴と身体診察からどのような鑑別診断を考えて診療したのか、などの臨床推論のプロセスを省略している。これでは「症例プレゼンテーション」ではなく、患者の「診療結果報告」である。そんな臨床推論のプロセスをいちいち順番に述べなくても、心臓カテーテル検査で狭窄があるのだから診断は心筋梗塞に決まっているし、上部内視鏡検査で胃体部に潰瘍があったので診断は胃潰瘍を疑う余地がないはずである、というのが２人のレジデントの言い分であろう。

確かに仰せのとおりである。しかし、臨床推論のプロセスを確認することは本当に時間の無駄なのであろうか？　もしかして心筋梗塞の症例は本当の診断は大動脈解離で、無症候性の冠動脈狭窄を責任病変だと勘違いして単に拡張しただけかもしれない。また、消化管出血の患者も実は無痛性心筋梗塞を起こしていて、合併症である胃潰瘍を見つけて単に止血しただけなのかもしれない。もちろんそんな事態はまれだろう。しかし、事実は小説よりも奇なりという。実際に筆者は、小説よりも奇な？　珍しい症例をものの見事に見逃した専門医の例を何人も目撃している。そんな先入観による見落としや間違いを犯していないかどうか、最初から皆で検証するのが、この「症例プレゼンテーション」なのである。

これら二つの例のように、病歴と身体診察から始まる正統的なプレゼンテーションをせずに結果だけを報告するのは、「俺の診療が間違っているはずないであろう」、「専門でない他科の医師が俺たちの診療につべこべ言うな」と言っているようなものだ。自分の診療内容を検証して、より精度を高める努力を怠っているに等しい。本当に自分の診療に責任を持ちその内容に自信があるならば、正々堂々と「症例プレゼンテーション」すべきである。

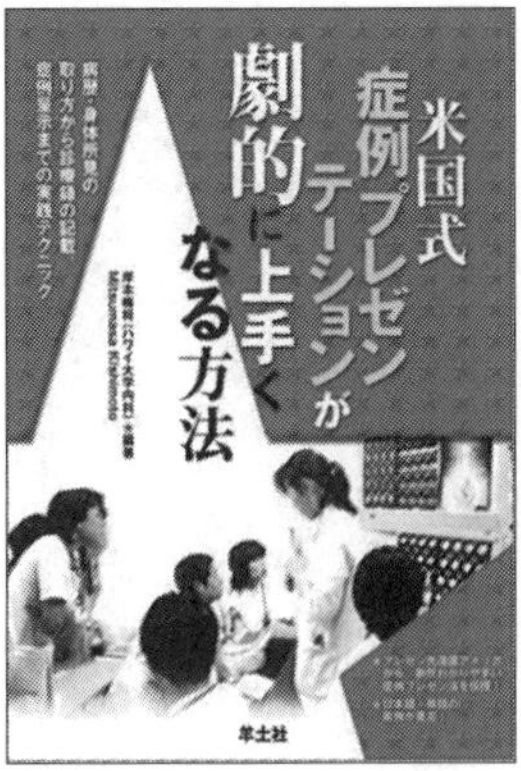

岸本暢将編著『米国式症例プレゼンテーションが劇的に上手くなる方法』羊土社、2004年（分類：教科書、評価：★★★、推奨時期：医学生〜）

「症例プレゼンテーション」を身につけるためには、まず最初に「プレゼンテーション」の形式を身につけなければならない。この「症例プレゼンテーション」の形式を学ぶための格好の医学書が、**岸本暢将編著『米国式症例プレゼンテーションが劇的に上手くなる方法』羊土社、2004年（分類：教科書、評価：★★★、推奨時期：医学生〜）**である。この医学書では、単に「症例プレゼンテーション」の仕方だけが述べられているのではなく「症例プレゼンテーション」以前の問診と身体診察での患者情報収集法から懇切丁寧に説明されている。そして、患者情報収集後に「症例プレゼンテーション」をどのような構成でどのように要約するかの具体的方法が詳細に示されている。

また、本書の４章では症例プレゼンテーションを改善するポイントが、５章ではＩＣＵ・引き継ぎ・救急室などの様々な状況でのプレゼンテーションの使い分けまでもが記載されている。筆者も米国流の「症例プレゼンテーション」を現場で習ってきたが、本書にはそのエッセンスが余すことなくすべて集約されている！　よくぞここまで書いてくれたものだ。簡潔にまとまっているだけでなく、２章の「３．ちょっと変わったベッドサイドでの診察法」での患者の衣類や装飾品などから診断のヒントを考えることなどかゆいところに手が届く内容になっている。アメリカと違って「症例プレゼンテーション」教育が不十分なわが国の現状を鑑みると、本書のような良書は貴重である。

日本で「症例プレゼンテーション」が上達しない理由の第一は、「症例プレゼンテーション」の教育を受ける機会が少ないからだ。そして、第二の理由は「症例プレゼンテーション」を磨く場がないことだと筆者は考える。「症例プレゼンテーション」を演劇に例えると、「症例プレゼンテーション教育」は「演劇教育」であり、「症例プレゼンテーションの場」は「演劇の発表会」である。演劇は優れた教育で向上し、そして、発表会でのフィードバックを通じてさらに演劇が進化していく。「症例プレゼンテーション」も全く同様である。教育と発表による正のスパイラルで進化していく。

こう述べると日本にもカンファレンスという「症例プレゼンテーション」発表の場があるではないかと反論されるであろう。しかし、実際のカンファレンスでは、診断名が何かだけに興味が集中し、「症例プレゼンテーション」が上手いか下手かを誰も注目していなかったりする。また、プレゼンターがせっかく努力して行った「症例プレゼテーション」も、揚げ足取りのようなネガティブ・フィードバックばかりのカンファレンスも少なくない。このように症例提示者のあら探しをするようなカンファレンスは、後進の育成という目的にそぐわない。カンファレンスはプレゼンターと参加者のどちらにもためになる建設的な場でなければならないはずである。

この「症例プレゼンテーション」を通した建設的なカンファレンスについて紹介してある良書が、**天理よろづ相談所病院レジデント著、江原　淳編集、中川義久・八田和大監修『初めてだってうまくいく！　よく出会う18症例で学ぶプレゼンテーションの具体的なポイントとコツ』三輪書店、２０１３年（分類：参考書、評価：★★★、推奨時期：初期研修医〜）**である。本書は「症例プレゼンテーション」の方法について書かれているだけでなく、「症例プレゼンテーション」を通した教育的カンファレンスの症例集である。

本書は天理よろづ相談所病院の「アサカン」と呼ばれる入院患者のカンファレンスの内容を収

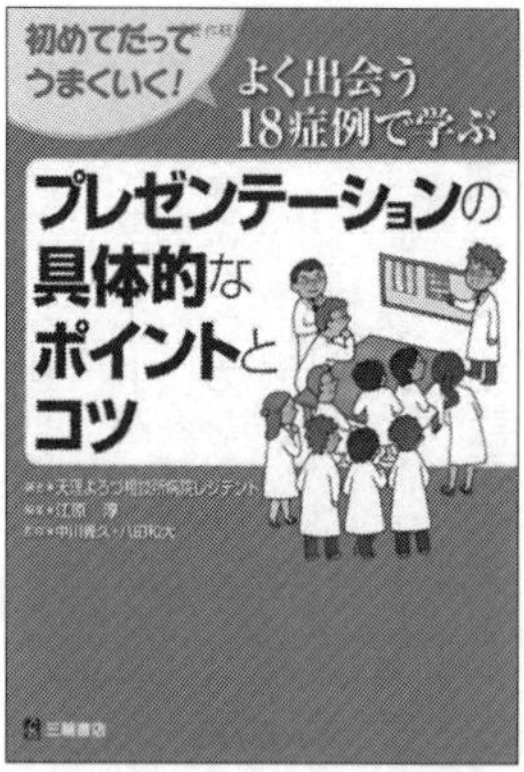
初めてだって
うまくいく!
よく出会う
18症例で学ぶ
プレゼンテーションの
具体的な
ポイントと
コツ
三輪書店

天理よろづ相談所病院レジデント著、江原淳編集、中川義久・八田和大監修『初めてだってうまくいく！　よく出会う18症例で学ぶプレゼンテーションの具体的なポイントとコツ』三輪書店、2013年（分類：参考書、評価：★★★、推奨時期：初期研修医～）

録したものだ。ここで注目して欲しいのは、研修医の「症例プレゼンテーション」を通して研修医と指導医らが対話することによって、症例のより深い理解に繋がっていることである。このカンファレンスでは、まさに教育と発表の正のスパイラルができあがっている。このような建設的なカンファレンスがあることで、研修医も自然に自分の「症例プレゼンテーション」を切磋琢磨するようになることが伺える。その意味で本書は研修医だけでなく、症例カンファレンスの指導医にも参考になる。ただし、本書で提示されている症例は医学生には少し難解であるので、推奨時期は初期研修医～とした。

以上のような「症例プレゼンテーション」についてわざわざ形式に則って、しかも、仰々しく「症例カンファレンス」を行うことの意味についてそれでも疑問を感じている読者もいるであろう。この「症例プレゼンテーション」の意味について、岩田健太郎氏は著書『構造と診断　ゼロからの診断学』18．定型と創意その2　医学書院、p1

39-145、2012の中で「病歴聴取作業の身体化」と述べている。氏は一見理不尽な反復作業によって病歴聴取が自然とできるようになることを、映画「ベスト・キッド」で空手の師匠が子供に空手とは全く関係ないトレーニング方法で教えることを例に出して説明している。

筆者も全く同感である。何回も何回も同じ作業を繰り返すことによって量が質に変化する。「症例プレゼンテーション」を聞けばその「症例プレゼンテーション」した医師の臨床能力そして診療態度ひいてはその人間の人となりまでわかるのである。

英語のプレゼンテーションを学んでほしい理由

英語診療　プレゼンテーションの良書

今回は自分が診療した患者の診療情報を英語でプレゼンテーションするのに役立つ良書を紹介する。

プレゼンテーションの良書については、既に日本語での良書を紹介した。プレゼンテーションの要点は日本語でも英語でも同じはずなので、わざわざ英語の症例プレゼンテーションの良書を紹介する必要はないと思う読者もおられよう。実際に『米国式症例プレゼンテーションが劇的に上手くなる方法』では、英語のプレゼンテーション事例も記載されている。しかし、それでも正統な英語のプレゼンテーションについて、一度は学んだ方がよいと筆者は考えている。

その本場の英語のプレゼンテーションを学ぶための最適な教科書が、**齋藤中哉著『臨床医のための症例プレゼンテーションＡｔｏＺ』医学書院、２００８年（分類：教科書、評価：★★★、推奨時期：医学生〜）**である。『米国式症例プレゼンテーションが劇的に上手くなる方法』は、主にシナリオができあがったプレゼンテーションをどのように行ったらよいかに重点を置いて記載されているが、本書の特徴は、実際のプレゼンテーションをどのように作っていくかに重点が置かれている点である。筆者は、プレゼンテーションは作り上げる段階でほぼ90％は決まると考えている。どのようにプレゼンテーションするかが良し悪しに寄与するのはおそらく10％くらいではなかろうか？

つまり、本書では前回に述べた患者情報収集および編集作業についての要点が記載されているのである。本書の「第2章　基礎：症例プレゼンテーションの理論」にそのエッセンスが詳細に記載されている。症例プレゼンテーションは時と場所によって形を変えて行わなければならない。定例のカンファレンスで必要事項だけのプレゼンテーションを行うのならば、作り上げた文章を読み上げればよい。しかし、本物のプレゼンテーション能力を身に着けるためには、自分の受け持ちの患者の情報を時と場合に応じて自由自在にプレゼンテーションできるようになる必要がある。これを音楽に例えると、同じ曲をいついかなる時も同じように譜面に忠実に演奏しようとするのではなく、同じ曲でも譜面の解釈を変えて演奏するということである。さらに時と場所に応じて自在にイメージした演奏ができる状態が「即興演奏」ということになる。この「即興」という技能は、定型的な練習をたくさん重ねた基礎の上に身につく技能である。

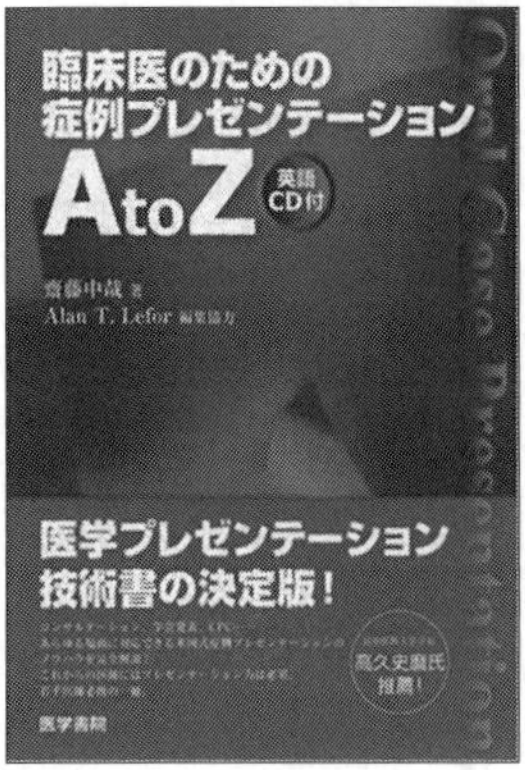

齋藤中哉著『臨床医のための症例プレゼンテーション AtoZ』医学書院、2008年（分類：教科書、評価：★★★、推奨時期：医学生～）

「即興」でプレゼンテーションできる力を身に付けるには、定型的なプレゼンテーションを数え切れないほど繰り返すのが近道だ。言い換えると、自分の患者を「即興」でプレゼンテーションできるということは、それまで定型的なプレゼンテーションを数え切れないほどこなしてきた証拠でもある。やはり、本書のような基本書を一度は精読してほしいものである。

米国での回診やカンファレンスを行う場合、症例プレゼンテーションがうまくできればそれで終わりと思ったら大間違いである。症例プレゼンテーションが終わった後には、恐怖の質疑応答が待っている。この「質疑応答」、自信がない人にとっては〝公開処刑〟みたいなものである。質疑応答はまず第一に自分は1人なのに対して相手は多数である。しかも、自分を応援してくれるはずの上級レジデントであるが、頼りになることはほとんどなく、通常は同席していても自分を擁護するどころか知らぬふりをする。

質疑応答の恐さの第二は、全く容赦ないことである。日本のカンファレンスでは往々にして症例プレゼンテーションが儀式と化していて、時間に追われるまま、ただプレゼンテーションしただけで終わってしまうこともある。しかし、米国で儀式のプレゼンテーションなどない！　曖昧な点について質問もなく終わることなどありえないのである。プレゼンテーションが終わった後は、一斉に自分に向かって銃弾のように鋭い質問が飛んでくる。そして、その降りかかる銃弾を自分1人で打ち返さなければならない。初心者には修羅場のようである。

しかし、この集中砲火、最初は逃げることで精一杯であるが、慣れてくるとどんな弾丸が飛んでくるのか分かるようになる。すなわち、飛んでくる質問は決して奇をてらったものではなく、症例の病態を理解しているかどうか確認する定型的な質問がほとんどなのである。「鑑別診断として何を考えるか?」「心電図の所見は?」「胸部X線の所見は?」「診断として最も考えられるものは何か?」「治療はどうするか?」など。つまり、症例の理解度を確認するための教育目的の質問がほとんどで、無意味な荒さがしのような質問はまずない。

このことが分かると、症例プレゼンテーションの後に飛んでくる弾丸の弾道が読めるようになる。そうすると、今まで修羅場であった「質疑応答」は一方的な集中砲火から「テニスのラリー」に変化する。つまり、相手の砲撃に反撃することができるようになるのである。そして熟練すると「テニスのラリー」を楽しむことができるようになる。そうなれば、症例プレゼンテーションをした自分もハッピーで、質問をした指導医もハッピーで、それを聞いていた同僚もハッピーとなり、お互いに学びあうことができるようになる。こんなとき症例カンファレンスというのは、一種のアンサンブルなのだと思った。症例カンファレンスがうまくいくと、アンサンブルでハーモニーを奏でるような至福感に包まれる。一方、症例プレゼンテーションがハチャメチャでその後の質疑応答もうまくいかないと、ほんとうに公開処刑以外の何物でもなく沈鬱な空気に陥ってしまうのである。

英語での症例プレゼンテーションの後の質疑応答まで記載してある良書として、冨田恵著『英語のカルテで鑑別診断に強くなる』CBR、2005年(分類:参考書、評価:★★、推奨時

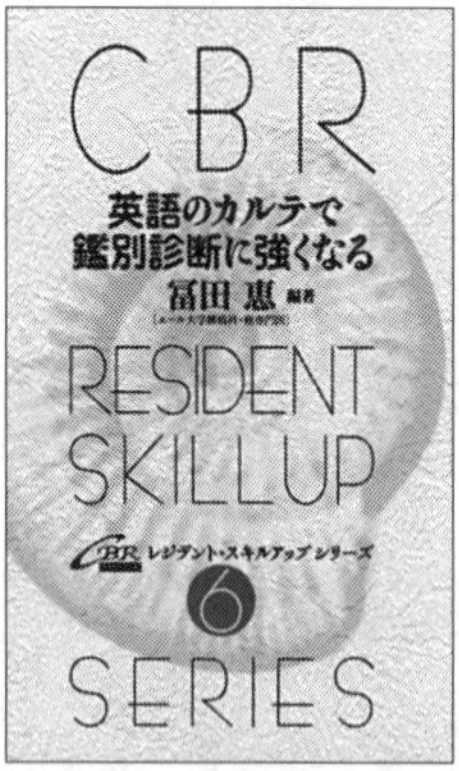

冨田恵著『英語のカルテで鑑別診断に強くなる』CBR、2005年（分類：参考書、評価：★★、推奨時期：医学生〜）

期：医学生〜）がある。本書では、典型的な症候で受診するコモン・ディジーズの症例とそれについてのディスカッションが英語で記載されている。基本的なコモン・ディジーズの症例を英語でプレゼンテーションして議論するのを学びたければ、本書で十分である。臨床英語の入門書としても、特に医学部生に本書を勧める。だいたいこの程度のことが英語でできれば、英語のラリーができるようになるはずである。

外国人診療

英語で診療するための良書

日本語から翻訳しない会話術

我々は通常日本人患者に対して日本語で診療を行っているが、いつもと違って外国人を診療する場合にはこの流れを英語で行わなければならないときがある。

筆者はアメリカでレジデント教育を受けた。このことを研修医に話すとこう聞かれることがある。「先生はアメリカで英語で診察してたんですか?」と。アメリカの病院でアメリカ人の患者を相手にしていたのだから、通常は英語で診療するに決まっている。研修医には「当たり前だろ」と答えはするが、最初から当たり前のように英語で診療できていたかというと、そんなに簡単ではなかった。

筆者は、日本で生まれて日本で育った日本人である。幼少時に海外文化や外国語に触れた帰国子女ではない。英語も義務教育の中学1年生で初めて勉強して、それ以前にはアルファベットさえよく知らなかった。大学生になるまで外国に行ったこともなかった。そんな生粋の日本人が、日本の学校教育の英語の授業を受けただけで自然に英語が話せるわけはない。

だからよくこんなことを聞かれる。「英語をどうやって勉強したのですか？」、「英語を教えてください」、「アメリカで英語苦労しなかったんですか？」、「外国人を診療するときに英語でどう言ったらいいのですか？」などなど。実際に書店に行くと英会話の本がいかに多く出版されているのかに驚かされる。観光旅行者向けの入門書から、一般の日常英会話、それぞれの専門分野別の英会話など、探せばきりがない。医学英語に限ってもこんなに需要があるのかと思えてしまうほど多くの本がある。言い換えるとそれだけ医療現場で英会話に困っている日本人が多いということであろう。

どのようにしたら日本人が英語をうまく身に着けられるかという根本的な問題をここで取り扱うと、本連載の趣旨から大きく逸脱してしまう。この問題については以前に他で考察したのでこのことについて知りたい方は文末の参考文献を参照してほしい。ここでは実際の医療現場で要求される英語を「話す」「書く」などの能力に限定して考えたい。特に今回は、外国人が診察に来ていやがおうでも英語を話さなければならない状況を考えることにする。そんなときに役立つ良書を紹介したい。

医療英会話を勉強するために書店に赴いて医学英語の本を手に取って選ぶことを考えよう。皆さんはどのような本を選ぶであろうか？　書籍の中には医療英会話の最低限を書いたハンドブックのようなものから、医療英会話で想定される場面をできるだけ多く記載しようと意図した分厚い本もある。また、書籍の中にはネイティブ・スピーカーの発音を録音したＣＤが付録としてついているものも販売されている。どの書籍を選ぶかは各個人がどれだけ英語を身につけたいのか、どれだけ英語の勉強に時間を割けるのかなどの要因で変わってくるであろう。

このような選択に迫られたとき筆者は個人的には最高や完璧なものよりも最低限の方を選択するようにしている。なぜならば、筆者は最高や完璧なものを選択しても、やり遂げるのがいかに大変かを痛感しているからである。この際だから一からやり直したいというのは確かに殊勝な心掛けではあるが、実際に行動に移すのは難しい。読破する予定であった書籍は最初の数ページ読んだだけでその後しばらく放置される。自分としては時間を見つけて勉強するつもりであっても実際にはなかなか時間が割けなかった。締切が迫っている用事を先に手がけていると、「時間を見つけて勉強したいこと」はどうしても後回しになる。最初から最高なものや完璧なものを選択してそれを完遂できる人は、きっと才能に恵まれた人なのだろう。

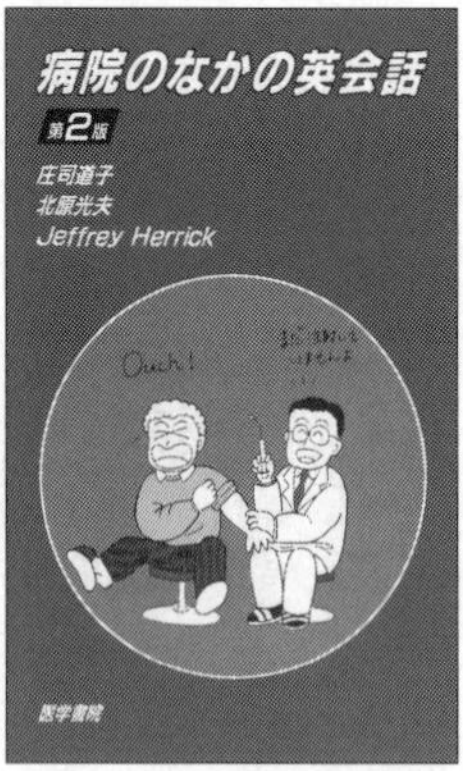

庄司道子／北原光夫／Jeffrey Herrick 著『病院のなかの英会話』医学書院、1994年（分類：教科書、評価：★★★、推奨時期：医学生～）

そんな普通の医師が、若手医師に推薦する最も簡単な書籍は、庄司道子／北原光夫／Jeffrey Herrick 著『病院のなかの英会話』医学書院、１９９４年（分類：教科書、評価：★★★、推奨時期：医学生～）である。この書籍を手に取って見るとほとんどの読者が、「英会話を話すのに本当にこれだけでいいのか？」、「こんな中学生が読むような本を紹介するのか？」、などの感想を持つであろう。しかし、筆者は本気でこの書籍を医師に推薦しているのだ。

筆者が学生時代に文法中心の日本の学校での英語教育を受けて英会話ができないで困っていた時に、こんなことを聞いたことがあった。「英語圏での日常会話はほぼ日本の中学で習う単語で可能である」と。この言葉を聞いて考えた。日本の中学で習う単語で日常会話が可能ならば、義務教育で中学英語を習ったはずの日本人はなぜ英語が話せないのであろうか？　と。

そう考えて自分がなぜ英語が話せないのか改めて分析してみると、自分は何か英語で話そうとしたときに、まず自分が言いたいことを日本語の文章で考えて、その日本語の文章を文法的に正しい英語に翻訳して、それから、その英作文した英文を口に出そうとしていたことに気付いたのである。

このような日本人が陥りやすい「日本語翻訳型英会話」とでもいうような方法には致命的な欠点がある。第一に、思いついた日本語を英語に翻訳してから話すので、発語するまでに時間がかかることである。第二に、日本語の文章を英文に翻訳するので、翻訳された英文はどうしても話し言葉よりも書き言葉になってしまうのである。だから、その英文にはどうしても書き言葉の難しい単語が無意識に用いられてしまう。

実際のネイティブの会話を聞いてみると、使っている単語はほぼ中学の教科書に出ているもので、知らない単語は特別なスラングくらいで、話している言葉は必ずしも文法的に正確でないこともしばしばある。そして、ほとんどすべての会話文は決まり文句のようなものがあって、話している人はそれを単に少し言い換えているだけなのである。義務教育である中学英語を勉強したはずの日本人がほとんど英語を話せないのは、日本の中学英語を勉強してもそれを単に暗記しただけであってそれを使いこなせていない、つまり、前回の「症例プレゼンテーションの良書」で関連して引用した映画『ベストキッド』に例えて表現すると「我々日本人は中学英語を身体化していない」からに他ならない。

この事実に気付いた筆者は、「日本語翻訳型英会話」を一切辞めた。そして、次のようなことを心がけた。（1）日常英会話の決まり文句を覚える、（2）日常英会話の決まり文句を様々な状況で自由自在に言い換えられるようにする、（3）できるだけ簡単な単語を使う、（4）正確な英文法で話すことに固執しない、（5）言いたいことが英文の文章で思いつかなくても、とにかく断片の英単語でもいいから口に出す——など。

このような理由で、片言でも英語を話したい方は、この書籍にある例文をすべて記憶して、それを、さまざまな状況で自由自在に言い換えられるようになるまで勉強することをお勧めする。そうすれば、とりあえず医療現場で話さなければならない英会話はどうにかなるはずである。本書に掲載されている例文はそれほど多くなく、また、記憶しなければならないキーワードも囲い込みで明示されている。この書籍ならば精読可能である。

最初に推薦した書籍に飽き足らずもっと医療英会話を勉強していう方に2冊目として推薦するのが、**森島祐子、二木久恵、Nancy Sharts-Hopko 著『そのまま使える病院英語表現５０００第2版』医学書院、２０１３年（分類：参考書、評価：★★★、推奨時期：初期研修医〜）**である。この書籍は最初の書籍よりももう少し詳しく、医師が患者に問診する場面だけでなく、看護師やコメディカルが検査や治療を説明するのに必要な英会話の例文が日本語と対になって豊富に収録されている。診療現場では英文法がどうだとか正確な発音がどうだとか言ってられずに、とにかく意思の疎通をしなければならない。もしも発音などの自信がなければ最悪この本を外国人に見せて自分が言いたい文章を指さして見せればよい。

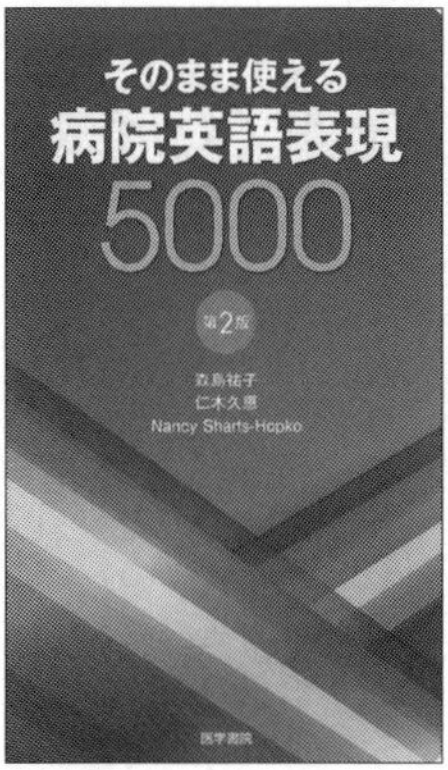

森島祐子、二木久恵、Nancy Sharts-Hopko著『そのまま使える病院英語表現5000　第2版』医学書院、2013年（分類：参考書、評価：★★★、推奨時期：初期研修医～）

　また、この書籍が優れている点は、外来だけでなく手術・入院・妊娠・分娩・小児・リハビリテーション・医療福祉相談など、様々な医療現場での英会話を収録していることだ。日本人がわかりにくい医学用語や表現のポイントが説明されていること、巻末にはインフォームド・コンセントの書式や紹介状、患者満足度のアンケートの見本など文書例を収録している点も親切だ。まさにかゆいところに手が届く内容である。最初の書籍は入門編で、2冊目の書籍は応用編といったところであろうか？　以上の2冊を読み込んでマスターすれば、医療現場での話し言葉に困る場面は少ないであろう。

我々の英会話が上達しないのは良書が存在しないからではなくて、医学英会話を身に着けようという我々自身の熱意と努力が足りないからではないだろうか？　若い医師には勉強すべき内容や身に着けたい技術はたくさんある。多忙な日常の中で急ぎの用事を優先していると、「いつかは挑戦したいこと」が「いつまでたっても着手できない」事態になりやすい。今回は、できることから始めるための良書を紹介した。

参考文献

田中和豊　臨床医学航海術　英語力—外国語力１～４　週刊医学界新聞　医学書院ホームページ
(http://www.igaku-shoin.co.jp/nwsppr/n2006dir/n2666dir/n2666_12.htm)

特別付録　アメリカ臨床留学今昔物語

第1回
マウント・サイナイ・ベス・イスラエル病院閉院の知らせ

「ニューヨークのMSBIが数年内に閉院する……」。

筆者がこのニュースを知ったのは2016年のことで、米国マウント・サイナイ・ベス・イスラエル病院（MSBI）などで臨床留学を経験した医師の同窓会のメーリング・リストであった。それによると、ある日MSBIの看護師たちの間で「MSBIは数年内に閉院になるらしい」という噂が突然広がり、騒ぎになったそうである。その後に、New York Times紙にMSBIが4年以内に閉院となることが正式に幹部決定されたという記事が掲載され、その新聞記事の後に正式に病院側から閉院決定の方針が病院職員に通知されたというような内容であった。

MSBI閉院についての詳細は、2016年5月25日付けのNew York Timesの記事“Mt. Sinai Beth Israel Hospital in Manhattan Will Close to Rebuild Smaller”に解説されている。この記事によると、MSBI閉院の最大の理由は「財政難」であった。2015年にMSBIは1億1500万ドルの赤字で、かつ、連邦政府の保険償還の改変で将来10年間の間に更に20億ドルの

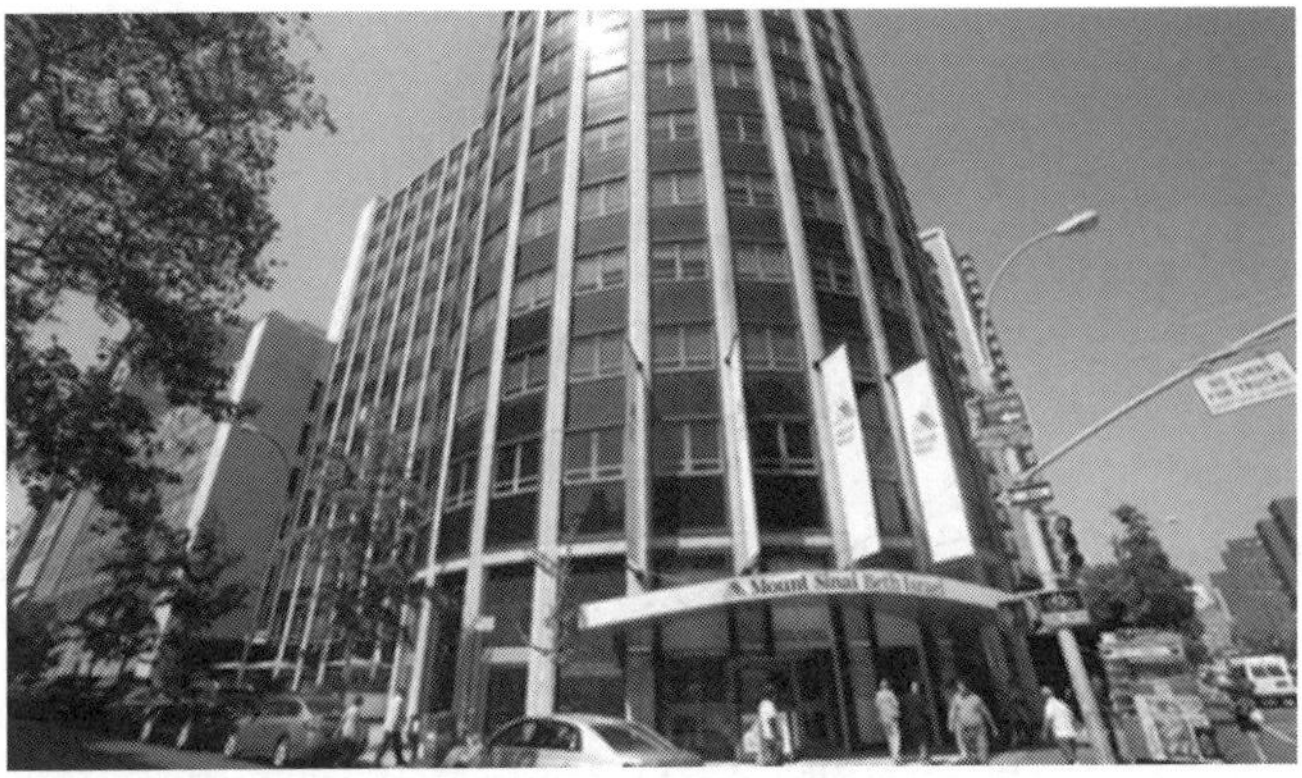

損失が予測されていたということであった。そして、その赤字経営の最大の理由は、収益にそぐわないほどの多数の病床（2016年当時で825床）を維持していたことらしい。アメリカでは入院日数の短期化およびデー・サージャリーの普及などで数多くの病床は必要でなくなったのである。このMSBIの閉院の決定で、2000年以後ニューヨーク市で閉院あるいは経営刷新を余儀なくされた病院は20件に及んだという。

また、この記事によるとMSBIは単に閉院するのではなく、他の場所に新築して新しく外来中心の病床数70（現在の構想では220床以上）のマウント・サイナイ・ダウンタウンという名称の病院に生まれ変わるということであった。そして、現在のMSBIの建物は売りに出し、この病院移転の経費に5億ドルが投資される。MSBI閉院のもう一つの理由は「現存の建物の老朽化」であった。　現存のMSBIは1889年に建設されたもので、何と実に築130年にもなるのであった！

突然ニューヨークのＭＳＢＩの閉院のニュースについて書いてしまったが、ご存じない方のためにニューヨークのＭＳＢＩについて改めて説明する。ニューヨークのＭＳＢＩとは、アメリカのニューヨーク州マンハッタンの中央部ミッドタウンの南のグラマシーと呼ばれる地区にあるその名の通りユダヤ系の病院である。ちなみに、ＭＳＢＩのベス・イスラエルとは、ヘブライ語で「イスラエルの家」という意味で英語圏ではユダヤ系の病院によくつけられる名前である。従って、英語圏にはベス・イスラエル病院は多数存在する。この中で最も有名なのは、同じアメリカのボストンにあるハーバード系列のベス・イスラエル・デコネス病院である。これらのベス・イスラエル病院は同じような名前であるが、ユダヤ系病院というだけで特に横のつながりはほとんどないようだ。

筆者はこのニューヨークのＭＳＢＩ（当時の名称はベス・イスラエル・メディカル・センター）で内科レジデンシーを１９９７年７月から２０００年６月までの３年間幸運にも受ける機会を得た。つまり、ＭＳＢＩ閉院とは筆者にとっては若き日の思い出の病院が閉院してなくなってしまうという悲しいニュースなのであった。

２０００年７月にニューヨークから帰国して以来、筆者はニューヨークには足を踏み入れていないままであった。もしもＭＳＢＩが閉院してしまったら、このまま一生ＭＳＢＩを見ることができなくなってしまう。それならば、ＭＳＢＩが閉院する２０２０年までにもう一度見に行こう。そう思い立って今回２０１９年８月３日から９日まで、かれこれ19年ぶりにニューヨークを訪問して、幸運にも閉院間近のＭＳＢＩを見学する機会に恵まれた。

この連載では昨今のアメリカの医療事情を、筆者が内科レジデンシー教育を受けた約20年前の医療事情と比較して紹介したい。

参考文献

1）Santora M.: Mt. Sinai Beth Israel Hospital in Manhattan Will Close to Rebuild Smaller New York Times, May 25, 2016
https://www.nytimes.com/2016/05/26/nyregion/mount-sinai-beth-israel-hospital-in-lower-manhattan-will-close-to-rebuild-smaller.html（閲覧には無料登録必要）

2）現時点でのマウント・サイナイ・ダウンタウンの構想について
https://www.mountsinai.org/locations/downtown

第2回

Nプログラムと「セカイイチ・クラブ」

今回は、筆者が1997年7月から2000年6月までニューヨークのマウント・サイナイ・ベス・イスラエル病院（当時の名称はベス・イスラエル・メディカル・センター：BIMC）での内科レジデンシーを受ける仲介役となったNプログラムについて紹介する。最初にNプログラムの概要を、参考文献のウェブサイトから引用する。

Nプログラムとは、米国の教育病院における臨床医学レジデンシー・プログラムに日系の若手医師を派遣する民間のプログラムです。

海外旅行傷害保険や海外進出企業に対する諸保険の引き受け会社として　海外の医療機関と交流がある東京海上日動火災保険株式会社は、ニューヨーク市マンハッタンにある教育病院のBeth Israel Medical Center（BIMC）（現、マウントサイナイ・ベスイスラエル）と提携し、日本人向けの外来クリニックを開設するとともに、その翌年の1991年から、日系の若手医師を毎年レジデントとして臨床トレーニングのために派遣する「Nプログラム」がスタートしまし

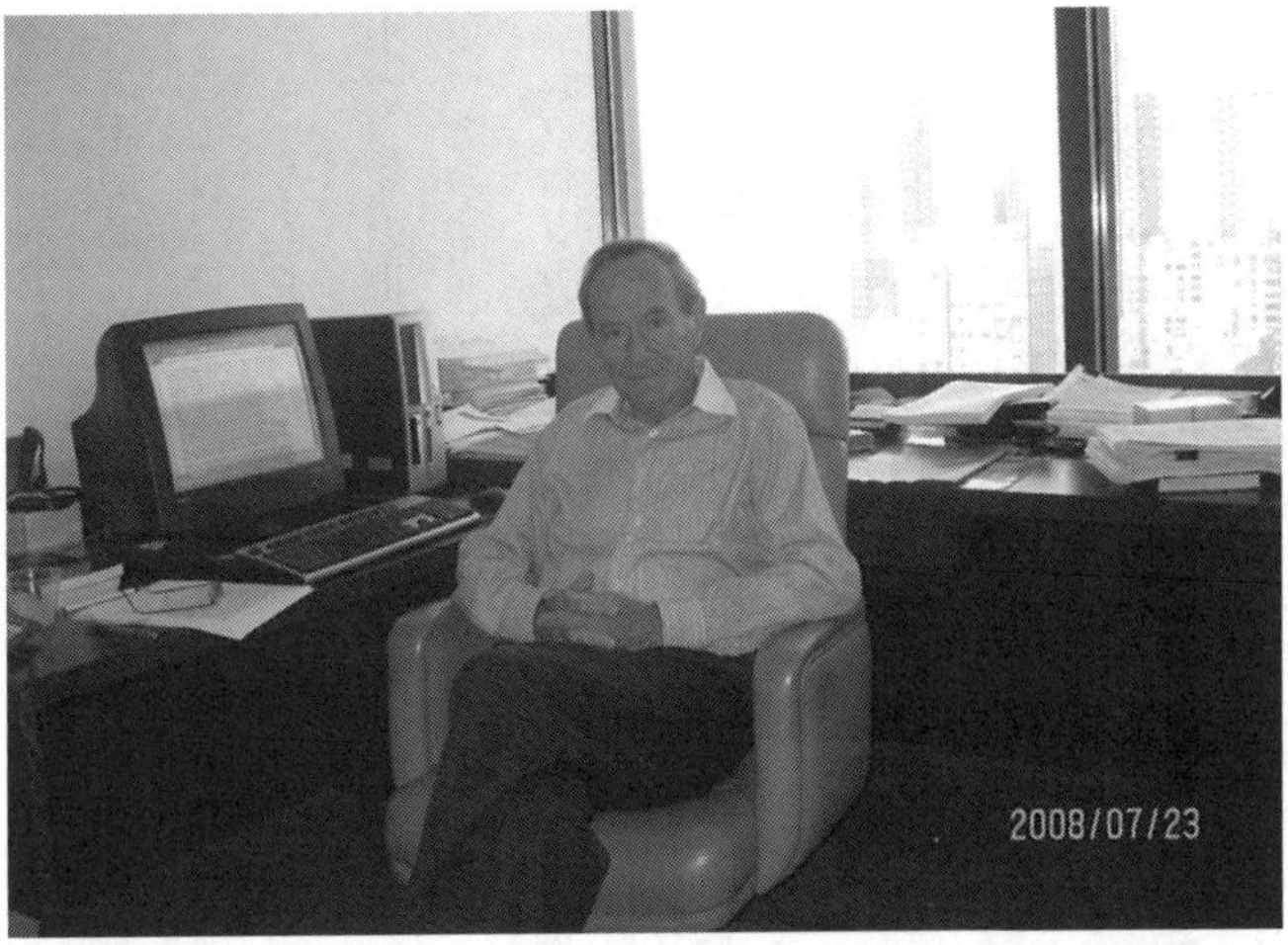

Nプログラムを支援していただいたDr. Newman（写真提供：西元慶治氏）

た。

Nプログラムは　指導者の方々のご厚意と、研修医として学んだレジデントの先生達の誠実な努力のおかげで、毎年数名を派遣する活動を続けています。なお、NプログラムのNとは、当プログラムの創設にご尽力いただいたBIMC院長（当時）のDr. NewmanのN、New YorkのN、そしてNipponのNを表しています。

一般にアメリカでの臨床研修を希望する医学部卒業生はNational Residency Matching Program（NRMP）とよばれる全国公募制度によって採用されます。日本の医師がこの方法で個人的にレジデントのポジションを得るためには大変な労力を要しますが、Nプロ

グラムはＮＲＭＰとは別枠の扱いになっており、アメリカの教育病院で臨床研修を希望する日系の若手医師にとって大変ユニークで有利なプログラムとなっています。

このＮプログラムの同窓会は「セカイイチ・クラブ」と呼ばれていて筆者は7期生となる。この「セカイイチ・クラブ」という名称は、あるＯＢの先生が psychiatry doctor をセカイイチのドクターと聞き間違えたという逸話に由来している。前回、筆者がＭＳＢＩ閉院のニュースを知ったのは、この「セカイイチ・クラブ」のメーリング・リストであった。

ＮプログラムはもともとＢＩＭＣでの内科レジデンシーに日系医師を派遣することから始まったが、その後ＭＳＢＩ以外の病院や、内科以外の小児科・精神科・外科・神経内科（アメリカでは内科と神経内科は別のレジデンシーである）など他の専門のレジデンシーにまで日系の若手医師を派遣するようになった。

プログラムの創設以来、既に月日は流れ、もともとの派遣先であったＢＩＭＣも、過去20年の間に何回か合併・吸収の波にのまれている。１９９７年1月には、非ユダヤ系でコロンビア大学系列の超有名病院である St. Luke's／Roosevelt Hospital などの病院と合併して、Continuum Health Partners となった。このため St. Luke's Hospital でも一時Ｎプログラムからの日系医師を受け入れていた。しかし、その Continuum Health Partners も２０１３年１月に Mount Sinai

Health System に吸収されることとなった。この動きに伴って、Continuum Health Partners は２０１３年9月30日に消滅し、２０１４年にＢＩＭＣは、現在の Mount Sinai Beth Israel：ＭＳＢＩに名称が変わった。

また、当初のＢＩＭＣはニューヨーク郊外のブロンクスにあるユダヤ系大学 Albert Einstein College of Medicine のマンハッタンでの関連病院であったが、２０１３年1月の Mount Sinai Health System の吸収に伴って、同じくユダヤ系大学でマンハッタンにある Icahn School of Medicine at Mount Sinai の関連病院に変更となっている。

２０１９年9月1日現在で、このＮプログラムによる医師の派遣は29期生まで続いており、セカイイチ・クラブ会員数は総勢１９３名まで増加している。このセカイイチ・クラブのＯＢ／ＯＧで帰国された方々は、それぞれの専門分野で日本の医療に貢献されており、日本の医療を変える一大勢力となっているといっても過言ではないであろう。

アメリカ臨床留学を支援するＮプログラムは、現在でも毎年若干名の日系若手医師をアメリカのニューヨーク近郊の病院に派遣し続けている。興味がある方は下記の参考文献に示すウェブサイトを参照してほしい。

参考文献

1）Nプログラム　東京海上日動メディカルサービス株式会社

第3回　米国では基礎医学が不十分だと臨床に進めない

アメリカ臨床留学のための準備：医学レベルについて

前回は、米国の教育病院の臨床医学レジデンシー・プログラムに日系の若手医師を派遣するNプログラムについて紹介した。今回は、もう20年以上前のことだが、筆者個人のアメリカ臨床留学の準備について紹介しよう。

アメリカでの臨床留学について一つだけはっきりといえることがある。それは、普通に日本の医学部で勉強して日本の医師国家試験に受かる程度の勉強では、内容が充実した留学は無理だということである。これは医学レベルと英語レベルのどちらについてもいえることだ。今回は、まず医学レベルから説明する。

アメリカで臨床教育を受けるための資格であるECFMG certificateを取得するためには、USMLE Step1（基礎医学）とStep2（臨床医学）に合格しなければならない。また、筆者の頃にはなかったが現在ではアメリカに行かなければ受験できないCS（Clinical Skill）という実技試験まである。

まず最初の関門はUSMLE Step1（基礎医学）である。日本では、医学部入学後の大きな試験は4年次の共用試験と卒業試験、医師国家試験くらいしかなく、それらはいずれも臨床医学中心の試験なので基礎医学を軽視している傾向がある。しかし、アメリカでは基礎医学を十二分に身に着けていないと臨床医学に進むことが許されないのである。

筆者は医学部入学以前から将来的にアメリカへ臨床留学をすることを決めていたので、大学の授業で基礎医学が始まる2年生から、授業と並行してUSMLEの受験参考書であるNational Medical Series for Independent Study：NMSを教科書として読んだ。このNMSは、anatomy、physiologyなど各科目別に1冊となっていた。それぞれの本は各章の要点が簡潔に記載されていて、章末に知識を試すQ＆Aとその解説を収録する構成となっていた。

専門医学用語が多いので、最初はその都度ステッドマン医学大辞典で意味を調べながら読んだ。

そのため、1章読むのにかなりの時間がかかった。当初は、あたかも堅い岩をノミでうち壊しながら進むように感じたものだ。しかし、そうした努力を繰り返しているうちに、少しずつ読むのが楽になり、自然に早くなっていった。

基礎医学は臨床医学とは別個のもので、試験前に勉強すれば医学部卒業後は忘れてもあまり困らないくらいに思っている人もいるのではないか。しかし、それは大きな間違いである。このNMSでは、単に基礎医学の基礎的な知識が解説されているだけではなく、後々臨床の現場に出た時に役立つ基礎医学の知識が解説されていたのだった。大学2、3年生のときに、NMSの基礎医学書を10冊ほど読破した経験は、血となり肉となって現在の臨床にも生きていると思う。ちなみに現在検索してみるとNMSはBMS：Board Review Series と名を変えて他の出版社から出版され続けているようである。

臨床医学も同様にNMSで勉強した。しかし、臨床医学のNMSの教科書は、内科・外科・小児科・産婦人科・精神科の5冊しかなかったのである。分量にすると、何と基礎医学の約半分ほどであった！　臨床医学の教科書が分厚くて、基礎医学の教科書が薄い日本とは逆である。アメリカで基礎医学の教科書の分量が多く、臨床医学の教科書の分量が少ないというのは、基礎医学を習得した上で、臨床医学の考え方や診察方法を身に着ければ、おのずと応用が利くはずという

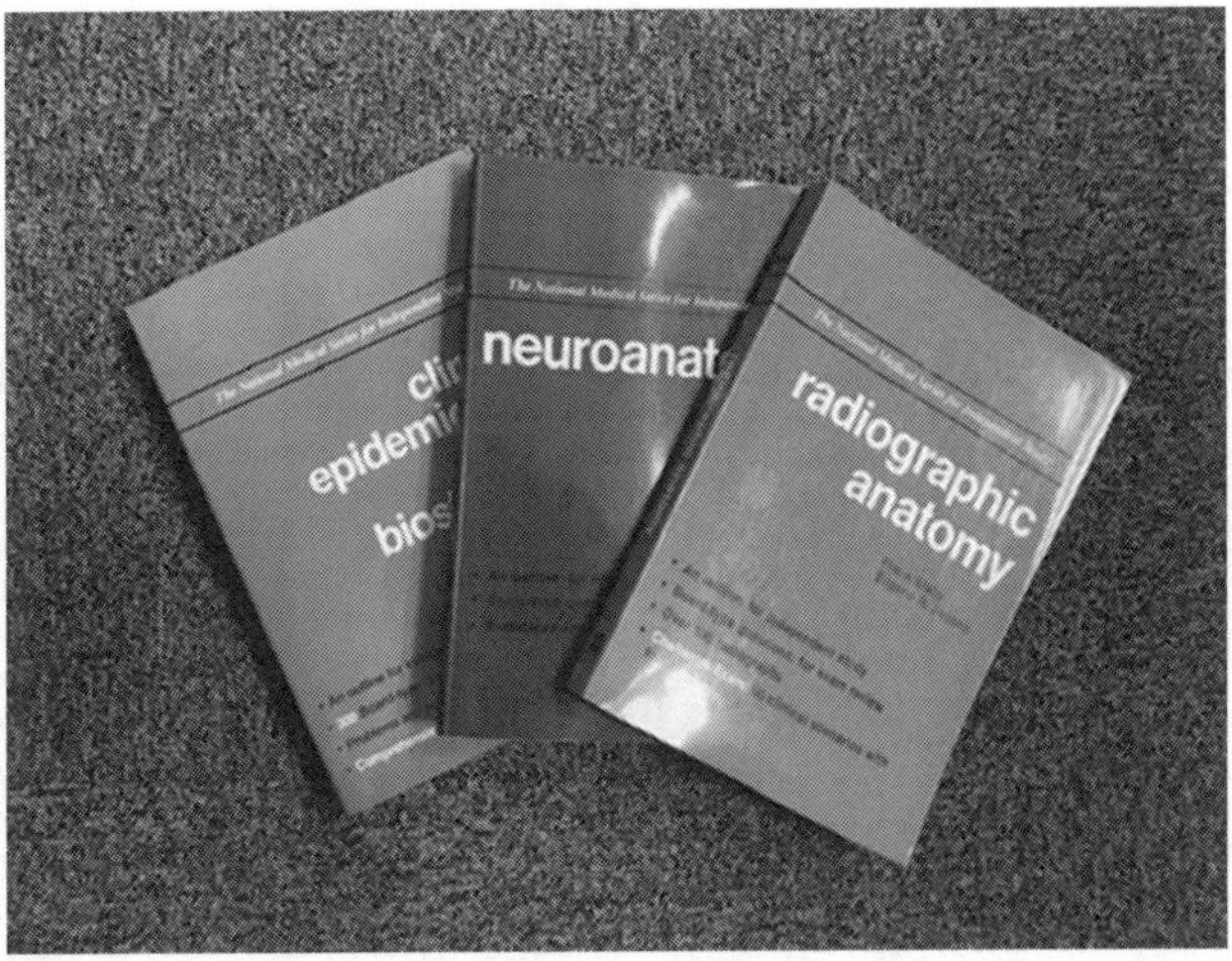

写真は、筆者の書棚から発掘された、まだ捨てないでいたNMS

ことなのであろう。

単に臨床医学の現象を暗記するだけではなく、一般教養（自然科学・社会科学・人文科学）―基礎医学―臨床医学の連関を有機的に理解することを求める、それがアメリカ医学なのである。臨床留学を志すなら、基礎医学をしっかり勉強し、幅広い教養を身に着けるよう心がけておけば、後できっと役に立つ。

第4回 言いたいことを直接英語で考えられるか？

アメリカ臨床留学のための準備：英語レベルについて

前回はアメリカ臨床留学のための準備のうち、医学レベルについて述べた。今回は英語レベルの方を取り上げる。

あるとき、私が過去にアメリカでレジデンシーを受けたことがあることをどこかで耳にした研修医から、こう聞かれたことがあった。「先生はアメリカで研修していたときに英語で話してたんですか？」と。アメリカの病院で現地の患者を診療していたのだから、英語で診療していたに決まっている。このような当たり前の質問をしてくるということは、筆者がアメリカの病院で英語を話していたことがよほど信じられなかったのか、あるいは英語を勉強するコツが聞きたかったに違いない。

アメリカに臨床留学するためには、英語が日常的に使用できるレベルに達していないと無理で

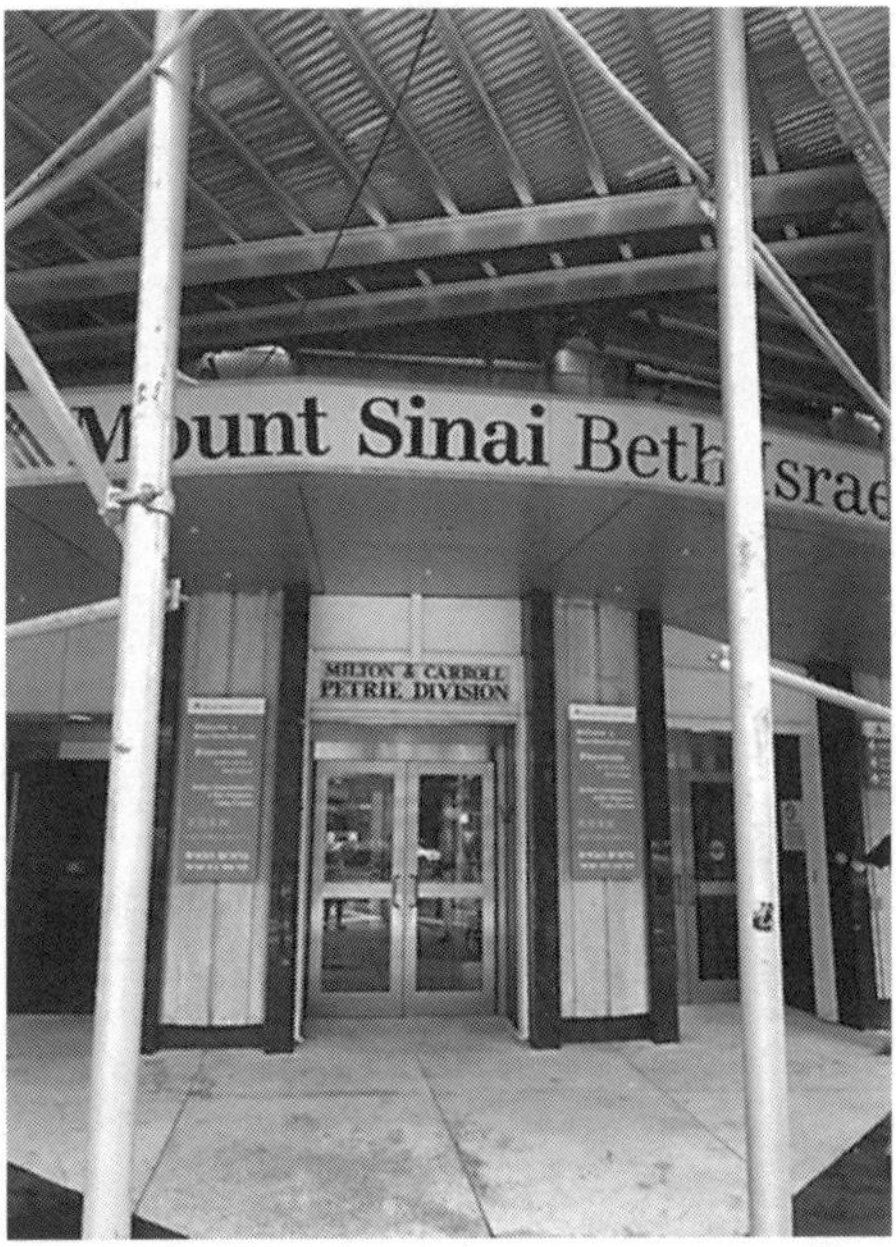

改築中の Mount Sinai Beth Israel 病院（2019 年 8 月 7 日筆者撮影）

ある。仮に日本の病院で働いている外国人研修医から、診療中に「ワタシ、ニホンゴワカリマセン」と言われたらどうであろうか？　日本語が分からなければ、日本の医療機関で診療を行うのは無理である。同様にアメリカで研修医をするのに、英語がワカリマセンでは話にならない。

英語が日常的に使用できるレベルとは、読む・書く・聴く・話すの4技能が日常的にできるレベルである。また、話す・書くレベルは、通常の日本人が英語を話すときにありがちな「話したい（書きたい）こと↓日本語の文章を考える↓日本語の文章を英語に訳す」というプロセスをたどるのでは、スムーズにいかないだろう。「話したい（書きたい）こと↓英語で話す（書く）」というように、日本語から翻訳するという手順を必要とせず、言いたいことを直接英語で考えられるレベルでなくてはならない。おそらく、一部の帰国子女を除く普通の日本人の多くは、頭の中で日本語の文章から翻訳する作業を行っているだろう。しかし、アメリカで診療を行うなら、さらに英語力を飛躍させるトレーニングが必要だ。

よく日本人で「英会話ができるようになりたいから、誰かに教えてほしい」と言っている人がいる。筆者に言わせると、「誰かに教えてほしい」という他人任せの人は、まず英会話はできるようにはならない。なぜならば、英会話は教えてもらうものではなく、自分で苦労して身に付けるものだからである。

英語が「敵国語」と呼ばれて触れる機会がほとんどなかった第2次世界大戦時に苦労して英語を勉強した方の話を読んだことがある。その方は、当時英語に触れられる唯一の場所であった映画館に通って勉強したそうである。すなわち、朝から映画館に日の丸弁当（注）を持参して行って、1日に何度も上映される同じ映画を見続けたのである。そうして映画の音声と日本語の字幕を繰り返し見ているうちに、だいたい何を言っているのか分かるようになったそうだ。その方は海外留学の経験はなかったが、正しい発音で流ちょうな英語を話されていたのに驚いたものだ。そのとき、英語をマスターするためには留学して外国で生活することが必須条件ではなく、日本にいてもネーティブのような英語を話すための勉強は可能なことが分かった。

現在では、インターネット、ＤＶＤなどの各種教材で、いつでもどこでもより効果的に英語学習が可能な環境となっている。しかし、日本人の英語力が戦後あまり進歩していないのは、やはり英語ができるようになりたいという欲求と自己実現力が足りない人が多いからではないだろうか？

筆者は帰国子女などではなく、中学校で初めてアルファベットから英語を学習した。英語を使いこなせるようになるためには、やはり学校教育だけでは不十分であった。自分で努力して様々な教材で学習したり、英会話学校に通ったりした。この「英語力あるいは外国語力」については、以前下記の参考文献1で詳細に考察したことがあるので興味のある方は参照してほしい。

それでは「英語を身に着けるためにはどんな方法が良いか？」という質問にどのように答えるべきか？　その答えは、「現在では様々な教材があるので、自分に合った教材や学校を見つけて自分で苦労して努力すべきである」ということだ。それ以外に王道はないというのが筆者の結論である。

参考文献
1）田中　和豊：臨床医学航海術、英語力―外国語力については第61回～第64回で取り上げている。ウェブサイト参照
2）田中　和豊：海外留学のすすめ、福岡市医師会勤務医会、季刊きんむ医２００９（№１５１）。12：15―17。

（注）日の丸弁当：弁当箱一杯にごはんが盛られていて、真ん中に梅干しだけ入っていて他におかずがない弁当。日の丸のように見えるので「日の丸弁当」と言われた。

第5回
医学生のうちに米国式臨床実習を経験する

前回までに、アメリカ臨床留学には、基礎医学と英語のレベルアップが必要なことを述べたが、実はこれだけでも不十分である。実際のレジデンシーに入る前に、アメリカ流の臨床実習が絶対に必要だと考える。今回はこの臨床実習について述べる。

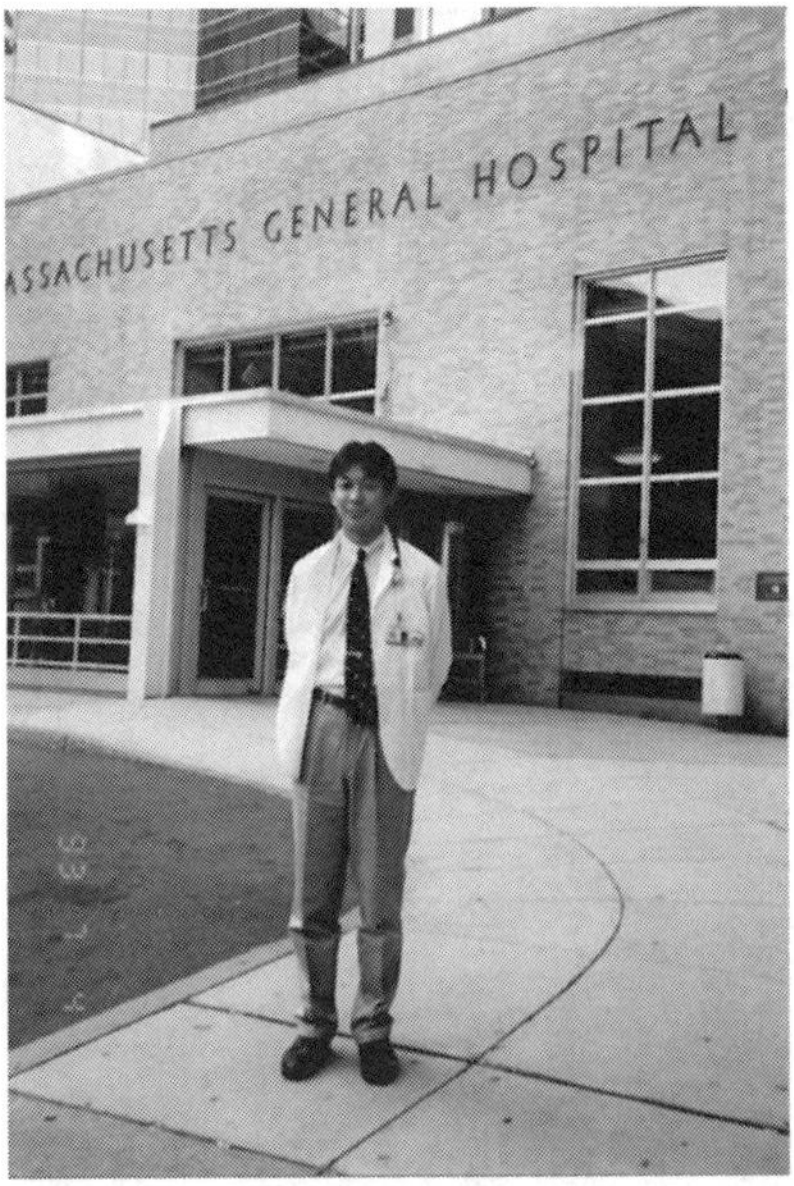

1993年7月4日　Massachusetts General Hospitalの正面玄関にて

臨床実習が必須な理由は、臨床留学が実地の研修だからである。アメリカの医学生は学生時代から病棟チームの一員となり、実際に看護師へオーダーを出したり、他の医師とコミュニケーションを取っている。だから、卒後1年目のインターン開始時にはスムーズに医師業務ができる。

語学では絶対的にハンディがあるので、業務でもチームの足を引っ張らないように絶対に臨床実習はすべきである。仮に日本で臨床経験があったとしても、アメリカの臨床現場は日本とはルールが異なっていたり、書籍には記載されていない慣例が数多くあって、実際に経験してみないと分からないことが多いのだ。まれに、全く臨床実習を受けないで、アメリカでレジデンシーを開始する日本人医師がいるが、どれほどの苦労が待ち構えているか、筆者には全く想像できないくらいだ。

筆者の大学には、6年生の1学期に外国の病院で実習できるシステムがあったのでこれを利用した。いずれアメリカでレジデンシーをするならば、実際にアメリカの医学生と同じように、患者を診療してカルテを記載しオーダーを書くような実習をしてみたいと思った。いずれ正式に自分がレジデンシーを受けるつもりだったベス・イスラエル・メディカル・センターの関連大学であるIcahn School of Medicine at Mount Sinaiは、世界の医学生の実習を受け付けていた。そこで、アメリカでの臨床実習に当たって、まずその大学の応募要項を取り寄せてみることにした。

そして、応募要項を熟読してみると、日本人医学生が正式にアメリカの大学のプログラムで臨床実習を行うのは、非常に困難なことが判明したのであった。まず最初にＵＳＭＬＥ（米国医師国家試験）Ｓｔｅｐ 1合格は必須だった。筆者は大学5年の秋に合格していたので、この点は大丈夫であった。しかし、その他にも多くの条件があった。例えば、各種感染症の免疫状態を申告して抗体がない感染症についてはすべてワクチンを打つこと、教育費および医療過誤保険料を含む1カ月約30万円の授業料を支払う必要があること、などである。しかも、臨床実習は関連大学所属の学生に優位に割り当てられて、外国人は人気がない病院の人気のない臨床実習しか回ってこないという話も耳にした。

もしも大学6年生の4〜6月の3カ月の間アメリカで正式に臨床実習を行うとすると、渡航費・滞在費の他に授業料を約30万円×3＝90万円の負担が必要になる。その上、せっかく応募しても人気がない病院の人気がない臨床実習を受ける羽目になる可能性が高いとすれば、大枚払って臨床実習に行く意義が本当にあるのか疑問となってしまった。

当初の想定通りにはいかなかったが、当時の筑波大学医学専門学群長の故・堀原一先生にお願いしたところ、幸運にもボストンのMassachusetts General Hospitalで3カ月臨床実習させていただく機会に恵まれた。この実習はあくまで見学であったが、実習期間中インターンと一緒に患者を診察して、正式なカルテではないが、カルテと同じ書式の用紙に練習として記載を行った。その時の実習の内容については参考文献1に記載したので、興味がある方はご覧いただきたい。

この学生時代の3カ月の臨床実習の他に、筆者は医学部卒業後、横須賀米海軍病院で1年間インターン実習を行った。ちなみに、この横須賀米海軍病院インターンの歴史については、古い記事であるが参考文献2で紹介している。筆者は実際にアメリカのレジデンシーを開始する前に、米国式の臨床実習を合計で1年3カ月間経験することができた。これだけ事前に経験を積んでおけば、さぞかしアメリカの実際のレジデンシーをスムーズに開始できただろうと思われるかもしれない。しかし、実際にはそれでも苦労の連続であったのだ！

筆者が在籍した大学には、海外実習を履修単位として認める制度があったが、そのような制度がない大学の学生は、夏期休暇に医学生のアメリカの臨床実習をあっせんするプログラムがあるので、ぜひそれらを利用して臨床実習を経験してほしい。

参考文献

1）田中　和豊：学生のページ　マサチューセッツ総合病院での臨床実習から見た我が国の医学と医療　医学教育　25（1）：49-52、1994年2月
2）横須賀米海軍病院インターン列伝　Nikkei Medical　2002年5月号～2003年6月号

第6回

昔も今も、臨床留学の手続きは面倒

前回は、アメリカ臨床留学の準備として臨床実習について取り上げた。今回は日本の初期研修医に当たるレジデンシーとして、臨床に従事するための手順について紹介する。

まず米国の医師国家試験に該当するUSMLEのStep1とStep2に合格する必要がある。その上でECFMGの認定を受ける必要がある。ECFMGはEducational Commission For Foreign Medical Graduates の略で、米国で臨床に従事したい外国人医師の適性を証明する非営利団体だ。筆者が留学した当時は、ECFMG English Test に合格すれば、ECFMG Certificate が授与された。

しかし、最近ではUSMLEのStep2に、実際に模擬患者を診察してカルテを記載するCS (Clinical Skill) という試験も加わっている。Step1の基礎医学とStep2の臨床知識の試験は日本でも受験できるが、Step2のCSはアメリカで受験する必要があるので、当時よりも受験のハードルは高くなった。

このECFMG Certificate を取得した後に、初めてレジデンシーの就職活動を行うのである。アメリカのレジデンシーの就職活動はマッチングで行われるが、外国人である日本人が希望通りの病院に採用してもらうことはほとんど不可能と予想された。採用されるのは、へき地などの条件が悪い病院と相場が決まっていた。ECFMG Certificate を取得するだけでも大変なのに、これ以上余計な苦労はしたくなかったので、筆者はアメリカのレジデンシーへ日本人を紹介するプログラムを利用できないかと考えた。調べてみると、第2回に紹介したNプログラムと、野口英世の業績を記念して日米医学交流の促進を目的にした財団法人の野口医学研究所が見つかった。野口医学研究所は比較的短期間の留学プログラムが中心だったので、3年間の留学プログラムがあるNプログラムに応募することにした。

このNプログラムの選考試験も大変であった。日本の医師国家試験に合格していることと、ECFMG Certificate を取得していることのほかに、留学希望者にはTOEFLの受験を推奨していたから、改めてTOEFLを受けることにした。履歴書などの書類の準備や、面接試験なども必要だった。筆者は運良くNプログラムの選考に通ったが、面倒な手続きはそこで終わりではなかった。アメリカ渡航のためのワクチン接種と診断書作成、観光旅行ではないから渡航ビザ申請と長期滞在の準備もしなければならない。そして、実際にアメリカへ渡航してからも、Social Security Number（社会保障番号）の発行、銀行口座開設、自分が住むアパートの契約、アパー

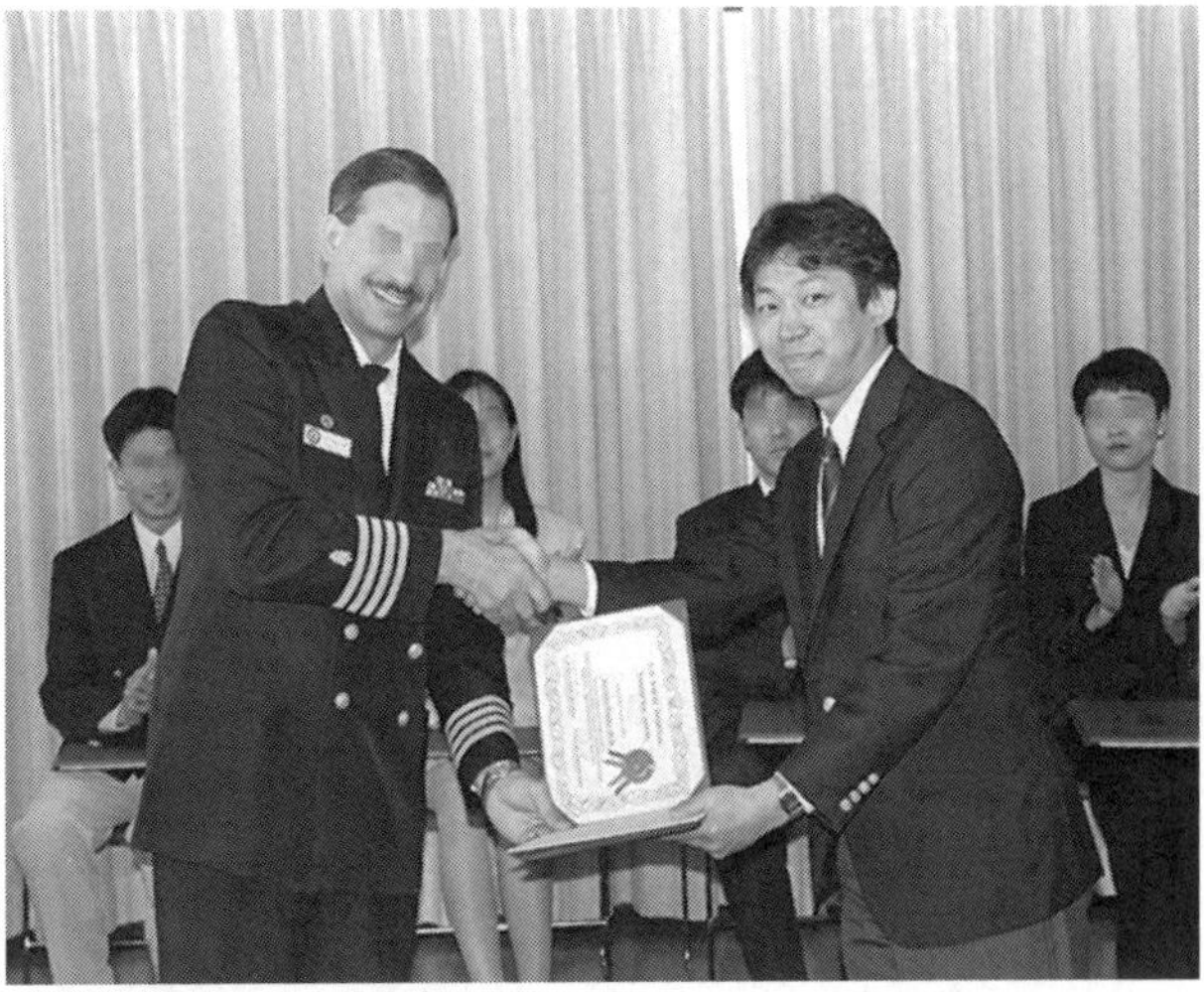
1995年4月7日　横須賀米海軍病院インターン終了式にて

トで使用する家具の購入、電話とテレビの契約など、必要な作業は目白押しであった。
実際の研修開始は7月1日からだったが、新研修医のオリエンテーションは約1週間前から始まることになっていた。オリエンテーションの中で3日間はACLS（2次救命処置）の講習である。上記のもろもろの手続きはオリエンテーション開始前までに済ませていなければならなかった。期限内に手続きを終了させるために、マンハッタン中をyellow cabを飛ばして毎日1人で駆け巡っていた。筆者は当時独身で渡航したが、家族がいる人の場合、妻子の手続きも必要となる。妻子持ちで渡航する方はさらに多くの手続きで苦労を強いられることになる。

このような時に、やはり力強かったのは、同じ日本人の先輩や同僚の存在であった。同じような苦労をしているので、いろいろな手続きを教えていただいたし、様々な貴重なアドバイスを頂いた。

筆者がNプログラムを選んで良かった点は、同じ病院に日本人の先輩や同僚がいてアドバイスが期待できたこと、研修病院のあるニューヨークは日本食や日本語のテレビなどがあり日本の生活に触れられること、ニューヨークは交通網が発達しているので必ずしも車を所持する必要がなかったこと、などだ。また、ニューヨークにはいろいろな民族が住んでいるので、日本人に対する風当たりが弱いことも挙げられる。

一方、当時日本では、「ニューヨークは治安が悪く危険な街である」という風評が立っていた。ニューヨークに行ったら、銃撃事件に巻き込まれて、無事に帰って来られないのではないかと不安がる人もいた。しかし、実際にニューヨークに住んでみると常識的な範囲で行動すれば安全な街であった。

留学当初は筆者もいろいろな苦労をしたが、もっと昔に渡米した方々はさらに大変だったそうである。学生の頃に、戦後まもなくアメリカに留学した方の講演を聞いたことがあった。まず日本を離れる時の写真が示された。写っていたのは一面の紙テープであった。当時の渡米手段は、飛行機ではなく横浜港からの船旅だったからだ。紙テープを投げるのは、船の出航時に乗客と岸壁に見送りに来た人が、別れを惜しむイベントなのだ。その人の話によると、数日の航海で船はまずハワイに着く。それからまたさらに何日かの航海でアメリカ西海岸に着く。東海岸に行こうとすると、大陸横断鉄道に乗ってさらに何日かかかる。合計すると、アメリカ東海岸に着くまで日本から約1カ月かかったという。1ドル360円の固定為替制度だった時代は、国際電話は非常に高価でめったに使うことはできなかった。アメリカに着いた後は、ほとんど家族や友人に連絡は取れなかったそうである。

そんな時代に比べれば筆者はまだ楽であった。通信面では、アメリカ渡航前に筆者はコンピューターをマッキントッシュからウィンドウズ95に変えた。そして、ちょうどそのころインターネットが普及し始めたので、メールでいつでも日本の友人と通信できるようになった。このため、渡米する時には1人きりで外国に行くという孤独感はあまりなく、東京の延長に行くような感覚であった。

このように交通や通信面では劇的に進歩しているが、書類や手続き面ではまだまだ昔と同じか、アメリカで受験しなければならないStep2のCSが増えたことにより、さらに煩雑になっている。

外国人医師をできるだけ振り落とそうという趣旨なのか、様々な障害物競走のような努力を強いられる。これほどの障害物競走を乗り切るには、アメリカに臨床留学をしてみたいという強い思いが試されるようだ

第7回 レジデントが休みを取れるシフト制

前回は渡米手続きの煩雑さについて紹介した。今回は、筆者が約20年前に経験したアメリカでの内科レジデンシーの生活を紹介する。

当時のアメリカの内科レジデンシープログラムは、4週間を1単位として研修を行い、1年間で13単位のローテーションを経験することになっていた。もちろん、最も多いのは内科病棟のローテーションである。これとは別に外来のローテーション、ユニット（ＭＩＣＵ、ＣＣＵなどの集中治療室）のローテーション、ＥＲ（救急室）のローテーション、そして自由選択のローテーションがあった。それ以外に1年間に2回は、2週間のナイトフロート（夜だけ働くシフ

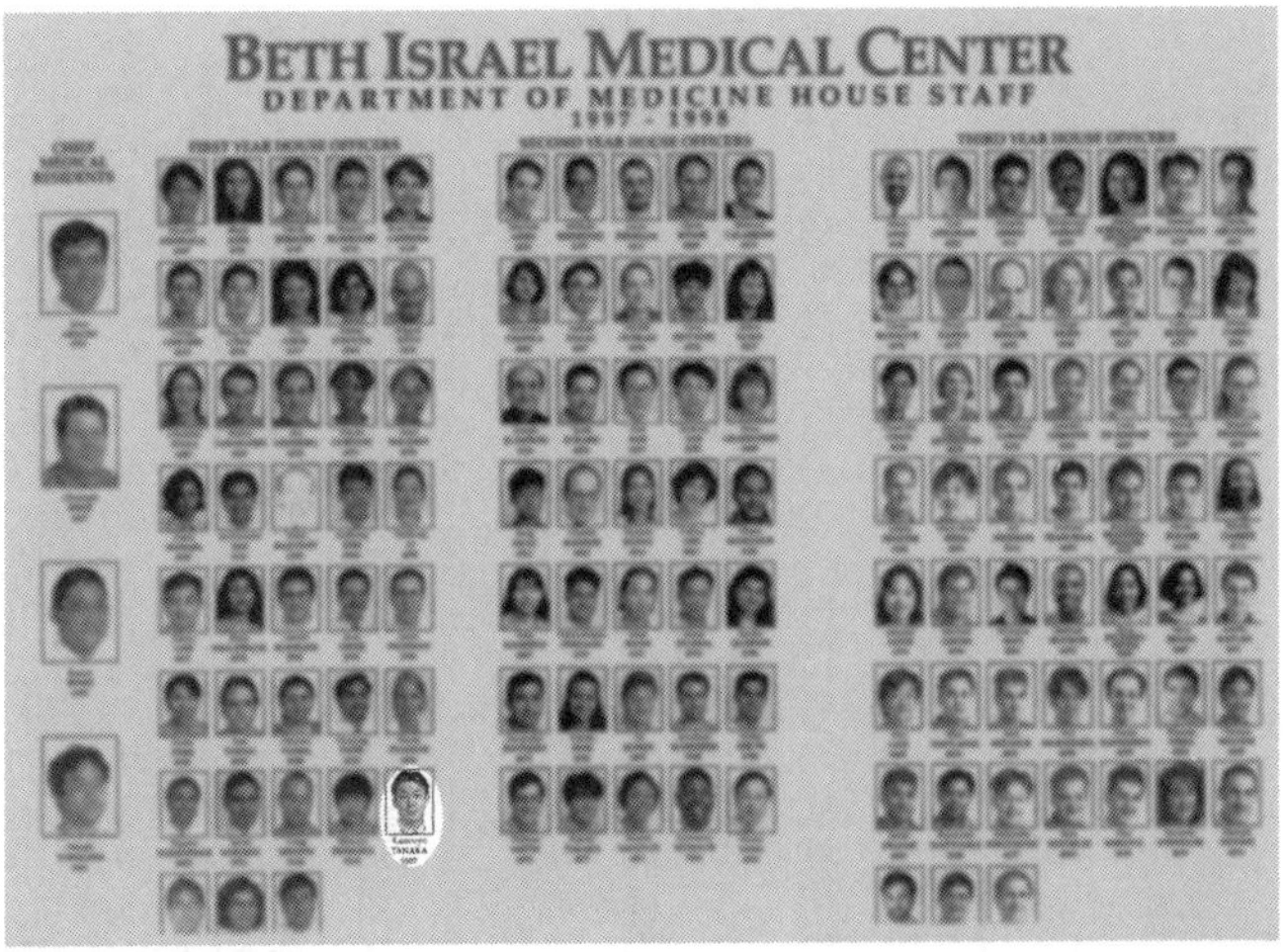

1997年のベス・イスラエル・メディカル・センター内科レジデント一覧（左下の円が筆者）

ト）ローテーションと2週間の休暇があった。言い換えると、休暇と夜だけ勤務のナイトフロートも1年にそれぞれ4週間ずつあった。

内科病棟の一つのフロアは40床ほどあって、だいたい臓器別に分かれていた。そのフロアには病棟チームが2つあった。一つの病棟チームは、レジデント1人（2年目あるいは3年目）、そのレジデント1人にインターン（1年目研修医）2人で構成されていた。場合によってはインターンの下に医学生がつくこともあった。その病棟の入院患者は、二つの病棟チームが交代で担当し、隔日で入院患者を受け持つことになっていた。これは自分のチームが新規の入院患者を担当する日は情報収集に集中して、翌日にその入院患者にはどのようなマネジメントが最も適切か、じっくり検討するためのサイクルとなっていたのである。

もう少し具体的に説明すると、内科病棟の日常業務は4日単位で勤務時間のサイクルが回っていく。1日目は、前日の夜に入院した患者をナイト・フロートの医師から引き継いで、午後2時までの新入院患者を自分のチームが担当し、かつ自分の受け持ちの病棟患者のマネジメントを行って午後5時まで勤務する。2日目は朝から勤務して、この日の新規入院患者はもう1つのチームに任せ、自分の受け持ちの病棟患者のマネジメントだけして午後5時まで勤務する。3日目は朝から勤務して自分の受け持ちの病棟患者のマネジメントを行い、午後2時から午後9時までの新入院患者を自分のチームが担当する。4日目は、2日目と同じく、朝から勤務して新入院患者は取らずに、自分の受け持ちの病棟患者のマネジメントだけして午後5時まで勤務する。

レジデントは1日目をshort call、2日目をday、3日目をlong call、4日目をpost callと読んでいた。4日に1度のlong callの日だけ、朝から午後9時までの勤務であった。週末については、土日のどちらか新規入院患者を担当する日だけ勤務し、そうでない日は丸1日オフであった。つまり、病棟ローテーションでも1週間に最低1日は休日が保証されていたのである。

病棟ローテーションはチーム制なので、定刻で申し送りが行われていた。午後5時には、その病棟で自分のチームあるいは別のチームの誰かしらが必ずlong callで午後9時まで残るので、そのlong call当番に病棟患者の引継ぎを行った。そして、午後9時には夜だけ勤務するナイト・フロートの医師が来るので、ナイト・フロートの医師に申し送りをして、チームは翌朝7時にナイト・フロートから申し送りを受けた。当時ナイト・フロートは毎週金曜日だけオフであったので、病棟チームで金曜日にlong callに当たる医師はそのときだけ朝から翌朝の土曜日の朝まで当直となった。つまり、当時の内科病棟のローテーションでは、翌朝まで当直するのは28日間に1回で済むようになっていたのである。

現在日本では「働き方改革」が叫ばれていて医師の労働時間削減が課題となっている。しかし、医師の労働時間を削減して、かつ、患者の管理の安全性を確保するためには、究極的には上記のようなアメリカのようなシフト制を確立しないと不可能であると筆者は考えている。

第8回
回診時のプレゼンテーションは地獄の特訓?

内科レジデンシー生活その2

前回は筆者がアメリカで研修した約20年前のアメリカの病棟チームの業務を紹介した。今回はアメリカの内科レジデンシーのタイムスケジュールと回診について紹介する。

1日のタイムスケジュールは午前7時のレジデント回診から始まる。レジデントが中心となって、病棟チーム受け持ち患者の回診をするのだ。1年目のインターンはレジデント回診が始まる前に、自分の患者の病状を把握しておくことになっていた。そのためインターンは6時30分以前に病院に来て、自分の受け持ち患者に夜間に発熱や転倒などのイベントが起こっていないか、もしも何かのイベントが起こっていたらナイトフロート（夜だけ働くシフトの医師）によってどのように対処されたかを把握して、レジデント回診時に報告しなければならなかった。

午前7時から9時までのレジデント回診では、病棟のすべての受け持ち患者についてのカルテを読みかつ診察を行う。病棟チームでその患者の検査・治療方針を確認していき、レジデントは患者に関する医学知識をインターンに質問しながら確認していく。このレジデント回診はベッドサイドで患者を診察しながら行うので、ほぼ2時間立ちっぱなしである。その上、レジデント回診の後に、さらに別の回診がある。それが、午前9時から11時までのアテンディング回診である。

アメリカでは通常、何らかの医療保険に所属している人は、保険加入と同時に保険プランから自分のかかりつけ医が指定される。このように医療保険に加入していて自分のかかりつけ医がいる患者をprivate patientと言う。一方、医療保険に加入していない患者さんは、service patientと呼ばれている。private patientが入院した場合、元のかかりつけ医が主治医になるルールなので、病棟チームはかかりつけ医と連絡を取って病棟治療を行う。しかし、service patientについてはかかりつけ医が存在しないので、入院中は入院したフロアのアテンディング・ドクター（指導医）が主治医になるのである。つまり、アテンディング回診とは、病棟のアテンディング・ドクターによるservice patientの回診という意味である。

このアテンディング回診では、まず前日に入院した新しい患者のプレゼンテーションが行われる。前日に新規入院患者を受け入れる当番だったインターンが、プレゼンテーションを担当する。このプレゼンテーションは完璧を求められる。年齢・人種・性別から始まって、主訴・現病歴・

既往歴・家族歴・社会歴・薬物歴・アレルギーなどの病歴についてプレゼンテーションを行う。問診情報のプレゼンテーションが終わった後に、バイタルと身体診察の所見を述べ、血液検査・尿検査・胸部X線・心電図などの検査所見を提示する。

日本ではいまだに病歴さえまともにプレゼンテーションできない研修医が多いが、アメリカではそのようなことは許されない。患者のプレゼンテーションは学生時代に絶対に身に付けておくべきスキルで、プレゼンテーションができない学生は研修医になることは許されないほどだ。患者のプレゼンテーションは、担当した医師がどれくらいその患者の状態を把握しているかを如実に示す。言い換えると、プレゼンテーションした医師の技量が露呈してしまうことになるのである。

日本では患者のプレゼンテーションを軽視して、それよりも何かの手技や手術ができるかどうかを重要視する医師が多いような印象を受ける。しかし、1年目のインターンにとって、アテンディング回診での新入院患者のプレゼンテーションは、手ごわい試練であるとともに、2年目レジデントへの登竜門なのである。

アテンディング回診の進め方に話を戻そう。病棟チームは、インターンのプレゼンテーションの後に、指導医とその患者の鑑別診断を考え、マネジメントを検討する。その過程で、検査所見

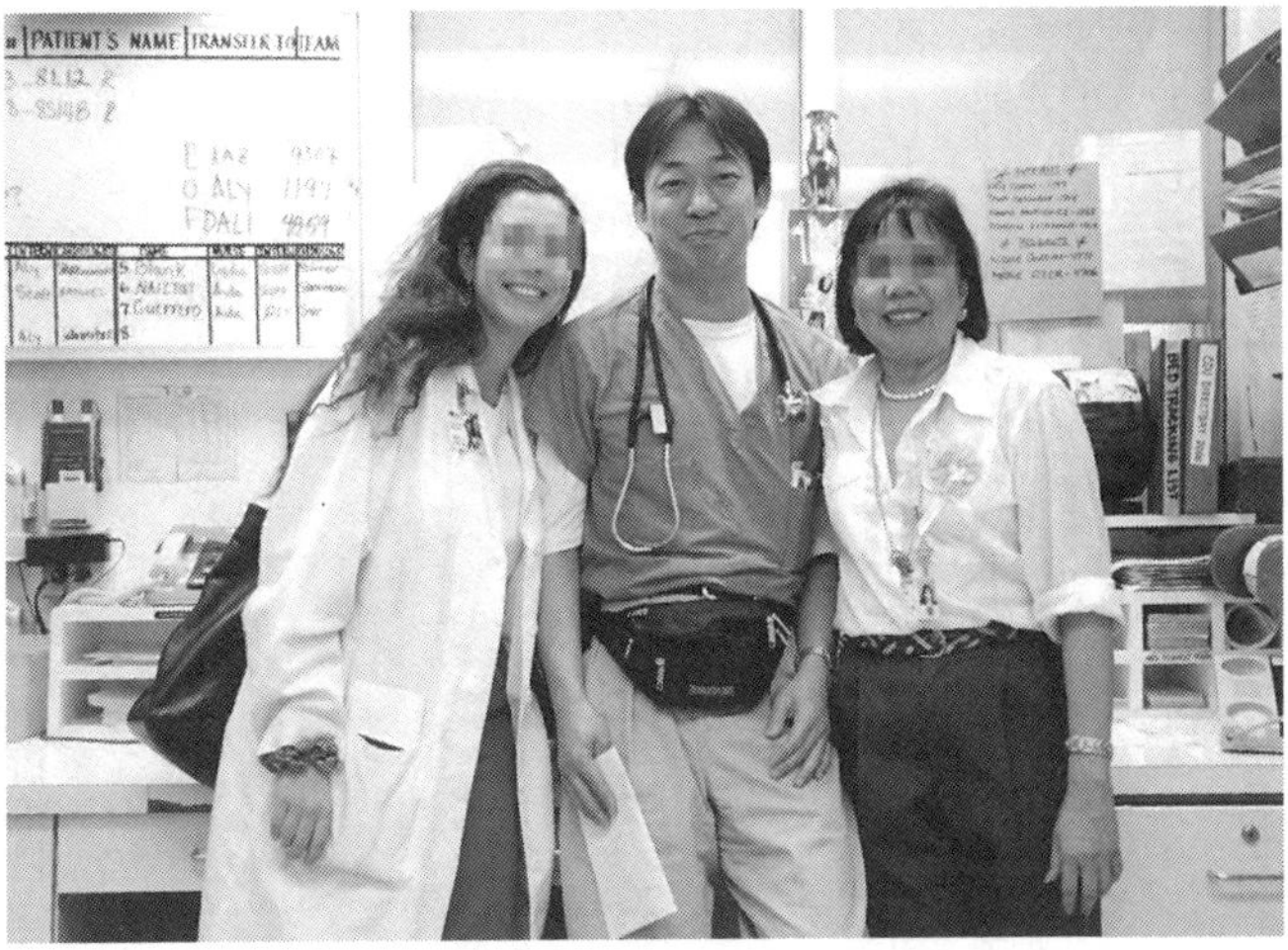

ベス・イスラエル・メディカル・センターのCCUにて。
3年目レジデント時の同僚（左）とCCU秘書（右）

も一つひとつ検討する。検査結果に異常所見が認められなくても、「異常なし」で簡単に終わらせない。正常な場合でも、胸部X線や心電図を系統的に読むことを求められる。新入院患者のプレゼンテーションの後に、患者について会議室で議論する。それからアテンディングと病棟チームは、再度ベッドサイドに赴いて1人ひとり患者を診察するのであった。

インターンにとっては、朝6時半前からの自分が受け持つ患者の情報把握から始まって、午前11時頃にアテンディング回診が終了するまで、試練の時間が毎日のように続くのである。朝に弱い人は余計に過酷に感じることだろう。このようにレジデント回診とアテンディング回診で毎日毎日受け持ち患者について執拗（しつよう）にマネジメントを確認する。超多忙な臨床の現場ではついつい患者のマネジメントをおろそかにしがちであるが、そのような惰性に流されずに徹底的に1人ひとりの患者をマネジメントする。この地獄の特訓のような回診で良医を育てる。これがアメリカ医学の真骨頂なのである。

第9回
勤務時間は制限されているが労働密度は濃い

内科レジデンシー生活その3

前回は内科レジデンシーの1日のタイムスケジュールと回診を解説した。今回は当時の筆者の生活をお話しする。

内科レジデンシーの1日のタイムスケジュールは朝6時半頃に始まり、通常の日は17時に終了するが、4日に1度の長時間勤務（通称 long call）の日だけは夜の21時まで勤務し、月に1回の割合でlong callが金曜日に当たる日だけ翌朝まで勤務が続くことを説明した。そして、毎週末には必ず土日のどちらか24時間完全オフになる。

このように勤務時間が制限されて、時間帯によって申し送りがなされているアメリカのレジデント生活は、さぞ楽であろうと思うかもしれない。筆者も、勤務時間にほとんど制限がなかった当時の日本の研修医生活からはとても考えられない労働環境の、アメリカのレジデント生活にひそかに期待を寄せていた。しかし、実際はそんな甘いものではなかった。勤務時間が制限されている分、労働密度が濃いのであった！

アメリカのレジデントの生活は、スポーツに例えると最初から最後までトップスピードで走る感じである。最初は軽いウオーミングアップで始まって、真ん中くらいでトップスピードになって、最後はクールダウンして終わるようなトレーニングメニューではない。朝に病棟に着いたやいなやトップスピードで始まり、そのまま減速することなどはなく勤務終了の17時までひたすら突っ走るような感覚だった。患者の診療や回診の途中にも、看護師がひっきりなしにあれこれ聞いてくる。ポケベルは鳴りやまない。常に何かに追われるように忙しい。

そんな戦場のような病棟で唯一休憩の時間があった。12時から13時まで毎日平日に行われるヌーン・カンファレンスである。このヌーン・カンファレンスは内科のレジデント教育向けのレクチャーを行う時間だった。1年を通して内科全体のトピックをカバーするようにチーフ・レジデントがカリキュラムを決めて、そのテーマを割り当てられたアテンディングドクターが講義するのである。指導医であるアテンディングが講義を行うので、信頼できる最新の情報が、コンパクトに分かりやすくまとまって、しかも面白くプレゼンされた。レジデントはまるで肉体労働者のように体力が要る仕事だったが、このヌーン・カンファレンスを受けるだけでも肉体労働を行うメリットはあったのである。

ちなみにヌーン・カンファレンスでは軽食が差し出される。毎週曜日によってメニューは決まっていた。ラザーニャ、サンドイッチ、ピッツァなど、ジャンクフードと呼ばれる物が多く、さほどおいしい料理ではなかったが、飢えているレジデントには格好の食事であった。

このしばしの憩いであるヌーン・カンファレンスが終わるとまた戦場に戻り、トップスピードでの労働が始まる。勤務を終えて部屋に帰るとどっと疲れていたのを覚えている。日によってはあまりにも疲れていて部屋に帰ったと同時にシャワーも浴びず食事もせずにそのまま寝込んでしまったこともしばしばあった……。

筆者が当時住んでいたアパートは病院から8ブロック離れたところにあり、徒歩約10分の非常に古いワンルームのアパートであった（このアパートについては次回紹介する）。

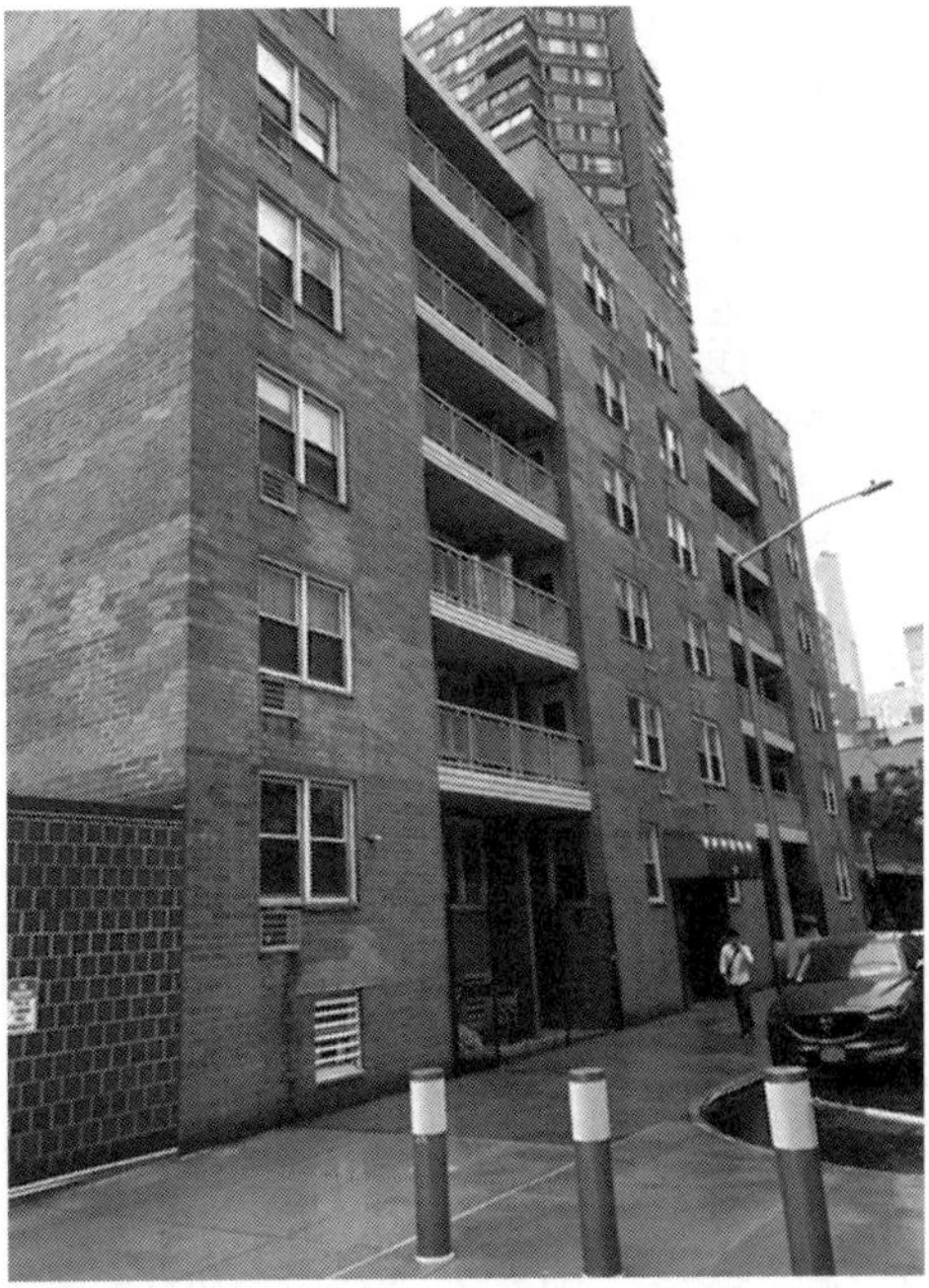

筆者が住んでいた当時と全く変わらないアパートの外景（2019 年 8 月 6 日筆者撮影）

築100年は優に超える古い建物である。部屋の中はワンルームにキッチン、そしてトイレと一緒のシャワールームが付いていた。当時独身の筆者にとってはこの広さで十分であった。家賃は当時病院からの補助を差し引いて確か毎月約8万円支払っていたかと思う。食事は帰宅後にアメリカ食など食べる気にはならないので、炊飯器でコメを炊いてあとは日本食のレトルトのおかずで暮らしていた。

週末は土日のどちらか24時間オフになるといっても、疲れて夕方まで寝ていて、起きてから日本人の友人と食事に行くくらいであった。

ニューヨークで生活しているというと、週末は美術館、セントラルパーク、オペラ、ミュージカルなど、観光名所や流行の先端を巡り放題と思われるかもしれないが、そのようなところには3年間でほとんど行く機会がなかった。もっとも、東京で研修医生活を送ったとしても、東京の観光地巡りはしなかっただろう。

思い返してみると、レジデント生活はまるでニューヨークの病院で働く新米兵士のようであった。レジデントの同僚には、世界各国の出身者がいた。アメリカはもちろん、ヨーロッパ、アフリカ、南米、インド、中東、中国、韓国、ベトナム、フィリピンなどなど。さながら国連の多国籍軍に入隊した兵士のような感じであった。

レジデント生活をこなすだけでも大変だったが、帰宅して余力がある時には毎日病院で渡された最新の論文に目を通したり、医学書で自分の受け持ち患者の疾患の勉強をする。そのような日々の勉強の他に、1年目の終わりにはUSMLE Step3の試験勉強と受験、身分証明のために自動車学校に通ってニューヨーク州の自動車免許取得、さらには3年間のレジデント終了後に受けるであろう内科専門医の試験勉強など、さらなる障害物競走が延々と続くのである。いつまでたっても安住してゆっくりとはできないようになっていたのであった……。

第10回
20年ぶりに留学先を再訪、病棟の風景は……

前回は、約20年前に筆者が経験したアメリカでのレジデント生活を紹介した。今回は20年ぶりに再訪したマウント・サイナイ・ベス・イスラエル病院（以下MSBI、当時の名称はベス・イスラエル・メディカル・センター）と、現在MSBIで研修されているセカイイチ・クラブの日本人現役レジデントのご厚意で、当時筆者が住んでいたアパートも見学することができたのでご紹介する。

訪問したのは2019年8月6日のことだった。最初に筆者が当時住んでいたアパートを見学させていただいた。このアパートは古くて暗いので、現在ではレジデントからは通称“cave”（洞窟）と呼ばれているそうである。筆者が留学した当時でも、既に築100年くらい経過していると聞いていたが、いまだに建物は現存していて、実際に日本人レジデントも住んでいた。建物の内部も見学させていただいたが、筆者が住んでいた約20年前とほとんど変わっていないような印象を受けた。

間取りは日本で言えば10畳くらいのワンルームの横に小さい冷蔵庫付きのキッチンとそれとは別にシャワールームと一緒のトイレだけの作りである（studio と呼ばれる）。ベランダが一応ついていたが、ゴミ置き場くらいにしか使えない。当時の冷房は窓に設置されていたが、スイッチをＯＮにしてもほとんど効かなかったし、暖房は全館暖房で各部屋では調節できなかった。暖房使用時に室温が上がり過ぎたら、窓を開けて換気して調節するしかなかった。アメリカでは各部屋に洗濯機を置く習慣はなく、洗濯は地下1階にあるコインランドリーで行った。こんな古ぼけたアパートのワンルームの1室であるが、これでもマンハッタンという利便のよい立地にあるアパートなので、現在では20年前の2倍程の15～18万円の高値で貸し出されているらしい。筆者の頃は、ほとんどすべてのレジデントは病院付近のアパートに居住していたが、このようなマンハッタン内のアパートの家賃の高騰に伴って、現在ではＭＳＢＩのレジデントの宿舎は病院から離れた場所に移行しているとのことであった。

改めてアメリカの建築を見直すと、病院も含めて築１００年ほどの建築物がざらにある。通常日本ではマンションなどの鉄筋の建築は、10～15年で外装工事、30年以内に配管工事などが必要と言われている。実際に日本で築100年以上のアパートや病院がほとんど存在しないことを考えると、日本とアメリカの鉄筋建築の何が根本的に異なるのか疑問に思った。

アパートの近くに新しくマクドナルドなどができていて、さすがに近所の風景は20年で変わったと思ったのだが、よく見ると入居しているテナントが変わっただけで、建物自体は古いままであった。この24th St. にあるアパートから1st Ave. をたどって、当時筆者が病院に通勤していた道を歩いてみた。当時とほとんど景色は変わっていなかった。

病院に着くと病院の外観もほとんど約20年前と同じである。病院の内部には、当時と同じ消毒の臭いがする同じエレベーターがあった。筆者が病棟研修を経験したSilver Buildingの7階（アメリカの建物には、その建物を建設するために寄付をした人の名前が付いている）に案内された。当時、この病棟は循環器内科の病棟で、このフロアは常に循環器疾患の患者でいっぱいだったものだが、現在では内部が改築されて狭くなっていた。筆者の留学時代は紙カルテだったが、現在では電子カルテに変更したようで、看護師が病室の横で静かに電子カルテを閲覧していた。コンピューターの通訳機械もあった。当時は、英語が話せない外国人患者については、コミュニケーションを取るためにいちいち患者と同じ言語を話す看護師や守衛を自分で探し出して通訳をお願いしていたことを思い出す。

ＭＳＢＩでは、マンハッタンで病院の役割分担が進んで急性期患者が少なくなったためか、あるいは入院患者数が昔よりか減少したためか、病棟は昔より静かであった。電子カルテの導入などで省力化が進んだことも一因かもしれない。筆者が勤務していた当時の Silver 7階は、患者の入退院や転棟が頻繁に行われており、かつ、患者の急変やそれに伴う緊急心臓カテーテル検査などが頻回に起こっていた最もアクティブな忙しい病棟であった。医師、看護師、秘書などのスタッフは病棟を駆け巡って、大声で話し合い電話していた。当時はとても部外者が見学に立ち寄るような雰囲気の病棟ではなかったのだが。

次に病院の表玄関があるメーンの建物である Linsky Building に案内された。このビルも筆者の勤務当時は、各階がそれぞれ neurology、nephrology、ＩＤ（感染症）などと臓器別・分野別の病棟になっていた。しかし、20年たって再度訪れると、そこにはもはや病棟はなかった。閉鎖されている階を案内されると空の病室は倉庫として使用されており、病室の中には以前使用していた患者のベッドが放置されていた。この階は以前はほぼ全室患者がいて、忙しさは Silver 7階ほどではないにせよ、医師や看護師がアクティブに働いていたものだが、現在では人がいなくなった廃虚のようになっていた。

別のフロアを案内されると、以前は病棟だった場所が、外来に変わっていた。もともと2人部

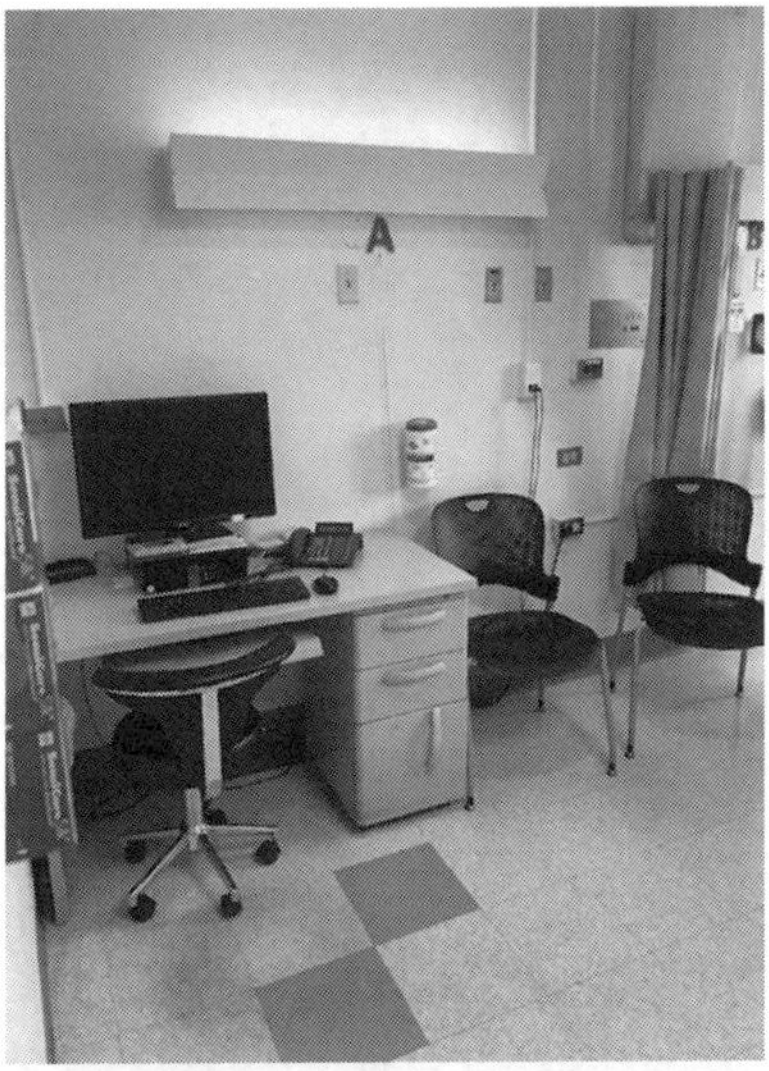

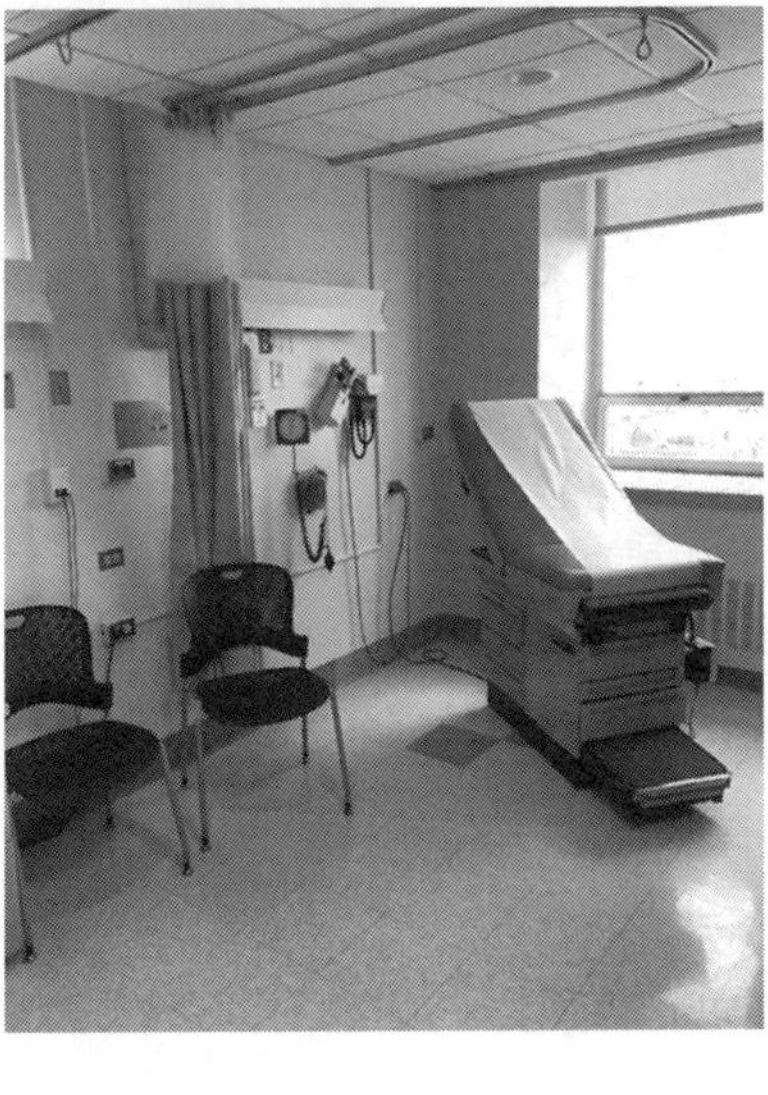

現在では外来の一室となっていたLinsky Buildingの病室。以前は2人部屋として使用されていた。枕元の電灯と酸素配管のプラグが2組あり、その間の仕切りのカーテンが残っている。下の写真で右手にあるのが患者の診察台。中央の壁に手動の血圧計と耳鏡と眼底鏡が備え付けられている。(2019年8月6日筆者撮影)

屋の病室が、それぞれ外来の一つの診察室ブースとして使用されていたのであった。以前にナースステーションがあった場所は外来の受付になっていて、そこには事務員と看護師が配置されていた。そのフロアには控室もあり、外来患者の診察受け持ち時間ではない医師が待機していたのであった。

筆者が研修していた20年前には、ＭＳＢＩの病床規模は１０００床を超えていた。２０１６年に８２５床となり、さらに移転・規模縮小が決まってから内科は１２０床まで減少している。そのため、病棟として使用しなくなったフロアを改築して、外来として利用していたのである。筆者が研修していた当時の外来は、病院から歩いて15分ほどの Union Square 近辺の建物にあった。レジデントの外来実習は、現在では Union Square 近辺の建物ではなく Linsky Building のこの外来で行っているとのことであった。

近い将来、病院は新しく近隣の 14th St. と2nd Ave. に新築・移転して現在のＭＳＢＩのビル自体は売却されることとなっている。恐らく売却された後のＭＳＢＩのビル自体は解体されることなく、そのまま新しい買い手が継続使用して、現在とは別の用途に転用されることになると思われる。建物自体は残るであろうが、病院としては今回で見納めであった。こうして、幸運にも筆者は当初の目的通り、筆者の研修した病院の建物に約20年ぶりに再会することができたのであった……。

第11回

外来にシフトする内科レジデンシー・プログラム

前回は約20年ぶりに訪れた筆者の住んでいたアパートと、研修を行ったマウント・サイナイ・ベス・イスラエル病院（以下ＭＳＢＩ）についてお話しした。今回はアメリカにおける内科の専門医のプログラムについて記載する。

アメリカの内科専門医プログラムを説明する前に、日本の専門医制度と混乱しないように「用語」の説明をしておく。

アメリカでは大学院大学である medical school（４年制）を卒業した後に、専門医研修を受けることとなっている。専門医の研修は専門科別に卒業後1年目から開始されるが、1年目は見習いの意味が強いので特別に「intern」と呼ばれて、２年目以降専門医研修が終了する通常３年目、あるいは一部の外科のように5年制の専門医研修では5年目までが「resident」と呼ばれている。

1年目は「intern」であるが専門医研修制度自体は「residency」と呼ばれる。そして、内科や外科の一般専門医研修が終了した後、さらにその上のsubspecialtyに進んだ者は「fellow」と呼ばれているのである。

一方、日本では高校卒業後に6年制の大学医学部や医科大学に進学する。医学部を卒業した後に、2年間基礎的臨床技能を修得する初期臨床研修を受けてから、3年目以降が専門各科に分かれた専門医研修となる。このため、最初の2年間は「研修医」と呼ばれ、その後の専門医研修過程では「専攻医」と呼ばれる。

それでは、話をもとにもどそう。筆者が研修した当時の内科のレジデンシー・プログラムは病棟実習がメーンであった。以下にそのローテーションの概要を記憶の範囲内で示す。

1年目：外来が1ブロック、MICUが1ブロック、CCUが1ブロック、ERが1ブロック、病棟が6ブロック、選択科目が1ブロック、休暇2週間＋ナイト・フロート2週間が2ブロック

2年目：MICUが1ブロック、病棟が8ブロック、選択科目が2ブロック、休暇2週間＋ナイト・フロート2週間が2ブロック

3年目：外来が1ブロック、MICUが1ブロック、CCUが1ブロック、ERが1ブロック、ブック・レジデントが1ブロック、Medical Consultが1ブロック、病棟が2ブロック、選択科

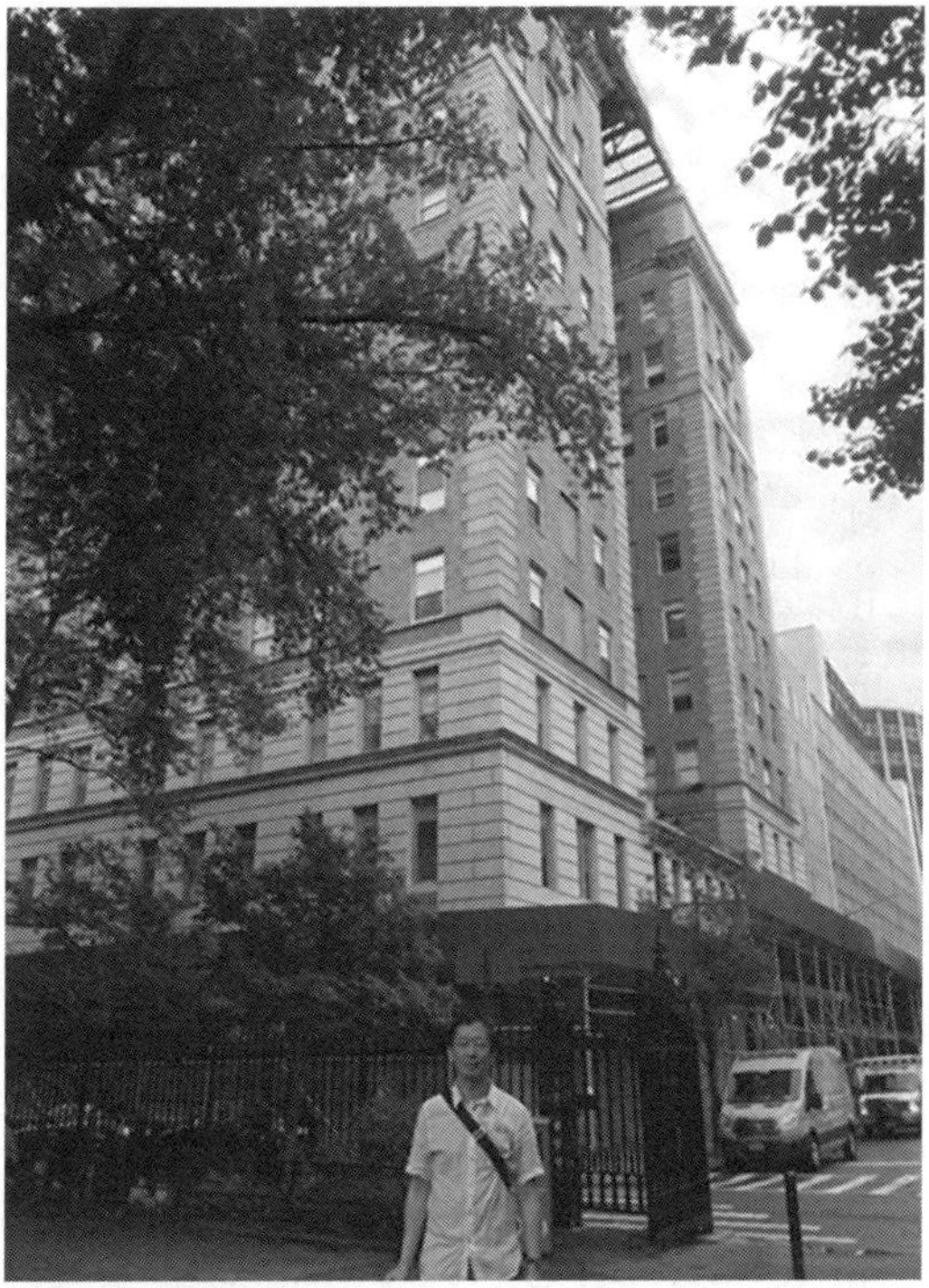

MSBIの裏門と筆者（2019年8月6日撮影）

目が3ブロック、休暇2週間＋ナイト・フロート2週間が2ブロック

1ブロックは4週間単位で、MICUはMedical ICU、ブック・レジデントは内科入院割り振り係、Medical Consultは他科からの内科コンサルト係を意味する。外来専属の実習は1年目と3年目に1ローテーションずつあって、これ以外に病

棟および選択期間には慢性期疾患フォローのために週1回午前あるいは午後に1コマ自分の外来が、ERやMICU／CCUなどの研修以外のローテーション中、3年間継続してあった。選択科目を研修する期間は1年ごとに1ブロックずつ、すなわち1年目1ブロック、2年目2ブロック、3年目3ブロックと増えていった。

当時MSBIは1000床以上あったので、内科レジデントは事実上24時間365日病棟および各ユニットに割り振られていたようなものだ。その病棟管理以外の期間にわずかに選択科目の研修期間が与えられているという感じであった。当時から内科レジデント教育では、病棟管理だけではなく外来診療も教育する必要性が叫ばれていたが、実際には外来だけのローテーションは1年目と3年目に1ブロックずつの計2ブロックで、合わせても8週間しかなかった。しかし、外来だけの集中的なローテーションでは、慢性疾患の定期的フォローは不可能である。従って、この慢性疾患の定期的フォローのために、病棟および選択科目の研修期間に週1回、午前あるいは午後に1コマ（4時間）自分の外来が義務付けられていたのである。

比較のために、現在のMSBIにおける内科レジデントのローテーションの概要を下記参考文献から示す。

1年目：外来が3ブロック、MICUが1ブロック、CCUが1ブロック、Rapid Evaluation

and Treatment Unitが0・5ブロック、病棟が3・5〜4・5ブロック、選択科目が0・5ブロック、休暇2週間＋ナイト・フロート2週間が2ブロック

2年目：MICUが0〜1ブロック、病棟が2〜4ブロック、外来が3ブロック、ERが1ブロック、Medical Admitting Residentが0〜1ブロック、Rapid Evaluation and Treatment Unitが0・5ブロック、休暇2週間＋ナイト・フロート2週間が2ブロック

3年目：外来が3ブロック、MICUが1ブロック、CCUが1ブロック、ER、Medical Consult／Rapid Teamが0〜0・5ブロック、Medical Admitting Residentが0〜1ブロック、Rapid Evaluation and Treatment Unitが0・5ブロック、病棟が2〜3ブロック、休暇2週間＋ナイト・フロート2週間が2ブロック

注）Medical Admitting Residentは以前のブック・レジデントと同じく内科入院割り振り係、Rapid Evaluation and Treatment Unitは1泊入院患者管理、選択科目の研修期間は3年間で5ブロックあり、1年目に2週間（0・5ブロック）、2年目と3年目で残りの4・5ブロックを取得することとなっている。ただし、5ブロックのうち2ブロックは外来を取得しなければならない。

新旧のプログラムを比較して分かる通り、新しいプログラムでは1年間の13ブロックのうちの

３ブロック、すなわち約4分の１は外来なのである。この20年間の内科レジデンシー・プログラムの変遷とＭＳＢＩの病棟縮小から分かるように、アメリカの医療が入院から外来に移行していることが認識できる。

アメリカで内科研修が外来教育にシフトしているのは、医療費削減だけが目的ではない。患者をできるだけ日常生活に近い状態でマネジメントしようという高度な目標からなのである。この高度な目標を達成するためには、医師および医療者側に患者を外来でコントロールできるような高度な診断・検査・治療のマネジメント能力が必要とされる。

実際にアメリカでは２０１４年から、入院後48時間以内に患者が退院した場合や退院後２週間以内に患者が再入院した場合には保険が下りなくなったそうである。言い換えると、外来でマネジメントに迷った患者は取りあえず入院させるとか、入院中も何となく治療してその後の外来につなぐなどの安直なマネジメントができなくなったということである。

日本でも内科専門研修では外来実習が義務付けられ、２０２０年度からは初期臨床研修に一般外来での研修が義務付けられた。日本ではやっと外来診療の教育が始まったばかりである。

参考文献

1）ＭＳＢＩ内科レジデンシーのホームページ
https://icahn.mssm.edu/education/residencies-fellowships/list/msbi-internal-medicine-residency
2）山口典宏：【視点】ベスイスラエル病院の閉院と医療の行く末　医学界新聞　第３１８５号　２０１６年８月１日

第12回　内科専門医試験対策は教材の三段跳びで

前回はＭＳＢＩの新旧の内科レジデンシー・プログラムについて説明した。今回は、アメリカの内科レジデンシー３年間の後に受験することとなる専門医試験対策について紹介する。

ここで確認するが、アメリカの内科レジデンシーの達成目標は、内科レジデンシー終了時にかかりつけの開業医、あるいは病院の病棟医を担当できるようになることだ。つまり、プライマリ・ケアを担当できる能力が目標となる。従って、内科専門医試験もプライマリ・ケア志向である。出題範囲は内科全般およびプライマリ・ケアに関連する診療科で、小児科、皮膚科、婦人科、老人科などを広く浅く学ぶ必要がある。内科専門医試験というと専門内科的知識を問われるイメージを持つ方がいるが、実はそうではない。内科はプライマリ・ケアレベルと、それ以後に臓器別の専門知識を深めるサブスペシャルティの専門医レベルに明確に分担されている。

例えば呼吸器内科を例にとると、内科専門医レベルで問われるのは、喘息やＣＯＰＤの外来および入院治療である。間質性肺炎については内科専門医レベルでは診断くらいしか出題されない。それ以上の知識は呼吸器内科専門医試験で問われる内容なのである。実際に間質性肺炎疑いの患者は呼吸器内科に紹介している。プライマリ・ケア医は患者を診て、間質性肺炎疑いということが分かればよい。それ以後のことはすべて呼吸器内科が行ってくれるからである。

このように広範な試験範囲の内科専門医試験対策だが、1年前からの準備では間に合わない。やはり、それ以前から周到な準備が必要であった。以前、内科レジデンシーの生活で話した通り、1年目は生きていくので精いっぱいであった。それでも1年目には内科だけではなく内科・外科・産婦人科・小児科・精神科とすべての臨床領域が試験範囲となる米国での３回目の医師国家試験であるUSMLE Step 3の勉強を始める必要があった。本格的に内科専門医試験勉強を意識し始めるのは、USMLE Step 3を受験終了してからである。

ところが、アメリカの内科レジデンシーでは、このＵＳＭＬＥとは別に、毎年 In-service

Examinationという一般内科の試験が義務付けられていた。これはどれくらい内科領域の知識が身に付いているかをチェックする試験で、内科レジデンシーが始まってから数カ月経過した秋に、内科のレジデント全員が強制的に試験を受けさせられるものである。平日のいずれか1日に、どのローテーションを回っていても試験を受けさせられる。結果は後日、各臓器別の得点率と全アメリカの内科レジデントの中での偏差値とともに通知される。試験結果が出た後で、1人ひとりのレジデントが全レジデント担当教官の面接を受け、レジデント生活についての振り返りとともに試験結果についてのフィードバックも受けるのである。

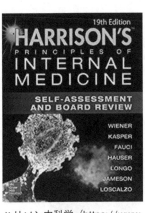

ハリソン内科学（https://www.mhprofessional.com/より）

従って、1年目といえどもUSMLE Step 3の勉強ばかりはしていられずに、少しは内科専門医試験を意識しなければならなかった。筆者が当時実際に使用した教科書は、1年目はハリソン内科学付属の問題集、2年目にMedStudy、そして、3年目はアメリカ内科学会が内科専門医試験の自学自習用に発行しているMKSAPである。つまり、3年間掛けて三つの教材を使って勉強し、ホッ

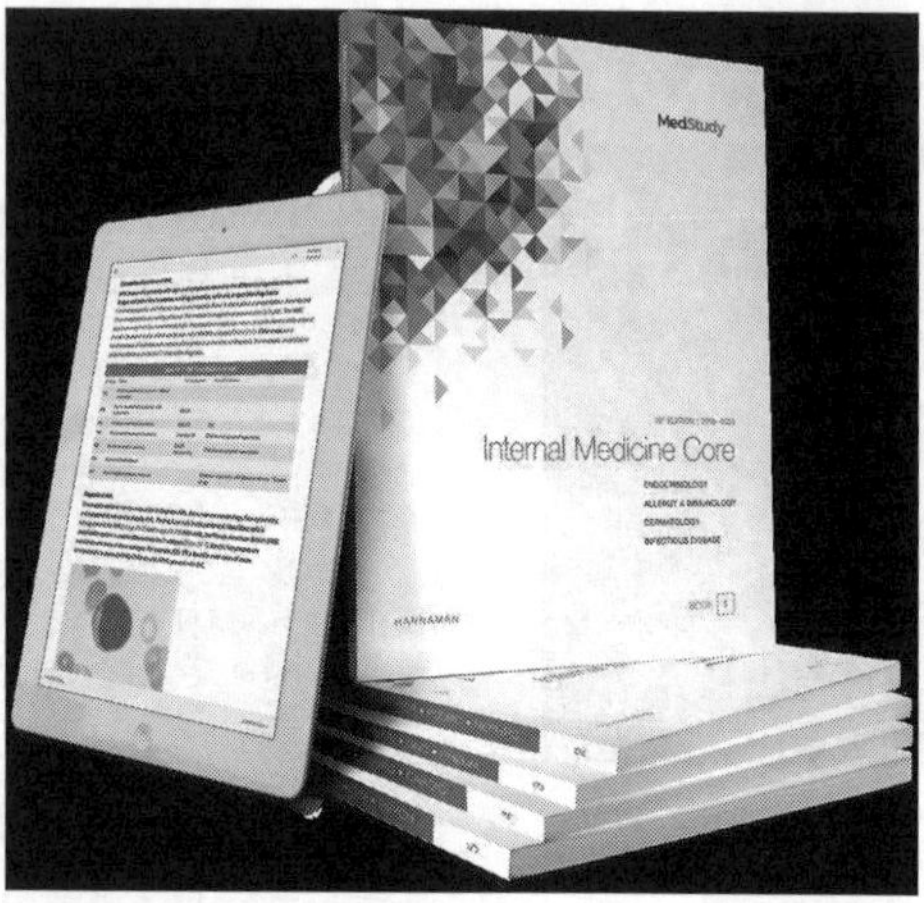

MedStudy（https://medstudy.com/より）

プ・ステップ・ジャンプで本番の内科専門医試験に向けた準備をしたのだった。

1年目に使用したハリソン内科学付属の問題集は、問題数もそれほど多くはなく難易度も標準的で内科専門医領域を一通り勉強するのに優れた教材であった。2年目に使用したMedStudyとは、アメリカの内科専門医試験用の受験参考書である。このMedStudyは内科各領域を基礎医学から病態生理、そして、基本疾患の診断と治療まで簡潔にまとめ上げたもので、そのほとんどが1人の作者によって書かれている。大学時代にUSMLE Step 1対策でNational Medical Seriesを読破した時のように、レジデンシーの2年目にこのMedStudyを読破したことで、臨床医学を根本的な基礎医学と

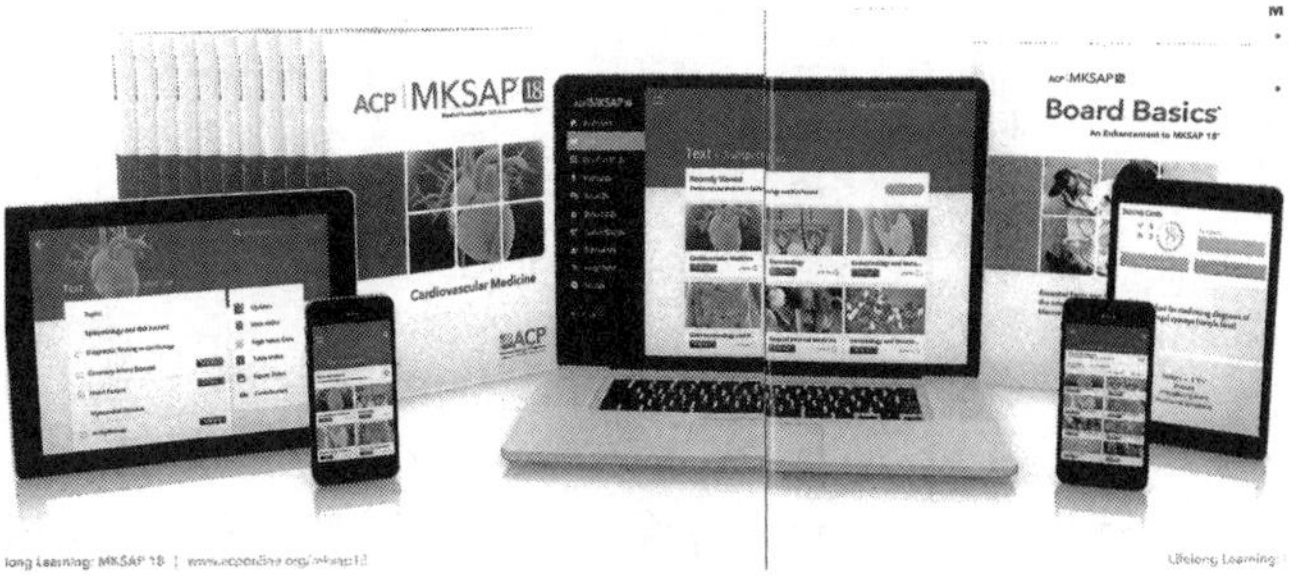

MKSAP 18（https://mksap18.acponline.org/より）

別物ではないものとして、連続的に理解できるようになったと思う。ただし、現在のMedStudyを最近使用した知人の個人的な感想では、「現在のMedStudyは昔のように簡潔にまとまっておらず、冗長な説明が多くなり、かえって分かりにくくなった」とのことであった。

そして、最後にアメリカ内科学会が内科専門医試験の自学自習用に発行しているMKSAPを3年目に1年間掛けて読んだ。このMKSAPは1、2年目に使用した2冊とは異なり、最新の医学トピックをアップデートすることを主な目的とした書籍である。従って、この書籍を勉強するためには、基本的な基礎医学や病態生理の理解が必須であった。

以上のようにして筆者は3年計画で内科専門医試験対策を行った。筆者は2000年6月末にMSBIでの内科レジデンシーを終了して帰国した。しかし、アメリカの内科専門医試験は当時アメリカでしか受験できなかったので、8月末に再び日本から最も近いハワイに行き受験した。受験のために初めてハワイに行ったが、飛行機の中はリゾート目的の家族連ればかりであった。そのとき「仕事」目的でハワイに行くことのつらさを体験した。

参考文献

1）MedStudy のウェブサイト（現在でも、筆者の頃より拡大して存続していた！）

第13回　日本の医療の未来を考える　その1

前回まで、約20年前の筆者の内科レジデント時代から、最近に至るまでのアメリカのレジデンシーの変化と動向について述べた。アメリカ医療や医学教育について、これほど長く述べた最大の理由は、他山の石として参考になる点が多いと感じたからに他ならない。

日本では、２００４年度に新医師臨床研修制度が始まり、２０１８年度に新専門医制度が施行された。現在はサブスペシャルティ領域の研修が議論されている。また、総合診療専門医の創設に伴い、かかりつけ医制度や病院総合医についても議論されている。一方、医療保険分野では2005年頃からDPC制度が普及し、人口減少時代への対応策に向けて医療機関を誘導するために、様々な診療報酬点数の改定が行われている。

そして、それとは別に「働き方改革」で医師の労働時間が削減されて、1人主治医制から複数主治医制への変更も議論されている。業務分担やタスクシフティングの一環として、看護師特定行為研修という研修を受けた看護師が、今まで医師しか実施できなかった医療行為の一部（特定行為）を行うことも2016年度より可能となった。労働条件を考える上では、医師の専門科や地域による偏在という問題への取り組みも欠かせない。このように多方面から同時に劇的に変容する現在の日本の医療環境は、これから一体どうなるのであろうか？

一つだけ言えることとは、アメリカの医療現場で起こったことが、日本でも起こる可能性が高いということである。マンハッタンで多くの病院が閉院したり縮小したように、文末の参考文献に示した『週刊東洋経済』の記事によると、今後日本の病院数は約半分まで減少するのではないかと論じられている。つまり、日本の必要病院数は現在の約半分で足りるはずだというのである。筆者が約20年ぶりにNYを訪問して見てきた廃墟のような病棟や外来に改築された病棟、そして建物が売りに出される病院、このような光景が数十年後の日本で頻繁に見られるかもしれない。

この連載の第1回で『New York Times』の記事を紹介した。その記事では特に触れられていなかったが、マウント・サイナイ・ベス・イスラエル病院（ＭＳＢＩ）の病床数が激減せざるを得なかった大前提に、マンハッタンには大病院が多いという事実があった。セントラル・パークを挟んで、西の横綱 St. Luke's／Roosevelt 病院、そして東の横綱 Mount Sinai 病院（注：名称が似ているが、こちらは Mount Sinai 医科大学の付属病院）の両横綱級の巨大病院が存在する。さらに Midtown には血液腫瘍で世界的に有名な Memorial Sloan Kettering 病院がある。このような大病院が林立する都市部に同じような機能を持つ病院は不要なのである。そうなると当然、病床の機能分担という話になってくる。

例えば、白血病のような高度先進医療を必要とする疾患は、診断されたら Memorial Sloan Kettering 病院に転送すればよい。実際に筆者がＭＳＢＩで研修した時代にも、白血病の患者は診断が付いたら Memorial Sloan Kettering 病院に紹介することが多かった。そうした理由で現在ＭＳＢＩではすでに血液病棟はなくなっている。新しく建造される予定の Mount Sinai Downtown 病院では、ＥＲで働く救急医、デイ・サージャリーを行う各専門外科医、病棟を管理する病院総合医（ホスピタリスト）とそれを援助する一部の専門内科医という限定された役割

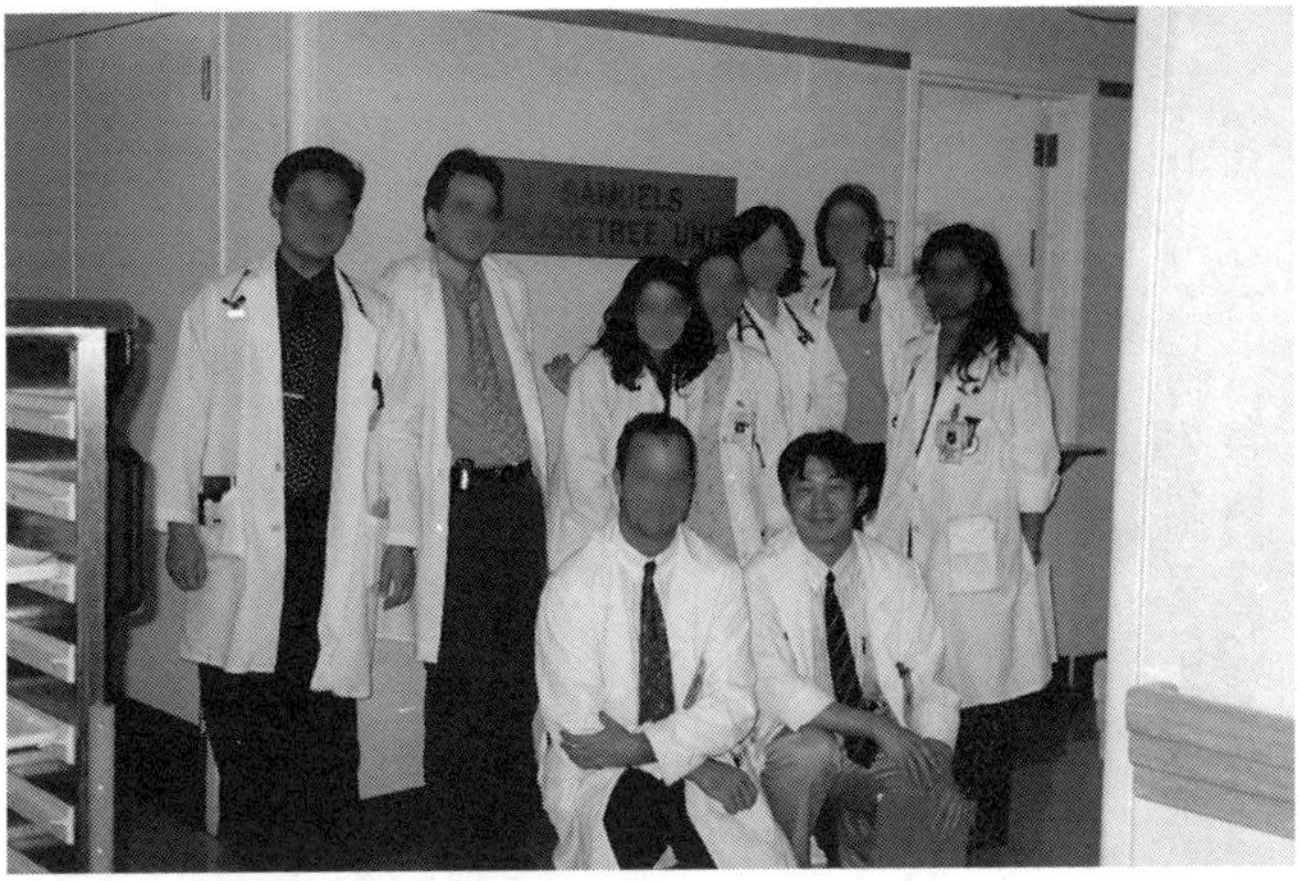

1 年目インターンの頃　病棟チームと共に

構成になるだろう。機能分担が進んだ都市部では、大学病院以外の中小の病院は、新しいMount Sinai Downtown病院のような外来やデイ・サージャリー中心として、それに付随する小規模の一般病棟という形態をとらなければ生き残れない状況になることが予想される。

余談だが、筆者が研修を受けた時代に、ＭＳＢＩにごく近いGreenwich VillageにSt. Vincent's Hospitalというそれなりに大きく知名度に高い病院があった。その病院はマンハッタン内の外傷センターの一つで、２００1年に起こった9・11同時多発テロ事件の時に、多数の外傷患者を受け入れたことでも有名であった。また、その病院は世界的に有名な集中治療の教科書である『ＩＣＵブック』の著者、Paul Marinoが勤務している病院としても有名であった。理由は定かではないが、このように有名なSt. Vincent's Hospitalでさえも2010年に閉院の憂き目にあっている。

また、もう一つ今回MSBIを見学して思ったのは、アメリカの建築物はなぜ100年以上寿命があるのかということであった。日本で築100年以上の病院が存在するであろうか？　病院経営上病院は100年に1回新築するのと、数十年に1度新築するのではどちらが有利なのか筆者には分からない。しかし、病院建築も施設投資や減価償却という形で間接的に病院経営に影響するはずである。

以上のような状況を見て、我々は一体どうすればよいのであろうか？　病床数の削減と機能分担が進むという状況は、アメリカ医療がたどったのと同じ方向に急激な変革を迫られているように見える。日本では、急性期後のステージを診たり、在宅患者の受け皿となる病床を増やす方向にあるので、病床数の減少はアメリカほど劇的ではないのかもしれないが、機能分担は確実に進むだろう。我々はここ数十年間のアメリカ医療の変貌に学ぶ点も多いのではなかろうか？

注：2019年以降の新型コロナ感染症パンデミックで、緊急時には余剰病棟の確保が必要になることが病院経営者に再認識されたため、マウント・サイナイ・ベス・イスラエル病院の閉院・移転計画

は中止され、元の場所での継続が決定し、現在でも存続しているとのことである。

参考文献

1）病院が消える　医師不足、患者減少がニッポンの病院を直撃、週刊東洋経済2／9号、東洋経済新報社、２０１９年

第14回 日本の医療の未来を考える　その2

今回は本連載の最後に当たって、日本の医療環境について考えてみたい。これまで筆者の研修当時を振り返り、20年前から最近までのアメリカの状況を紹介してきたが、日本の医療は20年前のアメリカ医療に今でも追いついていない点がある。医師の労働は、交代勤務のシフトを組んで完全に申し送りできない病院が多いし、ナイト・フロートという夜勤専属のシフトも一部の医療機関が試験的に試みているにすぎない。アテンディング・ドクター（指導医）が主治医となって

チーム医療を行う制度も普及していない。医師の過重労働が起こりやすい環境は、なかなか改善されない。

アメリカで医師の労働時間が軽減されて、かつ医師にしかできない業務に集中できる環境にあるもう一つの理由は、PA（フィジシャンアシスタント）の存在である。このPAとは特別な医師業務の教育を受けて、軽症患者を医師のように診療することが可能な職種である。実際筆者がアメリカで研修していた約20年前にも、老人病棟はすでにほとんどがこのPAで運営されていた。

現在、救急室で夜間に入院適応がないが帰宅もさせられない患者は、observational unit という経過観察ユニットで翌朝まで経過観察されている。この observational unit は、現在ほとんどがこのPAと内科の指導医で運営されているそうである。observational unit の多くの患者は、急変することなく翌日帰宅できる。もしも帰宅できない場合には、正式に入院となり病棟チームに引き継がれることになる。このように患者の安全・安心のためには有用だが、医師にとってはほぼ雑務に分類されるような業務をPAがこなしてくれる。こうした業務分担を行うことによって、インターンも含めて医師は医師にしかできないより重症な患者のマネジメントに集中できるのである。

医学教育についても同様だ。日本はアメリカのように体系的な医学教育制度を確立できていな

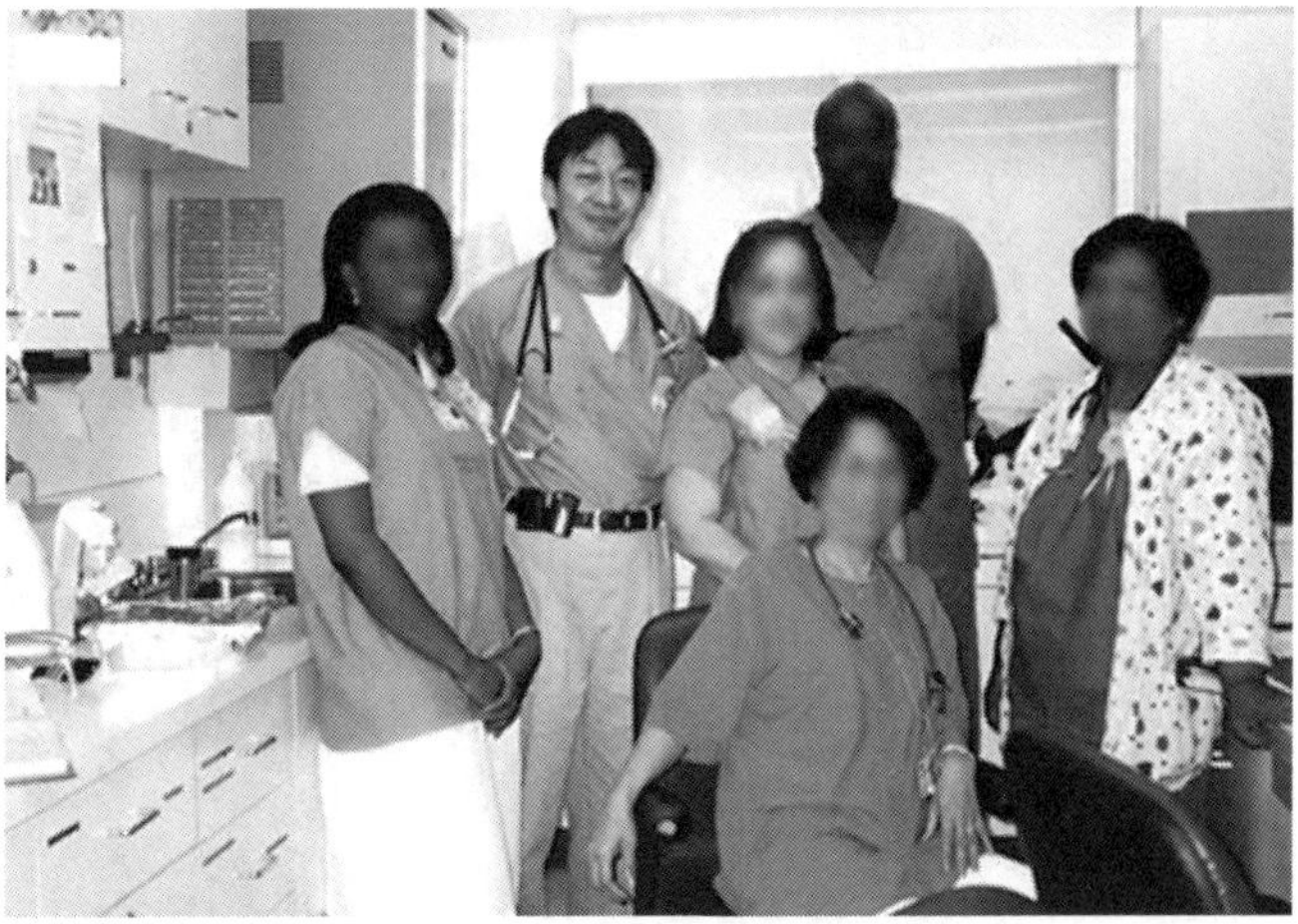

3年目レジデント終了前に　CCUにて看護師スタッフと

い。MSBIで毎日平日の昼に行われていたヌーン・カンファレンスのような、教育的意義の高いカンファレンスを実施できている教育病院も少ない。日本では新専門医制度で内科専門医の新しい教育カリキュラムが開始されたが、アメリカのように3年間プライマリ・ケアの一般内科を勉強してから臓器別専門内科のサブスペシャルティに進むような体系的なプログラムは、まだ整備される途上にある。また日本には、第12回の「内科専門医試験対策」で紹介したMKSAPのような自学自習教材もないようだ。

患者の入退院のサイクルが激しく入院期間が短いアメリカの一般病院で、カンファレンスや毎日の回診という現場での臨床教育を可能としているのは、ナイト・フロートを含めたシフト制、アテンディング・ドクターを頂点とするチーム医療、そしてＰＡなどによる医師の補助といった系統的な医療システムである。だから、日本でも臨床教育を充実させようと考えるのであれば、大前提として臨床教育以前にアメリカが確立した上記のような系統的な医療システムを確立することが先決である。この系統的な医療システムは、社会制度でいえばライフラインのようなインフラストラクチャーと同様である。

今回筆者が見学したＭＳＢＩも新病院移転後は外来中心となり、病床数が激減する。そのため、現在までＭＳＢＩは内科レジデンシーの「基幹病院」であったが今後は独自で「基幹病院」を維持するのは困難になるとのことであった。最悪の場合には、筆者が研修を修了したＭＳＢＩでは内科レジデンシー自体が消滅する可能性もあるそうだ。

臨床教育の難しさは、患者診療を行いながらかつ現場で教育を行うことである。すなわち、患者診療と現場教育を両立させることである。医療経営が過去のように余裕がなくなっている現在、現場教育を行う余裕もなくなっている。そして、超多忙な患者診療の現場で現場教育を行う余裕を見つけようと考えたら、どうしても１人ひとりの医師の診療能力を向上させる必要がある。つまり、医師にはこれまで以上に効率的に診療し、診療範囲も広く、さらにより重症の患者をマネジメントできる能力が期待される。

では、より優れた医師を育成するにはどうしたらよいのであろうか？　そう考えると、優れた医師を育成するのはやはり優れた教育であるという結論になってしまう。つまり、良い教育を行うには優れた医師が必要だが、その優れた医師を育成するのには良い教育が必要となるという、「卵が先か鶏が先か」のような話である。優れた医師が良い教育を行い、それによって優れた医師が増えるという好循環に入ることができれば、日本の医療が良い方向に進むことも可能であろう。

一方、もしも今後「働き方改革」で労働時間が削減される中、十分な実地教育を受けられず、必要な技能に到達できていない医師が増加するならば、その医師が指導医の立場になったときに研修医に十分な指導ができないことになる。そうなると、今度は悪循環に陥って最終的に医療の質が低下してしまう危険性もはらんでいる。

前回、現在の日本の医療では、多方面から同時に様々な急激な改革を迫られていることを記載した。今までの連載で考察したことを要約して日本の医療の未来を推測すると、多方面からの様々な急激な改革を乗り越えて「正のスパイラル」を形成した病院が「勝ち組」として将来の地域医療を支え、逆にこれらの急激な改革を乗り越えられずに「負のスパイラル」に陥ってしまった病院は「負け組」となり淘汰されていく、という結論になるのかもしれない。

編集部から、Cadetto.jpは若手医師が読者の主流であるウェブサイトと聞いている。この連載を読んでくれた若手医師には、今後も臨床能力を高める努力を続け、正のスパイラルを支える医師として活躍してくれることを願って、本連載を終了しようと思う。

著者略歴

田中和豊（福岡県済生会福岡総合病院 臨床教育部部長 兼 総合診療部主任部長）

●たなか かずとよ氏。94 年筑波大医学専門学群（現 医学群医学類）卒業。横須賀米海軍病院、聖路加国際病院、ベス・イスラエル・メディカル・センター（現在 マウント・サイナイ・ベス・イスラエル病院）などを経て、2012 年より現職。

医学書ソムリエ

2023年 4 月10日　第1版第1刷発行

著　者　田中和豊
発行者　田島　健
発　行　株式会社日経 BP
発　売　株式会社日経 BP マーケティング
〒105-8308　東京都港区虎ノ門4-3-12
装　丁　花村デザイン事務所
製　作　美研プリンティング株式会社
印刷製本　中央精版印刷株式会社

ISBN978-4-296-20199-0
©Kazutoyo Tanaka 2023 Printed in Japan

本書の無断複写・複製（コピー等）は著作権法上の例外を除き、禁じられています。購入者以外の第三者による電子データ化および電子書籍化は私的使用を含め一切認められておりません。本書籍に関するお問い合わせ、ご連絡は下記にて承ります。
https://nkbp.jp/booksQA